イヌの僧帽弁閉鎖不全症

診断・管理の理論と実際 第3版

竹村直行
日本獣医生命科学大学

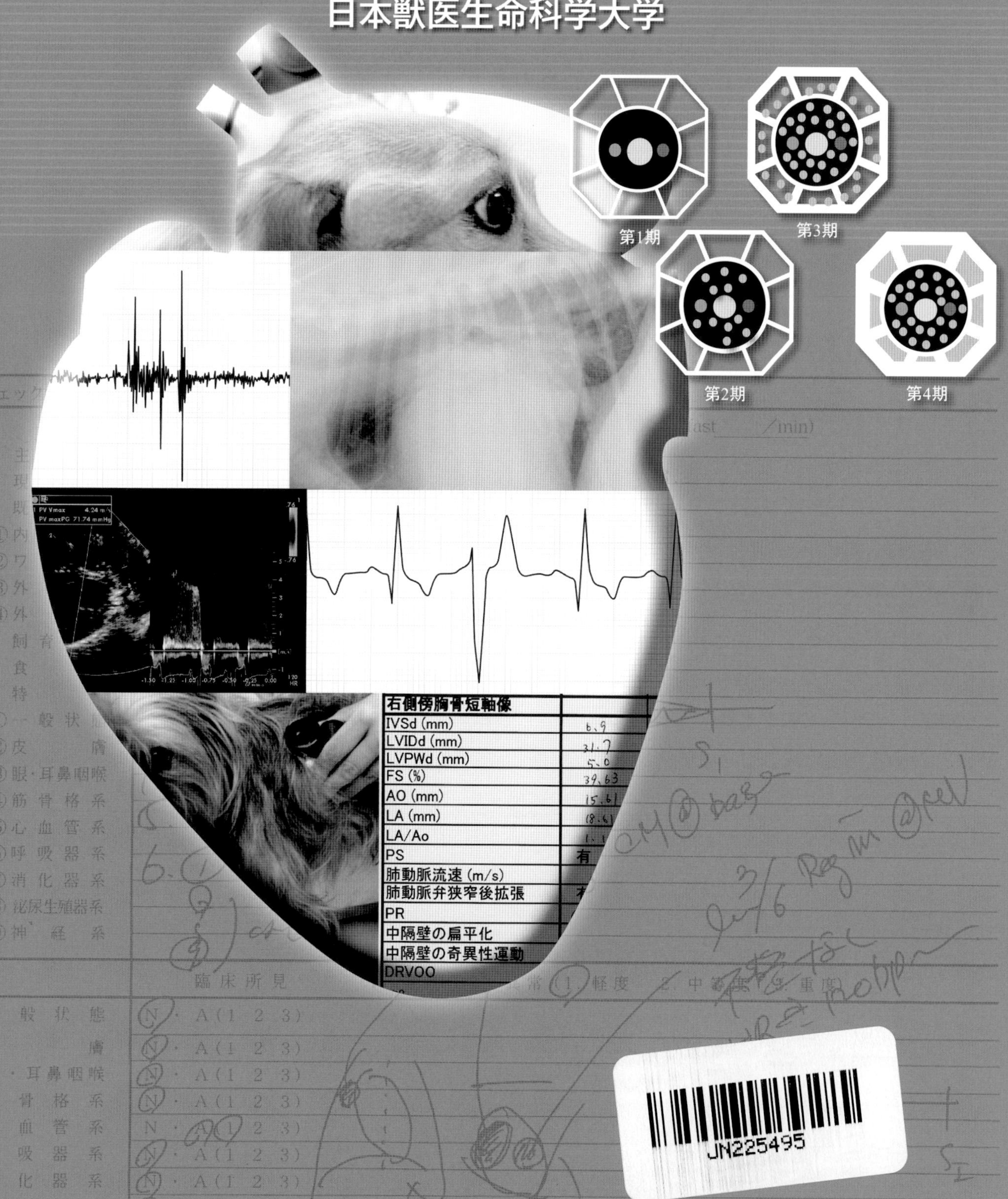

ファームプレス

本書（第３版）の出版に際して

この解説書（初版）を発行したのは2007年で，5年後の2012年に第2版を発行しました．この第3版は6年ぶりの改訂ということになります．

今回の改訂したポイントは以下の通りです．

新しく書き下したPart 1では，心臓病診療の基本事項を解説しました．心臓病診療に限らず，臨床獣医師の基本的な姿勢や在り方についても言及しました．Part2では肺水腫および肺高血圧の病態について大幅に加筆修正しました。Part3では，心不全徴候（つまり治療対象の）一つである運動不耐性の確認法を含め，問診での注意事項を大幅に加筆修正しました。また，発咳の原因鑑別を強く意識し，表記を改めました。Part4では，EPIC試験の成果を受け，ピモベンダンをより早期から使用すべきこと，その適応となる症例の条件なども書き加えました．さらに，少しずつではありますが，最近になってようやく研究が進み始めたアルドステロン・ブレークスルーについても解説し，これに関連して臓器保護薬としてのスピロノラクトンの有効性について書き加えました．また，全般を通じて私がどのように症例の家族と接しているかを，具体的に書くよう心がけました．

本書をご覧頂ければ，私が何に注意し，何を考えながら僧帽弁閉鎖不全症の症例，そしてその家族と接しているか，治療方針をどのように策定しているかをご理解頂けるはずです．無論，本書の内容に私は自信を持っています。しかし，近いうちに発表されるであろう様々な情報，特に，アメリカ獣医内科学会（ACVIM）のガイドラインの改訂版，そしてドイツで実施されたVALVE試験という臨床試験の成果によっては，第4版を発行しなければならなくなると思っています．

本書は，僧帽弁閉鎖不全症に関するこれまでのエビデンスに加え，著者の約30年にわたる臨床経験も交えて執筆しました．数回通読して頂ければ，臨床現場で活用できる知識や情報が詰め込まれていることにお気づき頂けると自負しています．ご感想，ご意見などがございましたら，是非ともお聞かせ下さい．今後の改訂作業の参考にさせて頂きます．

本書の改訂にあたり，X線写真，心エコー図，心電図のデジタル化と整理には，当教室の歴代の研究生に大変お世話になりました．

引用文献の整理をご快諾して下さった戸田典子先生（当教室大学院特別研究生），小川実月さん（同大学院生），そして宮川優一先生（当教室講師）に感謝します．数年前から僧帽弁閉鎖不全症になり，この疾患のイヌと暮らす家族の心情を私に身をもって教えてくれたももちゃん（チワワ）にも感謝しなければなりません．最後に，これまでに私に様々な経験を積むチャンスを下さった動物とその家族の方々には心からお礼申し上げます．

我が国ではイヌの飼育頭数が減少傾向をたどっているとはいえ，小型犬の人気は衰えないと思います．すなわち，僧帽弁閉鎖不全症に関する知識・技術は現在だけでなく，今後も長きにわたって臨床獣医師に求められるはずです．本書が先生方，そして先生方が担当される動物とその家族の幸せ，喜び，そして満足に貢献できたとすれば，それは著者の望外の喜びです．

2018 年 6 月

Bud Powell の演奏を聞きながら研究室にて

日本獣医生命科学大学

教授　竹村直行

本書（第2版）の出版に際して

「大学病院で診療しても，拝見できる症例数はどうしても限られる．ならば，私が病院で実践していること，研究生や研修医に常日頃から言っていること，教えていることを単行本にまとめ，多くの先生のご参考に使って頂ければ，もっと多くの“小さな心臓”を守れる・救えるかも知れない」…そんな自惚れた思いで本書初版を出版したのが2007年のことでした．

初版を書き終えたとき，私は「すべて出し切った」と思い込んでいました．同時に「5年もしたら大改訂しなければならないかも知れない」とも思いました．そして，久しぶりに初版を読んでみると，現在の当科が実践している内容とかなり乖離している，つまり初版の内容がとても古くなっていると痛感しました．このことが第2版に向けての改訂作業を私に決心させた瞬間でした．

「大学病院の診断，治療，ご家族への説明事項が，たかだか5年で大きく変わるものか」と思われるかも知れません．しかし，現実にはいくつかの点に関して，この5年間で私はかなりの経験を積み，そして膨大な数の文献を読みこなして来ました．同時に，多くの専門家の先生方と意見交換もしてきました．このような経験や情報を通じて，私が20年以上かけて少しずつ構築してきた「オリジナル僧帽弁閉鎖不全症（MMVD）診療マニュアル」は軌道修正しながら現在に至っています．このような訳で，第2版では特にピモベンダンおよび利尿剤の使用法，肺高血圧の治療法，心エコー図検査の実施法と得られた結果の考え方，肺水腫の管理法，食事を含む生活管理，ご家族へのアドバイス事項を中心に改訂しました．加えて，心エコー図検査時に基本断層像を容易に描出できるよう，プローブ操作に関する情報をホームページ（http://www.pharm-p.com/）に掲載しました。

本書の目的は「日獣大循環器科はどのような症例をどのように検査し，その結果をどう解釈して治療方針を組み立てているのだろう．そして，ご家族にはどのような説明をしているのだろう」という疑問に明確にお答えすることであり，これは初版から一貫しています．本書を通読して頂ければ，「日獣大循環器科の今」がお解り頂けると確信します．

改訂作業を終えるに際し，私たち診療科スタッフに身をもって多くの大切なことを教えて下さった動物達，そしてそのご家族に深く感謝申し上げます．改訂作業中，筆の遅い私を叱咤激励し，また図表を整理して下さった当教室研究生の戸田典子先生にお礼申し上げます．初版は自費出版でしたが，慣れない制作作業に貴重な時間を奪われました．そこで，第2版はファームプレスの皆様，そして福原佳子さんのお世話になりました．執筆に行き詰まった私の気分転換の相手になってくれた，当研究室のアイドルのみかん，本書でモデルにもなってくれたグリ，ごま，小夏にも感謝しなければなりません．最後に，この第2版が一般臨床家を通じてMMVDに苦しむ犬とそのご家族に，初版以上に貢献することができれば，それは私の望外の喜びです．

2012年6月
尊敬する父の24回目の命日に研究室にて

日本獣医生命科学大学
獣医内科学教室第二
動物医療センター循環器科

教授　竹村直行

推薦のことば（第１版）

本書は医学の領域では専門書店でもよくみかけるモノグラフ（monograph）である．モノグラフとは，特定の問題に関する知見や研究結果のみをつづった書物であり，本書はその題名からわかるとおり「イヌの僧帽弁閉鎖不全症」だけに焦点を当てた教科書である．獣医学領域では，１つの病気に関して書くことがあまりにも少ないからか，それとももともと少ない販売数がさらに限定されてしまうからか，モノグラフをこれまでみることはなかった．したがって僧帽弁閉鎖不全症について言えば，小動物の心臓病学といったくくりの本の１章分を占めるというのが普通であった．

ところが，竹村直行氏に僧帽弁閉鎖不全症について書かせると，このように膨大な本ができあがってしまうのである．書くことがない，などというのは過去のことであって，現在では獣医学の知識というものは，１つの病気に関してもこれだけ集積されていることがわかる．さらに，販売数が限定されるのか，ということも全くの危惧であると思われる．なぜならば，僧帽弁閉鎖不全症の発生頻度から考えて，この病気を見ない病院はまずあり得ないだろうし，明らかな心雑音がある症例では，正しい聴診さえ行っていればまず見逃すことはない，すなわちそれだけ多く見つかる病気だからである．ということは，この本は，動物病院を開いているならば，必ず持っていなければならない本の１つに数えられるだろう．これまでこのような本の出版がなかったのは，やはり出版業界がリスクを負いたがらないためと思われる．その意味で，自主的な出版に踏み切った著者には，まずもって敬意を払いたい．

内容を詳しく読む前にも，すぐに読者に伝わってくる著者のメッセージがある．それは著者が，非常に楽しみながら執筆しているということ，そして著者は社会貢献を考えながら文章を書いているという点である．著者の「喜び！」は２ページにも及ぶ長文のまえがきに表れている．出版社を通した刊行に伴うすべての束縛から逃れ，著者の専門医としての学識から「必要と思われること」をすべて網羅し，「書きたかったこと」をすべて表現できる喜びである．著者は，本書によって，臨床家として知っておかなければならないことを一つ残らず書き連ね，獣医界への貢献と，それを通じた動物と家族，すなわち広く社会への貢献をはっきりと表現している．

最終産物は紙の媒体であっても，本書の製作の過程は電子的出版であり，著者も指摘する通り，すでに今後５年以内の改訂あるいは書き直しを視野に入れている．このような自由度も，電子的媒体を使用すること，そして出版業界に頼らない自由意志による出版だからこそ保証されているもので，彼に自由にやらせたらこんなにいいものができた，と私は思っている．読者はおうおうにして，書物を手に入れるとそれで安心，満足してしまい，中を読まない．しかし，本書の内容は，明日来るかも知れない，あるいはその次の日も来るかも知れない，よくある病気についての記述である．ボリュームもかなりあるため，一気に通読するのは難しいが，症例が１例来院するたび読み進めて行けばよいだろう．そして，症例に対する診断，治療が少しずつでも進歩して行けば，それが著者の願いである．

JBVP 代表
石田卓夫

本書を手にされた皆様へ（第 1 版）

本書は一般臨床家を対象にイヌで最も多く発生している僧帽弁閉鎖不全症を解説したテキストです．非常に興味深いことに，現場では僧帽弁閉鎖不全症に苦しむ動物が多いのに，そしてその管理に手を焼く獣医師が多いはずなのに，この疾患をしっかりと解説したテキストはこれまで出版されたことがありませんでした．

動物の健康と健やかな生活を願う飼い主さん，そしてそんな飼い主さんをバックアップする我々獣医師にとって，この疾患は頑固な発咳と運動不耐性と言う武器を使って動物に悪影響を及ぼす強敵です．それでも ACEI が登場して以来，私達は重症度に応じて様々な薬剤を組合せ，的確な生活指導を実施することで，この強敵との戦いを随分と有利に運べるようになりました．もしかしたら，ピモベンダンもこれから我々の強力な味方になってくれるかも知れません．しかし，重症度に応じた治療と言っても，現実は未だ専門家の間で意見が分れているばかりか，エビデンスも非常に少ない状況です．それでも，専門家は豊富な経験と知識を元に，自分が担当する症例には良質な医療を提供しています．しかし，一般臨床家にとって「専門家は実際に何をポイントに診断を進め，具体的にどのステージでどのような処方をしているか？　飼い主さんにはどのようなアドバイスをしているのか？」は厚いベール包まれた謎なのではないでしょうか？　そして，このことこそが一般臨床家にとって必要なはずなのに，これまで十分な情報が提供されてこなかったのが現実ではないでしょうか？

本書は単に科学論文やエビデンスを寄せ集めただけでなく，私が 17 年間にわたり大学病院で経験してきたこと，学んできたこともふんだんに盛り込みました．本書をご覧頂ければ，私が僧帽弁閉鎖不全症の診断，治療，インフォームド・コンセントを大学病院で具体的にどのように実施しているかがお解り頂けると思います．

私は中学時代に経験したあることをきっかけに，動物の病気を治してみたくなり獣医師になろうと思うようになりました．「動物の病気を治したい」…これは今年で獣医師 20 年生となった私の原点であり続けています．

すでに述べたように，今の私が持っている僧帽弁閉鎖不全症に関する知識と経験とコツの全てを本書に注ぎました．しかし，僧帽弁閉鎖不全症の管理法は 5 年も経てばまた大きく変わるでしょうから，5 年後に必ずや本書を大改訂する必要が生じます．出版社を通じて本書を発売すると，様々な理由から必要な時期に気軽に改訂できず，時代にあった情報を提供できない可能性が高いと私は判断しました．これは「動物の病気を治したい」と思う私の原点に明らかに反します．このようなわけでこのテキストは自費出版の形を取ることにしました．

私は獣医師であるのと同時に大学教員でもあります．ですから，私は願わくは心臓病に苦しむ全ての動物，そしてその飼い主さんに最高レベルの安心感を提供したいと思っています．私は本書をたびたび改訂し，読みやすい文章で一般臨床家に僧帽弁閉鎖不全症の診断・管理に関するノウハウをできるだけ安価で提供することで，私が大学教員，そして獣医師である理由を全うしようと思いました．

本書は私一人の力で完成したものではありません．

最初に，私に健康とちょっとした文才（?）

を授けて下さり，そして私を獣医師にして下さった私の両親に深謝します．特に，私が獣医師として働く姿を一度も見ずに天に召された父･竹村行雄には深い尊敬の意を表します．

我が国では5種類の動物用ACEIが販売されており，本書でも各ACEIを解説しました．この解説は各社のパンフレットに基づきました．各社の担当者の皆様は，私からの問い合わせに懇切丁寧にお答え下さいました．ここに心からお礼申し上げます．

本書の制作には中学時代からの親友である久保　元君（㈱ワトム）のお世話になりました．30年にも及ぶ友情，そして彼の芸術センスに感謝します．

販売に関しては日本臨床獣医学フォーラムの石田卓夫先生をはじめ，多くの先生方のご理解とご協力を得て実現したものです．このことに関してはお礼の申し上げようもありません．

本書の執筆に不可欠な作業だったデジタルデータの整理は，佐藤　浩・中宮英次郎・徳力　剛・戸田典子の各先生（日本獣医生命科学大学獣医内科学教室研究生）のご尽力によるものです．特に，意思の弱い私が本書を最後まで執筆するよう叱咤激励して下さった戸田先生がいらっしゃらなかったら，本書は完成していなかったかも知れません．

これまで私は一般臨床家の皆様からお招き頂き，全国各地で僧帽弁閉鎖不全症の診断や治療に関してかなりの数の講演を手がけてきました．お陰様で，大学に居たのでは決して触れることのない「現場の生の声」に多く接することができました．このテキストの完成には，この「現場の生の声」と言う後ろ盾があったからに他なりません．ここに全国の一般臨床家の先生方に心からお礼申し上げます．

そして，最後に私を主治医として信頼して下さったにも関わらず，鬼籍に入った多くの僧帽弁閉鎖不全症の患者様とその飼い主様には，お礼の言葉が思い浮かびません．一人の人間として，彼・彼女達のご冥福を心からお祈り申し上げます．

このような各方面からの貴重なバックアップが本書を完成に導いて下さいました．本書が僧帽弁閉鎖不全症に苦しむ患者様のお役に少しでも立てば，それは私にとって望外の喜びです．今後も様々な経験や情報，そして各方面からのご支援に支えられながら，本書を育てて行きたいと思いますので，どうぞご支援を宜しくお願いします．

2007年7月

著者

目　次

Part3 各種検査の理論と実際 31

Part4 管理の理論と実際 81

イヌの僧帽弁閉鎖不全症

診断・管理の理論と実際 第3版

動画・音声視聴等に関するご案内

AまたはBのマーカーにスマートフォンまたはタブレット端末をかざすと、動画(Ⓐ)、音声(Ⓑ)がストリーミングで再生されます。
Ⓒのマーカーでは参考文献の本文が閲覧できます。
ご利用には専用アプリ(無料)のインストールが必要です。

専用アプリのインストール方法(3 ステップ)

①App Store Available on the App Store、もしくは Android から
"ファームプレス 1"を検索してください。

② イヌの僧帽弁閉鎖不全症 第3版 アプリをインストールしてください。

③アプリを起動させて**マーカー**にかざしてください。

QRコードからのダウンロードもご利用ください

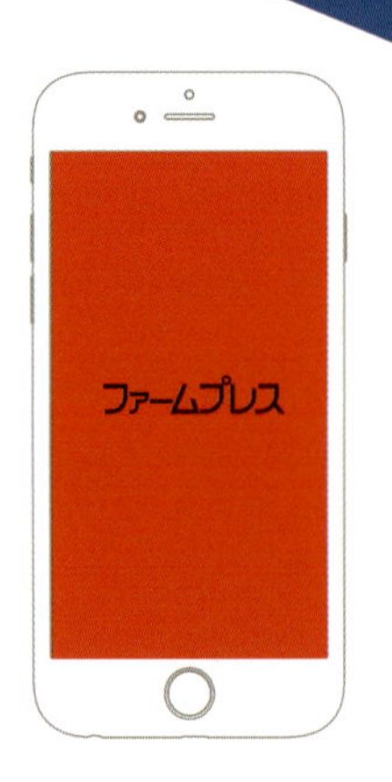

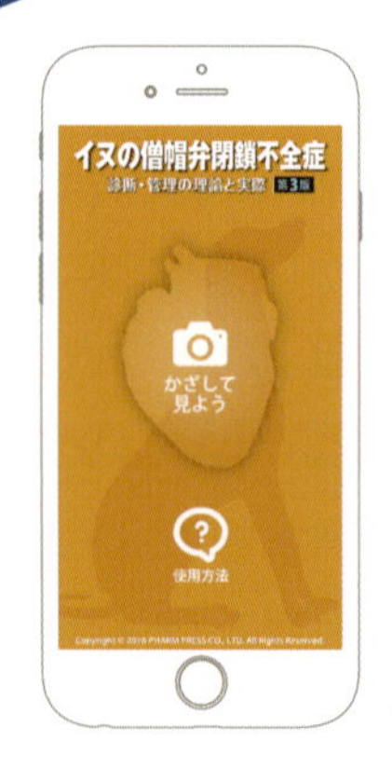

※はじめに読み込む際
時間がかかる場合があります。

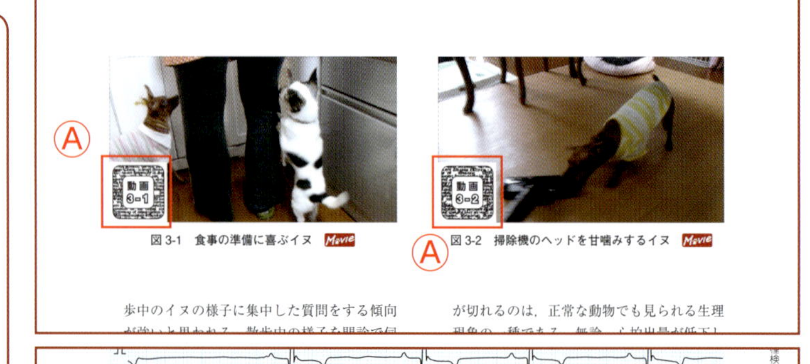

図 3-8 収縮期クリックを示す心音図
上段：心音図波形（低音フィルター），中段：心音図波形（中音フィルター），下段：II 誘導心電図波形．R 波と一致して第 1 音（S_1）が，そして T 波の終了時に一致して第 2 音（S_2）が出現しており，この間が収縮期である．収縮期クリック（C）は中音フィルターで収縮期の持続時間の短い音として記録されているが，これは低音フィルターでは記録されていない．このことから，収縮期クリックは低音ではなく比較的高音であることが判る．

ら（2008）も，院内心拍数が 140bpm を上回る症例はそうでない症例と比較して死亡リスクが高いと述べている[19]．

2）不整脈の有無

心臓の聴診または動脈拍動の触診により不整脈が疑われた場合，心電図検査が不可欠である．不整脈の出現頻度が低い場合には，できるだけ長時間にわたって心電図を記録する

失を繰り返しながら徐々に持続的になり，同時にその音量が増大すると予想される．また，明瞭な収縮期逆流性雑音が発生する前段階で，収縮期クリックが出現する症例もある（図 3-8，音声 3-1[11]）．収縮期クリックを呈する症例が将来，MMVD に発展するか否かは不明である．このため，当科では収縮期クリックが確認されたものの，臨床徴候や心

Ⓑ 音声 3-1

ドラインは，UPC の利用を推奨している[68]．このような状況のため，糸球体性蛋白尿は UPC で評価した方が良いと考えられる．

UPC は腎臓病のスクリーニングおよびモニタに使用すべきである．また，全身性高血圧，副腎皮質機能亢進症，子宮蓄膿症などでも蛋白尿が出現することがあるため，これらの罹患動物でも UPC を評価すべきである．蛋白漏出性腎症に対しては，尿毒症徴候や高窒素血症が出現していない早期の段階で治療介入することが最良である．このため，UPC は健康診断の検査項目に組み込むべきであろう．無論，MMVD のイヌのうち，特に全身

尿蛋白濃度は水和状態，食事，飲水，全身血圧などの影響を受け刻々と変動している．このため，尿濃度の影響を排除するために尿中クレアチニン濃度で尿蛋白濃度を除するわけである．すなわち，UPC を主目的として採尿する場合，採尿時刻を考慮する必要はない．

いずれの採尿法でも構わないが，上行性腎盂腎炎の発生リスクを考慮すると，尿路感染症が明確に否定できていない症例では，膀胱圧迫による採尿は避けなければならない[152]．特に雄では包皮内の分泌物が尿に

Ⓒ
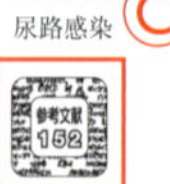

●注意事項

- インターネット回線に接続した状態でご利用ください。
- ARコンテンツの視聴は無料ですが、通信料金はご利用される方のご負担になります。
- パケット定額サービスにご加入ではない方は、高額になる可能性がございますのでご注意ください。
- Wi-Fi環境推奨です。
- 初回の起動に設定読み込みを行いますので、多少時間が掛かります。
- 通信状況、OSのバージョンなどによっては動作しない場合がございます。

Part 1 心臓病診療のリテラシー

ジーニアス英和大辞典によれば，リテラシー literacy には「読み書き算を含めた社会的に必要となる基本能力」という意味がある．このPart では，心臓病に罹患したイヌの診療に決して欠くことはできない基本事項（知識・心がまえ・行為）をリテラシーと呼ぶこととし，心臓病診療の基本を確認する．

1 インフォームド・コンセント

インフォームド・コンセントの重要性については，今さら本書で解説するまでもない．しかし，インフォームド・コンセントは診療の根幹をなす非常に重要な問題なので，著者の意見や実践例を以下に紹介する．

(1) Informed consent の意味

インフォームド・コンセントとカタカナで表記すると，この言葉の本質的な意味が理解できないと著者は考えている．いうまでもなく，インフォームド・コンセントは informed consent と表記する．

ジーニアス英和辞典によると，inform（ed）には，「通知する」，「知らせる」，「告げる」，さらには「〜に満ちる」，「〜を吹き込む」，「〜を特徴づける」といった意味がある．そして，consent は「調和」，「一致」という意味だ．

動物医療現場の informed consent で何と何が「一致」しているかというと，それは動物の家族と獣医師の意見や思いであろう．獣医師は家族に診断名，予後，治療方針を inform し，inform された家族はそれに対して質問をし，そして理解および納得し，今後の方針に関する家族の意見や希望を獣医師に inform する．双方が双方に inform しあい，その結果として双方の意見や思いが「一致」したと呼ぶに相応しい状況に達した時，初めて informed consent が成立したといえると著者は考える．

すなわち，獣医師が診療結果や今後の見通しを家族に一方的に説明し，説明を受けた家族が「はい」と頷いただけでは，informed consent とはいえない．無論，1回の診療で informed consent と呼べる状態に到達できることもあろうが，僧帽弁閉鎖不全症のような慢性疾患で，かつ生命に直結した臓器の疾患であれば，複数回の診察を通じてやっと到達できる場合の方がはるかに多いと思われる．

(2) 認知率または理解率が低い用語は言い換える

Informed consent の成立には様々な要因が必要だが，まずは専門用語を排除して説明することが重要である．そうはいってもテレビなどのマスコミは，例えばインフルエンザ，熱中症，うつ病といった医学用語を特に意味を補足せずに報道している．すなわち，獣医師が家族に説明する際に，全ての専門用語を排除するのではなく，一般の方の認知率および理解率の両者が高い専門用語については，特に言い換える必要はないと思われる．

ここでいう認知率とは，その専門用語を聞いたことがある，言葉としてなら知っている方の割合である．これに対して，理解率とはその専門用語の意味を理解している方の割合である．国立国語研究所が「病院の言葉委員会」を立ち上げ，一般の方の医学用語の認知率および理解率を調査・集計し，その成果を2009年3月に公開した[80],1)．このうち，認知率が80% 未満と低かった医学用語を表 1-1 に抜粋して示した．

表 1-1　認知率が低い（80% 未満）の言葉（抜粋）

言葉	認知率（%）
振戦	6.8
EBM	8.7
QOL	15.9
日和見感染	21.5
間質性肺炎	23.4
エビデンス	23.6
プライマリー・ケア	29.6
ターミナル・ケア	32.7
浸潤	41.4
虚血性心疾患	42.3
クオリティー・オブ・ライフ	42.5
重篤	50.3
誤嚥	50.7
塞栓	51.2
予後	52.6
緩和ケア	54.7
耐性	59.5
対症療法	63.5
狭窄	65.0
コンプライアンス	65.3
インフォームド・コンセント	70.8
既往歴	73.2
肺水腫	74.4
抗生剤	79.3

表 1-2　認知率が 60% 以上の言葉の認知率と理解率の差

言葉	認知率(%)	理解率(%)	認知率と理解率の差（%）
ショック	94.4	43.4	51.0
ステロイド	93.8	44.1	49.7
肺水腫	74.4	27.9	46.5
コンプライアンス	65.3	27.5	37.8
頓服	82.6	46.9	35.7
ウイルス	99.7	64.6	35.1
ガイドライン	89.6	57.0	32.6
慢性腎不全	86.6	57.1	29.5
腎不全	96.7	71.6	25.1
腫瘍	99.1	76.0	23.1
貧血	99.7	77.0	22.7
炎症	98.4	77.4	21.0
心筋梗塞	99.2	80.2	19.0
狭心症	94.2	76.8	17.4
対症療法	63.5	48.2	15.3
ぜん息	98.3	84.8	13.5
狭窄	65.0	53.5	11.5
うっ血	86.4	75.1	11.3
かかりつけ医	98.3	89.0	9.3
セカンド・オピニオン	80.8	71.5	9.3
カテーテル	91.3	82.3	9.0
がん	99.2	90.6	8.6
リスク	97.9	89.6	8.3
抗生剤	79.3	72.8	6.5
インフォームド・コンセント	70.8	64.7	6.1
動脈硬化	97.2	92.8	4.4
血栓	94.6	90.8	3.8
副作用	99.5	96.9	2.6
壊死	92.6	90.3	2.3
脳死	98.3	96.6	1.7
既往症	73.2	71.8	1.4
CT	84.8	83.5	1.3
院内感染	97.8	97.3	0.5

これらの医学用語は別の言葉に言い換えなければならない．具体的には，日常的に頻繁に使う言葉を使って説明すべきであろう．我々にとってはQOLはよく知られた用語だが，一般の方の認知率は極めて低い．たとえクオリティー・オブ・ライフと言い換えても，認知している方は半数以下であることに注意が必要である．この用語については，例えば「できるだけ苦しくない状態」などのように言い換える必要がある．予後，対症療法，肺水腫についても同様の対応が必要だと思われる．

次に，認知率は60% 以上と高いものの，理解率が低い医学用語，換言すると意味が誤解されている可能性が高い用語を表 1-2 に示した．このような理解率が低い用語は，①意味を知らない，②知識が不十分，そして③別

[1] この報告書（PDF ファイル）は現在でも web サイト（http://www.ninjal.ac.jp/byoin/teian/pdf/index.html）からダウンロードできる．一読を強くお勧めする．

の意味と混同しているの3種類に分類される．このため，①正しい意味を説明し直す，②補足説明をする，そして③混同を避けるといった対応がそれぞれ求められる[80]．

ショック，ステロイド，肺水腫がワースト3であることに注目すべきである．頓服とは，発熱や疼痛などの徴候が重篤な場合に限って薬剤を投与することである．著者の印象では，この用語は最近は使われなくなったことが多いため，若い家族には特に通じにくいと思われる．

貧血にも注意が必要である．この医学用語の認知率は99.7%とほぼ完璧だが，理解率を見ると判るように，決してほとんどの方が貧血の意味を正しく理解しているわけでない．「このネコに貧血が見つかりました」といっても，1/4の方にはその意味が正確には伝わらないのだ．

著者は心（臓）肥大，心不全，心拍数，頻脈・徐脈もQOLや肺水腫と同様，認知率と理解率の差が大きいと感じており，診察では例えば以下のように言い換えている．

・心（臓）肥大：心臓が腫れている，異常に大きくなっている[2)]
・肺水腫：血液の循環が悪く，肺がむくんで，呼吸に支障が出ている危険な状態
・心不全：心臓の機能（調子）が悪く，全身に血液が巡っていない
・心拍数：脈拍（の）数
・頻脈・徐脈：脈拍（の）数が異常に多い・少ない

（3）日常生活で使わない言葉は用いない

医学用語でなくても，日常生活でほとんど使わない言葉も用いない方が良い．

医療現場では，例えば何かの画像を見ながら「この部位に異常が……」ということが多い．しかし，日常生活では「部位」という言葉を用いることはまずないのではなかろうか．

不整脈は生理的不整脈と病的不整脈に大別される[149]．日常生活では「生理現象」という言葉を用いるが，「生理現象」といえば通常は排泄を意味することが多い．このため「生理的不整脈ですから安心です」といわれても，家族はその意味を理解できないどころか，誤解する可能性すらある．

（4）X線写真を説明する際の一手間

心臓病症例の診療では胸部X線検査を実施し，得られたX線写真を家族に示して説明することが多い．その際に著者が実践している一手間を2点ご紹介する．

1）説明には良質なボールペンを用いる

X線写真を説明する時，あるいは紙に何かを書きながら説明する際には，作りがしっかりとした良質なボールペンで説明した方が，説明を受ける側の印象は良い（図1-1および1-2）．

このように指摘すると，若い先生や学生諸君は「そのようなことはないのでは？」と感じるかも知れない．確かに説明を受ける側の世代によるかも知れないが，少なくとも著者と同世代か，それ以上の方であれば，良質なボールペンを使って説明を受けると，「キチンと診察して貰っている」，あるいは「丁寧に説明して下さっている」と感じるはずである．

2）説明が終わったらシャーカステンは消灯する

獣医師が胸部X線写真の説明を終え，次のステップ，例えば今後に必要となる検査，治療方針，予後などを説明している状況を図1-3に示す．この時，シャーカステンを点灯させたままだと，家族は胸部X線写真の説明が終わって，話は次のステップに移っているにも関わらず，ずっとX線写真を見続けていることが実に多い．X線写真を見ながら獣医師の話を聞くと，その内容が記憶に残りにくいと著者はこれまでの経験を通じて強く

2)「心臓が大きくなっていることは，良いことではなく悪いことなんです」と言い添えるようにしている．

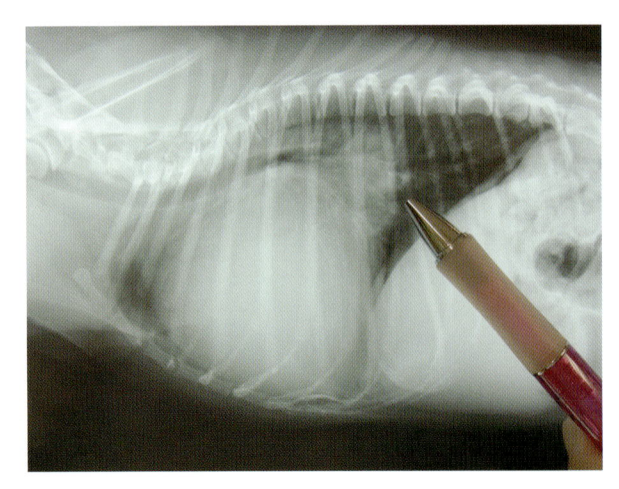

図 1-1　安価なボールペンによる X 線写真の説明

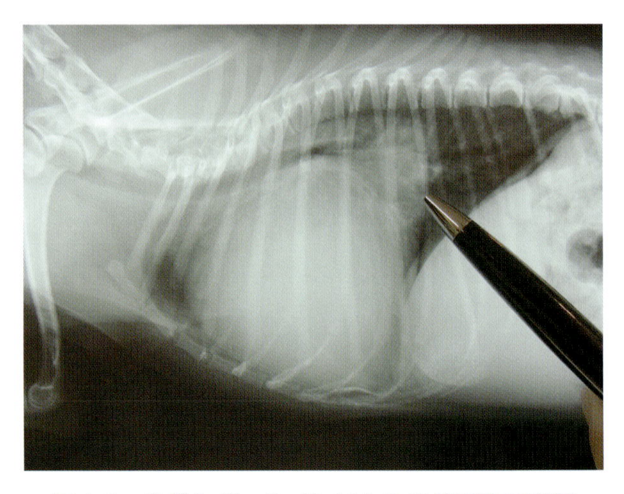

図 1-2　良質なボールペンによる X 線写真の説明

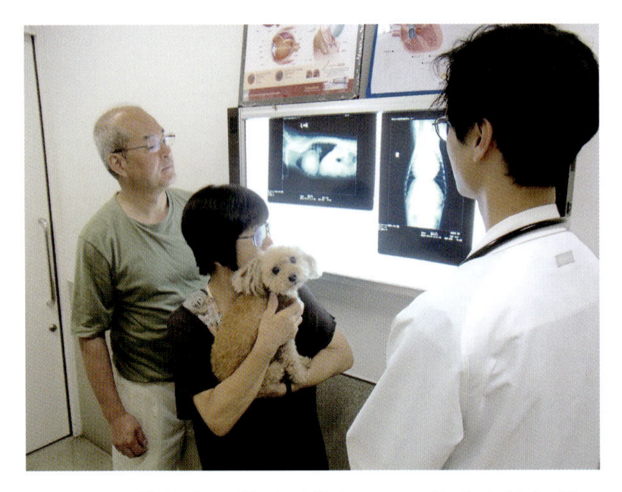

図 1-3　X 線写真の説明が終わって，治療方針などに話題が変わっても，シャーカステンが点灯したままだと，多くの家族は獣医師に顔を向けずに，X 線写真を見続けていることが多い．

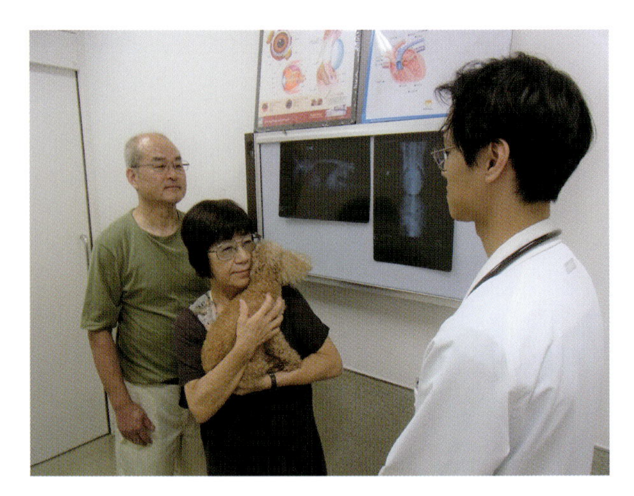

図 1-4　X 線写真の説明が終わったら，シャーカステンを消灯すると，獣医師に顔を向ける家族は多い．

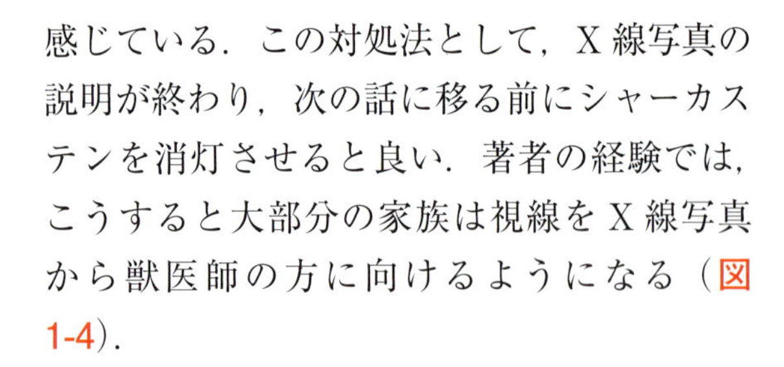

感じている．この対処法として，X 線写真の説明が終わり，次の話に移る前にシャーカステンを消灯させると良い．著者の経験では，こうすると大部分の家族は視線を X 線写真から獣医師の方に向けるようになる（図 1-4）．

(5)「獣医師力」を養う

動物との生活を楽しんでいる日本人の家族を対象にしたあるアンケート調査によると，家族は必ずしも最新の獣医学的知見に基づいた治療（つまり先端獣医療）を期待しているのではなく，人間性を含む獣医師の資質，そして治療プロセスの適切な説明を期待していることが明らかになった[180]．広辞苑によると，資質には「生まれつきの性質や才能」という意味がある．しかし，資質は生後も高めることができるように著者は思う．すなわち，様々な経験を積み，知識と技術を深め，知見を広げることで，資質を養うことができるのではなかろうか．そして，獣医師としての資質こそが獣医師力と呼べる力量に直結すると著者は考える．

無論，この獣医師力は明確に定義されているものではないが，例えば以下の資質を持つ獣医師は「獣医師力が高い」といえるのではなかろうか．

①診療スタッフや家族に，他人の悪口や嘘をいわない

②他人を否定しない

③楽しい雰囲気づくりが巧い
④他人への配慮を欠かさず，頼りがいがある
⑤他人や仕事に対し感謝の気持ちを持ち続ける

①の嘘については，誤診も該当する．国家資格を持った，いわば動物医療のプロである獣医師は，誤診を極力回避しなければならないのは当然である．しかし，人間である以上，誤診のリスクを完全に排除することはできない．例えば，心雑音があると判断し，後日になって心雑音が発生していないことが判明した場合，その旨を家族に正直に告げるべきである．④は要するに，他人（家族やスタッフ）の気持ちを慮る(おもんぱか)[3)]ことができるということだ．他人の心情を推し量るためには，感情の量というか，人間力が要求される．日頃から獣医学に限らず，様々な方面の知識を吸収し続けることで，この人間力を養うことができるはずである．その意味において，人間力が直ぐに旺盛になることはなく，長い年月が必要である[4)]．

2 心臓バイオマーカーや心エコー図検査を過信しない

（1）心臓バイオマーカーを過信できない理由

バイオマーカー[5)]とは，その血液中濃度がある疾患の存在や進行度を反映する様々な物質のことである．イヌおよびネコでは，心臓病の存在や重症度を反映する心臓バイオマーカーとして，心房性ナトリウム利尿ペプチド（ANP），N末端プロB型ナトリウム利尿ペプチド（NT-proBNP），そして心臓トロポニンI（cTnI）を利用することができる[6)]．

ANPおよびNT-proBNPは心臓の負荷を反映するのに対し，cTnIは心筋の破壊程度を反映すると理解すると良い[65, 85, 115]．

これらの心臓バイオマーカーに関して注意しなければならないのは，これらは決して完全な検査，つまり絶対的に信頼できる検査ではないということである．これらのバイオマーカーが心臓病であること，あるいは心臓病でないことを示す信頼性（つまり感度・特異度）は100%ではない．著者は，「①心臓病に関連した臨床徴候が見られないイヌが来院し，②心雑音も不整脈も聴取されず，③画像所見も正常（つまり心拡大がない）だったが，④心臓バイオマーカーだけが異常高値を示したため，念のため心臓病治療薬を処方したが，このような処置・考え方は間違っているか？」という質問をよく受ける．繰り返すが，④の心臓バイオマーカーは無条件に信頼できる検査ではない．①～③に本当に異常が見られず，④のみが異常を呈した場合，その症例の心臓には問題がないと判断すべきである．

なお，これらの心臓バイオマーカーの測定系は時として改正されることがあり，これに伴い基準値（カットオフ値）や診断鑑別能（感度・特異度）が変更になることがある．このため，検査会社のwebサイトなどを確認し，特に基準値の変更には注意すべきである．

（2）心エコー図検査を過信できない理由

心エコー図検査は様々な情報を提供してくれる有用な検査の一つであることには間違いない．しかし，問診や身体検査といった他の検査を実施せず，心エコー図検査だけを実施しても，適切な治療方針を立てることはできない．その大きな理由として，以下の2点を指摘したい．

第1に，この検査では評価できないことがあるからである．例えば，運動不耐性の有無をこの検査で調べることは不可能である．心エコー図検査では心電図波形を同時記録する

3) これには「よくよく考える」，「思いめぐらす」という意味がある．
4) 無論，著者はこの意味において「自分は獣医師としてまだまだ」と痛感している．
5) 日本語では生物指標化合物とも呼ばれるが，臨床では本文のバイオマーカー biomarker が圧倒的に広く用いられているため，本書でもこの語を用いることにした．
6) トロポニンIのIはアルファベットのアイである．

ため，場合によっては不整脈の診断にも役立つことがある．しかし，心電図波形を同時記録する最大の目的は，心周期を特定するためであって[7]，不整脈診断では決してなく，不整脈診断が目的であれば，心電図検査を実施すべきである．また，発咳の原因を僧帽弁閉鎖不全症（MMVD）か慢性呼吸器疾患かに鑑別する際，心エコー図検査は確かに左心拡大の評価に適しているが，呼吸器疾患，特に気道疾患の評価には不向きである．

第 2 に，心エコー図検査所見に応じた治療ガイドラインがないことにも注目すべきである．左心拡大が進行して，気管支を圧迫するようになれば発咳が生じる．しかし，発咳が生じるほどの左心拡大には，左心房や左心室のサイズ（内径）がいくつ以上という目安はなく，個体差がある．我々の平熱には個人差が大きく，このため発熱による倦怠感を感じるレベルにも個人差が大きい．このことと全く同じで，発咳を引き起こす左心拡大の程度にも著しい個体差がある．さらに，心エコー図検査から得られる内径や壁厚といった測定値には，測定誤差が必ず含まれる．この誤差はトレーニングによって小さくすることはできるが，それでも誤差をゼロにすることはできない．あるヨーロッパおよびアメリカの獣医心臓病専門医は自らの M モード法での壁厚測定誤差について，それぞれ 3.4～17.5 および 2.6～6.5% だったと報告している[33, 93]．無論，内径についても一定の誤差が含まれると考えるべきである．

3 エビデンスに基づいた医療の注意点

直感や経験のみに頼った診療は厳に慎まなければならない．診療は可能な限りエビデンス（根拠）に基づき，理論的に進めなければならない．医学領域では，例えば多施設プラセボ対照二重盲検試験により様々な治療法の有効性が検証されてきた．獣医学領域でもこの種の試験法により治療法の有効性が検証されるようになったが，この種の報告は医学領域のそれと比較すると非常に少ないのが現状である．

このような状況にあって，イヌやネコの心臓病学領域ではそれでもエビデンスが多い方だと思われる．このことは「他の臓器系の疾患よりもエビデンスに基づいた医療を実践しやすい」ことを示唆しているが，果たしてこのような医療を無条件に全ての症例に当てはめて良いものであろうか？ この点に関して，著者の意見を 2 つほど披露しておきたい．

(1) どのような条件で得られたエビデンスかを確認する

無徴候の MMVD のイヌを対象にピモベンダンの有効性を調べた臨床試験の結果が 2016 年に公表された[21]．この臨床試験は EPIC 試験と呼ばれるもので，この結果を端的に述べると，「無徴候の MMVD のイヌにピモベンダンを投与すると，プラセボを投与したイヌよりも心不全に至るまでの日数が有意に延長した」ということである．しかし，無徴候の MMVD に罹患した全てのイヌにピモベンダンを投与することは間違いなのである．この理由は Part4 で詳述するが，無徴候であって，同時に表 1-3 に示す基準を全て満たすイヌだけがこの EPIC 試験の対象となったからである．すなわち，この臨床試験の結果（エビデンス）は無徴候で，かつ表 1-3 の基準を全て満たすイヌにのみ期待できるのであって，この基準を完全には満たさない，あるいは全く該当しないイヌに同じ有効性を期

[7] 左心室の肥厚にしても内径にしても心室の拡張期に測定しなければならない．この点に関しては既に拙著でも解説した通りだが，確認の意味で要約すると，同時記録した QRS 群の立ち上がりのタイミング，あるいは R 波がピークに達した時点のいずれかを心室の最大拡張期とみなす[150]．つまり心室の最大拡張期を決定するためには，同時記録した心電図波形が不可欠である．なお，この脚注では「心室の拡張期」と表記したが，通常は「心室の」をつけずに単に拡張期・収縮期と呼ぶ．

表 1-3 EPIC リモデリングの基準[21]

3つの基準を全て満たすこと
VHS>10.5
LA/Ao ≧ 1.6
LVIDDN ≧ 1.7

VHS：椎骨心臓スケール
LA/Ao：左心房内径大動脈根内径比
LVIDDN：体重で標準化した拡張期左心室内径

待できるのか否かは不明である．臨床試験の結果を実際の症例に応用する際に，その薬剤の使用法や有害反応の発生率を考慮することは確かに重要である．しかし，それ以上に，その臨床試験ではどのような基準を満たした（あるいは満たさなかった）かの方がより重要なのである．

（2）エビデンスと実地医療は乖離することがある

例えば，MMVDのイヌに対してAという薬剤の有効性が確認されたとしよう．さらに，BおよびCという薬剤の有効性も証明されたとしよう．エビデンスに基づいた医療を実践するのであれば，MMVDに罹患した全ての症例の家族に，この3種類の薬剤の投与を提案しなければならないことになる．しかし，費用の関係で，3剤でなく1または2剤に制限せざるを得ないケースがある．また，どうしても1剤しか服用できない場合もある．このような場合，それぞれの状況に合わせて最も有効（または必要）と思われる薬剤に制限して治療せざるを得ない．つまり，エビデンスに基づいた医療と実地医療は時として乖離することがあるのだ．

3剤を投与することがベストの治療であれば，家族にそう説明すれば良い．しかし，何らかの理由により3剤を投与できない場合，「家族にとってベストな治療が，この子にとってベストな治療だと思います．家族にとって無理のない範囲で，できることをやりましょう」と家族を励ますことは，エビデンスに基づいた医療ではないだろうが，実地医療では不可欠かつ重要だと著者は考える．

4 Part1 のまとめ

（1）Informed consentは獣医師の一方的な説明では成立しえない．獣医師と家族の意見や思いを双方が理解して初めて成立する．したがって，認知率や理解率が低い医学用語には3種類の対応が必要である．

（2）心臓バイオマーカーは決して完全な検査ではない（つまり感度・特異度が100%ではない）．バイオマーカーよりも心不全徴候の有無，身体検査および画像診断の結果を重視すべきである．これらの検査をすべて実施し，唯一の異常を示したのが心臓バイオマーカーだった場合，その症例は心臓病ではないと判断すべきである．

（3）心エコー図検査も決して完全な検査ではない．発咳が生じる左心拡大の程度（測定値）には個体差が大きい．さらに，この検査から得られる測定値には必ず誤差が含まれるからである．

（4）実際の診療現場では，最良の医療またはエビデンスに基づいた医療を提供できない場合がある．問診を通じて，症例とその家族ごとの問題点や制限を把握し，その症例にとって最良の治療を構築するのが医療である．

Part 2 僧帽弁閉鎖不全症とは

このPartでは僧帽弁閉鎖不全症（MMVD）の定義，分類，病態生理，臨床徴候，シグナルメント，そして悪化要因について述べる．加えて，これまでに報告されたMMVDのステージ分類の特徴についても言及する．

1 定義および分類

僧帽弁閉鎖不全症とは，広義の意味では僧帽弁（前尖および後尖），僧帽弁弁輪部，左心房，腱索，乳頭筋，そして左心室自由壁からなる僧帽弁複合体のいずれかの構造物の異常により，僧帽弁の閉鎖が障害される疾患のことである．イヌの僧帽弁には血液嚢胞（嚢腫），リンパ嚢腫，石灰化，心内膜炎といった様々な病変が生じる[182]．しかし，イヌの僧帽弁には粘液腫様変性といって，僧帽弁（特に前尖）の線維層の断裂および崩壊，そして酸性粘液多糖類の異常蓄積を特徴とする病変が発生することが最も多い[92]．このため，僧帽弁閉鎖不全症といったら，通常はこの粘液腫様変性により生じた疾患を指す．より正確に粘液腫様（変性）性僧帽弁疾患（myxomatous［degenerative］mitral valve disease: MMVD）と記載することが一般的になったため，本書でも僧帽弁の粘液腫様変性を原因とする僧帽弁疾患をMMVDと略称しながら解説する[1)]．ちなみに，粘液腫様変性は僧帽弁以外の弁膜にも認められることがある．ある調査によると，粘液腫様変性の発現率は僧帽弁でのみが最も高く，次いで僧帽弁および三尖弁となっており，三尖弁のみ，そして動脈弁での発生率は低かった[25]．また，僧帽弁に限ると粘液腫様変性は前尖および後尖の両者に発生することが最も多く（55.0%），次いで前尖のみ（42.3%）で，後尖のみに発生することはまれである（2.2%）[19]．

大型犬に好発する拡張型心筋症，そしてイヌで最も発生頻度の高い先天性心疾患である動脈管開存症では，左心系への容量負荷の増大に伴って僧帽弁弁輪部の高度な拡張および変形が見られる[2)]．これも僧帽弁逆流の原因となるが，この場合には僧帽弁自体の形態は正常で，粘液腫様変性は見られないことから，続発性または二次性僧帽弁閉鎖不全症と呼ぶ．腱索の断裂，僧帽弁の先天的異常，細菌性心内膜炎に伴う僧帽弁複合体の異常でも僧帽弁閉鎖不全に陥るが，これらも続発性または二次性に分類される．

ちなみに，臨床現場ではMRという用語を使うことが多い．これはmitral regurgitation，つまり僧帽弁逆流の略語である．すなわち，MRは病名ではなく，血行動態を示す用語である．MMVDでも拡張型心筋症でもMRは発生する．病名としてMRを使うことは不適切である．

---

1) 本書ではアルファベットの略語を極力排除したが，このMMVDだけは例外とした．

2) 血行力学的負荷（例えば僧帽弁逆流）に対応して循環動態を一定に保つために，心臓が形態を変化させる現象をリモデリングという．慢性的な圧負荷または容量負荷に続発し，それぞれ肥大および拡張といったリモデリングが生じる．リモデリングが生じると，組織レベルでは心筋細胞の肥大および間質線維化が続発する．

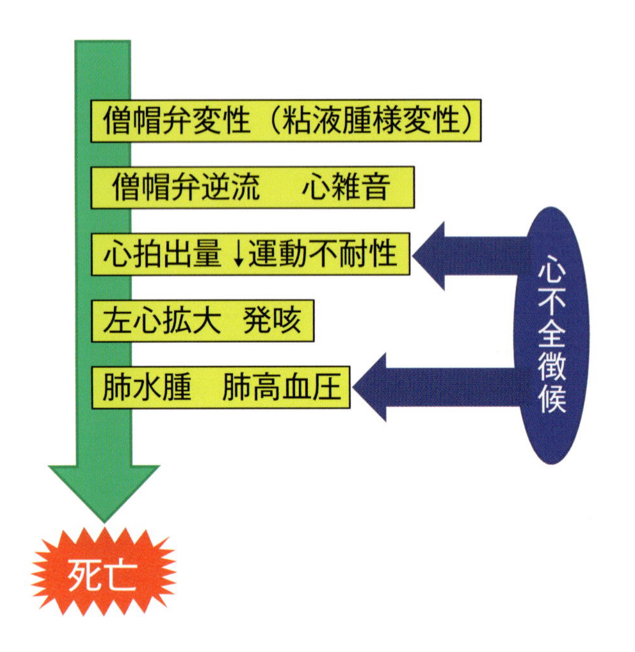

図 2-1　僧帽弁閉鎖不全症の一般的な進行プロセス

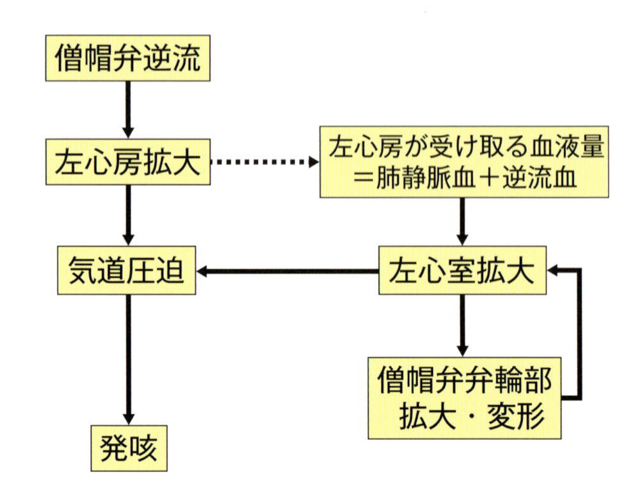

図 2-2　左心房および左心室の拡大機序

2 病態生理および臨床徴候

MMVD は，当初は臨床徴候を全く伴わない軽度な僧帽弁逆流として始まり，僧帽弁の病変悪化に伴い数ヶ月～数年でゆっくりと病勢が悪化する．

MMVD の病態は，

1）左心拡大とそれによる発咳
2）運動不耐性
3）肺水腫
4）肺高血圧

に分けて考えると理解しやすい．なお一般に，MMVD は図 2-1 に示したプロセスに従って進行すると思われる．

(1) 左心拡大

左心室内の血液の一部が収縮期に僧帽弁を介して左心房に逆流するため，左心房は拡大する．左心房は肺静脈から受け取った血液に加え，左心室から逆流してきた血液をも左心室に拍出するため，左心室には容量負荷が加わり，徐々に左心室拡大[3] が進行する．このプロセスで大きく 2 つの問題が発生する（図 2-2）．

左心室拡大に伴って僧帽弁弁輪部が拡大することで，さらに僧帽弁逆流が悪化する．逆流が悪化すれば当然，左心房および左心室の拡大はさらに助長され，僧帽弁逆流のさらなる悪化が招来される．

左心房の背側には主気管支が走行している．このため，左心房が拡大すると主気管支は圧迫される．すなわち，拡大した左心房は心拍動に合わせて気管支を叩くことになり，これが発咳の原因となる．また，左心拡大が進行すると，徐々に気管分岐部を中心として気管も圧迫されるようになり，これがさらに発咳を悪化させる．すなわち，MMVD のイヌが発咳する原因は左心拡大であって，肺水腫ではない．この点は，この疾患による発咳の治療方針を組み立てる上で非常に重要である．

(2) 運動不耐性

正常であれば，左心室内の血液は前方（大動脈）にのみ拍出されるが，MMVD では後方（左心房）にも血液が拍出される．このため，前方への拍出量（つまり真の心拍出量）は

[3] 遠心性肥大ともいう．

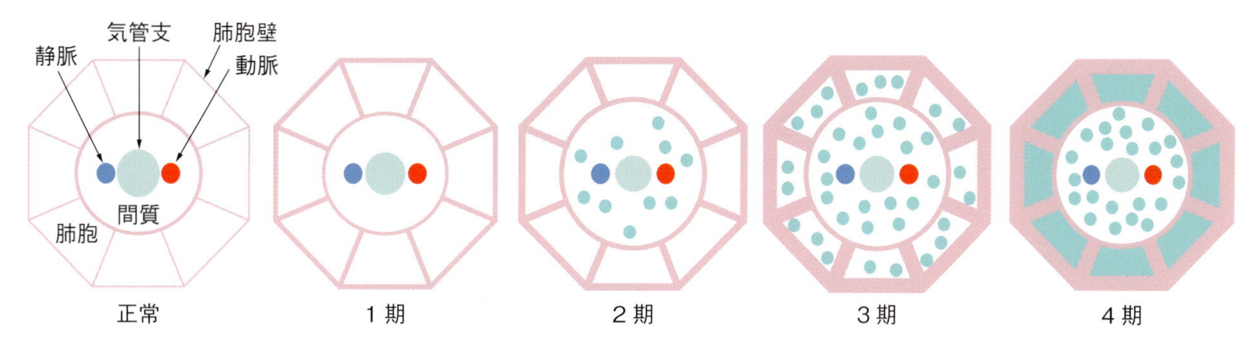

図 2-3　肺水腫の病態発生

表 2-1　肺水腫の病態発現および臨床徴候との関連性

	項　目	1期	2期	3期	4期
臨床所見	呼吸数増加*	＋	＋	＋	＋
	発咳	－	＋	＋	＋
	呼吸困難・ラ音	－	－	＋	＋
X線所見	間質パターン	－	＋	＋	＋
	肺胞パターン	－	－	＋	＋
肺機能	コンプライアンス	↑	↑	↑	↑
	気道抵抗	↑	↑	↑	↑
	呼吸エネルギー	←	←～↑	↑	↑
	PO_2	←	←～↓	↓	↓
	PCO_2	←	←～↓	↓	↓

呼吸数は肺水腫の悪化に伴って増加する。

低下し，これに関連した全身徴候が発現する．

これに付随する代表的な臨床徴候が運動不耐性である．運動不耐性は，問診にて運動または体動時の息切れ，散歩時の疲労や散歩時間の短縮などに基づいて判断される[4)]．運動不耐性に関する問診については，Part 3 で詳述した．

心拍出量がさらに低下するとより重篤な徴候が発現する．経験的には，失神が見られる MMVD の症例では，肺高血圧が合併し，これが失神の原因であることが非常に多い（後述）．

(3) 肺水腫

左心房圧は心エコー図検査（連続波ドプラ法）での推定に加えて，画像診断による左心房のサイズおよび内径からおおまかに評価することができる．

左心房と肺静脈の間には弁が存在しないので，左心房圧が上昇すると直ちに肺静脈圧も上昇する．肺静脈圧が一定レベルを超えて上昇し，かつ肺内のリンパ流量が肺間質の浮腫液を回収しきれなくなると，肺水腫が発現する．

肺水腫の病態発現および各種所見との関連性を図 2-3 および表 2-1 に示した[147]．

肺水腫が軽度な1期であれば，肺胞壁が水腫に陥り，肥厚・硬化するのみである．しかし，この変化によりすでに肺のコンプライアンス[5)] は低下し，気道抵抗は上昇しているため，呼吸数は増加し，動物はおそらく呼吸困難を自覚しているはずである．しかし，一般的には呼吸数の増加以外に臨床徴候は見られず，呼吸以外の身体検査所見は正常な場合が多い．

2期に進行すると，上述の変化の悪化に加え，水腫は間質にも波及する．間質の腫脹により気道が圧迫され，さらに呼吸困難が助長される．また，この腫脹は連続性ラ音が発生する原因となる[6)]．一般に，このステージになると呼吸困難が見られ，胸部X線写真では間質パターンが見られる．PO_2 および

[4)] 運動不耐性の有無は問診でのみ評価可能である．本文でも述べたように，運動不耐性は心不全徴候の一つであるため，運動不耐性が見られる症例は治療対象にしなければならない．

[5)] コンプライアンス compliance は軟らかさという意味に理解すると良い．つまり，コンプライアンスが低下したということは，肺が硬くなったということである．なお，コンプライアンスの反対語はスティフネス stiffness である．いずれも心臓生理学でしばしば用いられる用語である．

[6)] 以前は乾性ラッセルと呼んだ．なおラ音とはラッセル音の略称である．

表 2-2　発生機序からみたイヌの肺高血圧の分類[76]

分類
1. 肺動脈高血圧
イヌ糸状虫症（PVR ↑）
先天性全身･肺循環短絡先天性心疾患（PA 血流 ↑）
特発性
壊死性血管炎・動脈炎
2. 左心不全に関連する肺高血圧（肺静脈圧 ↑）
僧帽弁疾患
心筋疾患
その他の左心系疾患
3. 肺疾患または低酸素症（PVRI ↑）
慢性閉塞性肺疾患
間質性肺線維症
腫瘍
高緯度
反応性肺動脈血管収縮
（例：肺水腫による低酸素症）
4. 血栓症・塞栓症による肺高血圧（PVRI ↑）
塞栓症
免疫介在性溶血性貧血
腫瘍
心疾患
蛋白漏出性疾患（腎症・腸症）
副腎皮質機能亢進症
播種性血管内凝固
敗血症
外傷
最近の手術
糸状虫症
5. その他
圧迫性マス病変（腫瘍・肉芽腫）

PA：肺動脈，PVRI: 肺血管抵抗指数.

PCO_2 が低下し始めるのはこのステージ以降であることが多い.

3 期になると 2 期の変化がより重篤になり，さらに肺胞内に浮腫液が出現し，肺胞機能はさらに障害される．呼吸困難および各種ラ音が認められ，胸部 X 線検査では間質パターンに加え肺胞パターンも出現するようになる.

4 期になると 3 期の変化のさらなる悪化に加え，肺胞は浮腫液で完全に満たされる．これは致命的な経過をたどる状態である．なお，イヌの心臓性肺水腫では発咳も見られることが多いが，この根本的な原因は肺水腫ではなく左心拡大である．しかし，浮腫液が肺胞から細気管支内に溢れ出るようになると，これが気管支壁の咳受容体を刺激して発咳が生じる[7)].

(4) 肺高血圧

表 2-2 に示したように，イヌは様々な原因により肺高血圧を続発する[76], [8)]．イヌの肺高血圧の病因を分析した報告では，左心不全および慢性呼吸器疾患が基礎疾患として多かった[9, 73, 76, 77, 123, 138]（図 2-4）．ヒトでは，左心不全に続発した肺高血圧と慢性呼吸器疾患による肺高血圧を比較すると，血行動態への影響は後者の方が軽度である傾向が強い[29]．イヌではこのような調査は行われていないが，著者はイヌでも同じ傾向が強いと感じている.

ある研究によると，MMVD のイヌの 13.9% が肺高血圧を合併しており，MMVD の悪化に伴ってこの合併率は上昇し，ISACHC クラスⅢの症例では実に 72.2% に肺高血圧が見られたという[140], [9)]．肺高血圧というとイヌ糸状虫症，あるいは短絡方向が右左に逆転した先天性心疾患で見られる病態というイメージが強いかも知れない．そして，イヌ糸状虫症の症例が減少したことで，臨床

[7)] 咳受容体は喉頭，気管および気管支にのみ分布し，肺胞および間質組織には分布しないことは，イヌを含む様々な動物種で明確に確認されている．このため，本文でも述べたように，肺胞または間質スペースに浮腫液か病変が存在しても，これが気管支内に波及しない限り発咳は見られない[37].

[8)] これに対して著者の経験では，ネコは肺高血圧を続発することが非常に少ない．この原因は不明だが，肺動脈の血管抵抗の予備能がイヌよりもネコの方が旺盛なのかも知れない.

[9)] ISACHC についてはこの Part で後述した.

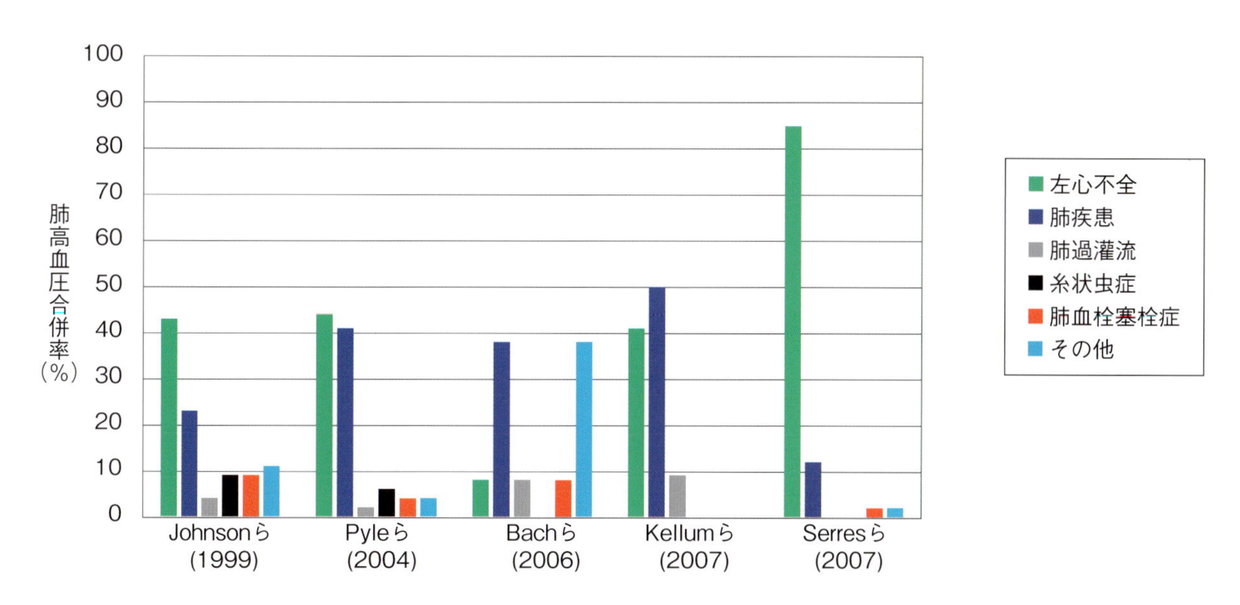

図 2-4　イヌの肺高血圧の基礎疾患の比較[76]

現場では肺高血圧にほとんど遭遇しないと思われているかも知れない．しかし，現実にはこのようにMMVD，特に重度なMMVDでは高率に肺高血圧が随伴していることを認識しなければならない．

肺高血圧の診断はPart 3で述べるが，ここではMMVDに続発する肺高血圧の病態発生および関連する臨床所見を整理する．

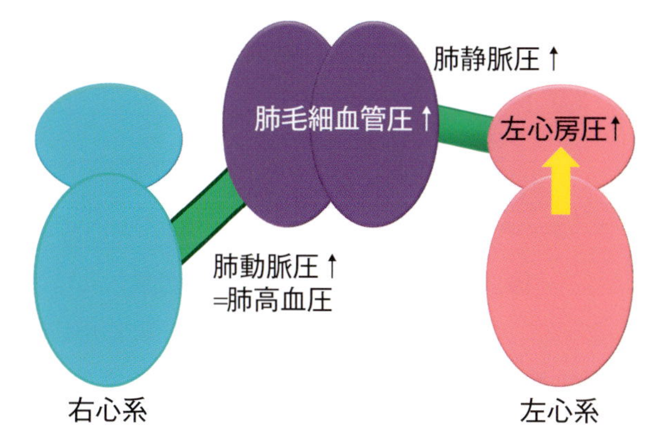

図 2-5　受動型肺高血圧の発生機序

1）病態発生

MMVDに続発する肺高血圧は2段階で進行する．

左心房圧および肺静脈圧が慢性的に上昇すると，肺胞毛細血管圧の上昇を介して，やがて肺動脈圧が上昇する．無論，肺毛細血管圧の上昇に伴って肺水腫の発生リスクは高まる．しかし，肺高血圧を続発したMMVDの症例では，必ずしも肺水腫の既往歴があるとは限らない．肺水腫を経験せず肺高血圧に移行する機序は不明だが，リンパ系による肺間質液の回収量が関係しているのかも知れない．

左心房圧の上昇に反応して肺動脈圧が受動的に上昇したタイプの肺高血圧を受動型肺高血圧と呼ぶ（図 2-5）．このタイプの肺高血圧の治療では，左心房圧の低下が主なターゲットになる．

受動型肺高血圧が持続すると，肺動脈壁でサイトカインが活性化し，これに伴って肺動脈壁に肺動脈壁の肥厚と血管内腔の狭小化などの様々な病変が生じる（図 2-6）．受動型肺高血圧に反応した肺高血圧であるため，このような肺高血圧を反応型肺高血圧と呼ぶ（図 2-7）．この状態に至ると，左心房圧を低下させるだけでは肺高血圧は改善しないため，肺動脈拡張薬の追加を考慮する[10]．

この2種類のタイプの肺高血圧の鑑別は，理論的には肺生検を実施して，肺動脈壁の病

[10] 末梢動脈拡張薬と比較すると，肺動脈拡張薬の種類は非常に少ないといわざるを得ない．また，非常に高価であることが多く，イヌでは厳密な用量設定試験が行われていない薬剤が多い．

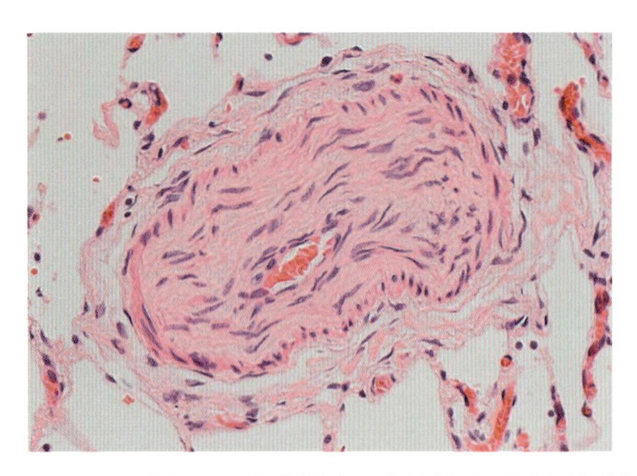
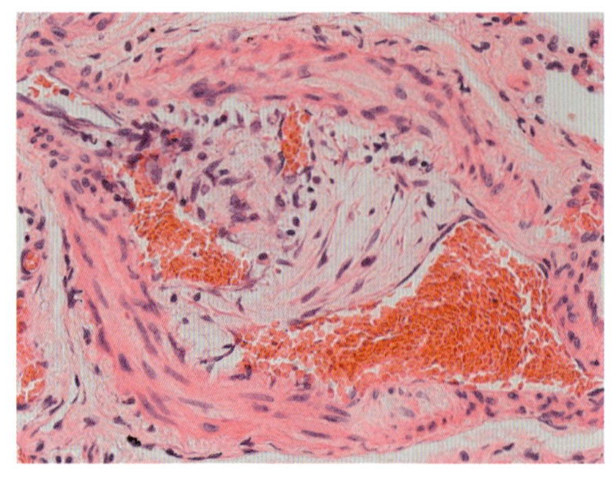

図 2-6　左心不全により肺高血圧を続発したイヌの肺動脈の組織像（HE 染色）

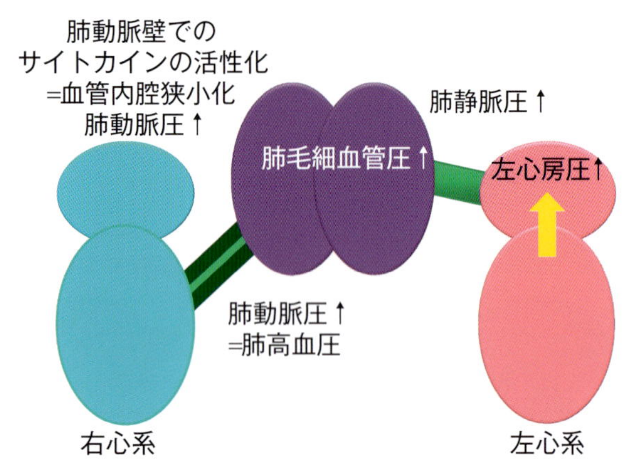

図 2-7　反応型肺高血圧の発生機序

理組織学的検査所見に基づくべきであろう．しかし，後述するように肺高血圧の中には肺循環が高度に障害され，麻酔リスクが極めて高い症例もある．このため臨床現場では，まず左心房圧を低下させる治療を実施し，その反応を見て，受動型と反応型を鑑別しているのが現実である．

2）肺高血圧に関連する臨床所見

(i)　高度な三尖弁逆流が発生する

肺高血圧を合併すると，顕著な三尖弁逆流が生じることが非常に多い．

正常では，収縮期大動脈圧と比べると，肺動脈圧は非常に低い．このため，右心室は収縮力を増強させなくても肺動脈に血液を拍出できる．しかし，肺動脈圧が上昇すると，右心室は収縮期圧を上昇させないと，肺動脈に効率よく血液を駆出できない．この高い右心室収縮期圧に三尖弁が耐えきれなくなると，顕著な三尖弁逆流が生じる．

三尖弁に粘液腫様変性が生じても三尖弁逆流は発生する．しかし，右心不全徴候が見られる症例の大部分では，肺高血圧を合併していると考えるべきであろう．無論，MMVD に肺高血圧が合併すれば，その症例は両心不全に陥ることになる．参考までに，MMVD に肺高血圧が続発したことで，高度な両心拡大を呈したイヌの胸部 X 線写真および剖検写真を図 2-8 に示した．

(ii)　心拡大は急速に進行する

MMVD に肺高血圧が合併した症例では，左心系では容量負荷が，そして右心系においては，圧負荷と容量負荷が上昇する．すなわち，両心に心拡大の原因が存在することになる．このため，MMVD の症例よりも心拡大は急速に進行する症例が多い．

(iii) 右心不全徴候も出現する

三尖弁逆流が重度になると右心不全徴候が見られるようになる．右心不全徴候には腹水，胸水および心膜液の貯留，皮下浮腫などがあるが，経験的には，このうち腹水が貯留する症例が多く，これに対して皮下浮腫や胸水を発現する症例は少ない[11]．なお，肺高血圧は重篤な左心不全に続発するので，上述の右心不全徴候に加え発咳，運動不耐性，肺水腫などの左心不全徴候も当然のこと見られる．

[11] 著者にはこの理由が全く判らない．この点も今後の研究課題なのかも知れない．

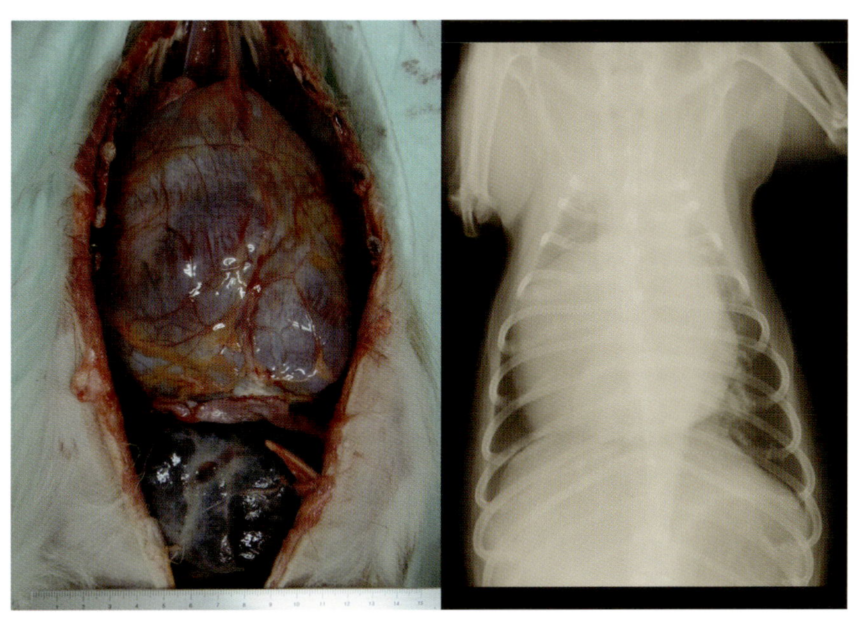

図 2-8　僧帽弁閉鎖不全症に肺高血圧を続発したイヌの剖検写真（左）および胸部 X 線写真（右，DV 像）
同一症例.

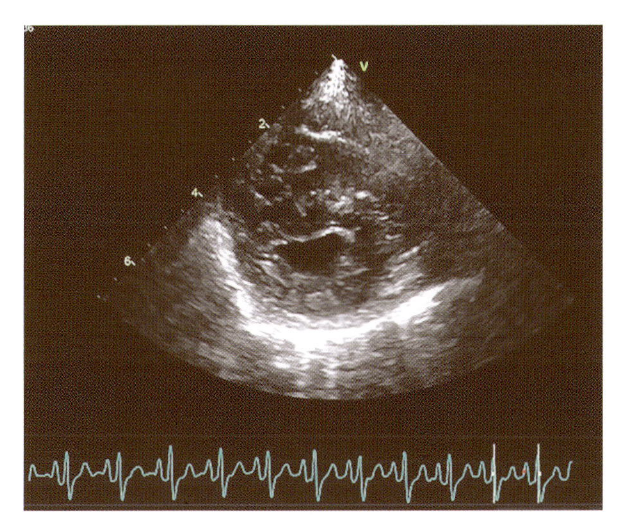

図 2-9　肺高血圧により心室中隔が扁平化したイヌの心エコー図（右側傍胸骨左心室短軸像）
正常では，心室中隔を含む左心室壁は円形を呈する．しかし，この症例では肺高血圧に伴って右心室圧が上昇し，心室中隔が左心室側に圧排されている.

(iv) 失神が出現する

肺高血圧の発現および進行に伴って右心室圧が上昇する．右心室圧が中程度以上に上昇すると，心室中隔が左心室側に圧迫されるようになる（これを中隔の扁平化と呼ぶ）（図 2-9）．これに伴って左心室容積は減少し，左心系の心拍出量（つまり心機能）は低下する．これが失神の原因である．失神の原因が肺高血圧の場合，著者の経験では，治療には肺動脈拡張薬が必要な症例が多いことから，失神は反応型肺高血圧の特異的所見なのかも知れない.

(v) 左心不全徴候が軽度になることがある

肺動脈を通過した血液はその全量が左心系に還流する．三尖弁逆流に伴って肺血流量が低下すると，左心系に対する心負荷（より正確には容量負荷）が軽減する．このため，肺高血圧を続発した症例の中には，予想されるよりも左心不全徴候が軽度な動物がいる.

(vi) 利尿剤により高窒素血症を来しやすい

イヌでは，MMVD の悪化に伴って糸球体濾過量が低下する症例が多いことが知られている[35, 109]．心不全療法で利尿剤を使用する目的はうっ血徴候の軽減である．これは体液量，特に循環血漿量を低下させることに他ならない．換言すると両心不全の症例では，利尿剤療法により高窒素血症が生じたり，腎機能が低下するリスクが高い.

(vii) 肺内の肺動脈の数が減少する

反応型肺高血圧が持続すると，やがて肺動脈壁は壊死して消失する．このため，肺内を走行する肺動脈の数が減少する（図 2-10）[130]．肺胞へ血液を供給する血管が減少するため，換気能が低下する．イヌでは調査されたことはないが，このような状態に

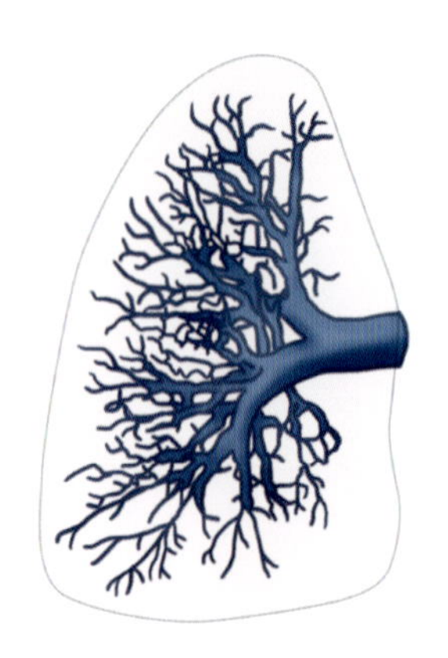
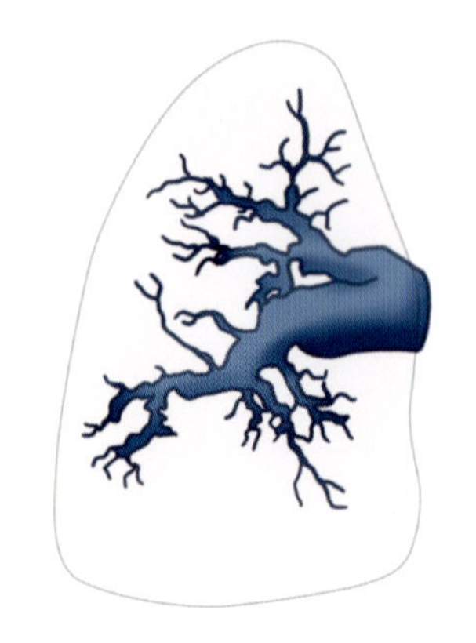

図 2-10　肺高血圧による肺動脈の減少[130]
左：正常，右：肺高血圧

陥ったら，麻酔リスクは非常に高いと著者は予想している．

(viii) 生命予後が悪化する

MMVD に肺高血圧を合併していないイヌと合併したイヌの生命予後を比較した研究では，前者の生存期間中央値は 758（95% 信頼区間：527〜848）日だったのに対し，後者のそれは 456（360〜567）日と後者の生存期間は有意に短かったことを報じている[18]．

3 シグナルメント

(1) 発生率

MMVD の発生率はその調査が実施された年代，対象集団，MMVD の確認法などにより異なる．生存しているイヌを対象としたある調査では，発生率は 1.7 〜 8.1% とされているのに対し，剖検例を対象とした調査では 11 〜 61% と高い[92]．このような幅広い発生率は，僧帽弁病変の検出感度の違いに起因していると思われる．

(2) 多発品種

一般には，小型の純血種に明らかな多発傾向がある．

十分な調査はこれまでに実施されていないが，マルチーズ，ヨークシャー・テリア，ポメラニアン，トイ・プードル，ミニチュア・ダックスフンド，キャバリア・キング・チャールズ・スパニエル（CKCS），シー・ズーなどに多発傾向が見られる．また最近，我が国でも人気犬種として定着したチワワにも多発傾向がある 12)．

MMVD の原因として専門家の間では遺伝が強く疑われている．未だ原因遺伝子は特定されていないが，多くの研究者は，MMVD は複数の遺伝子が関与する疾患と考えている．

遺伝が原因として疑われているこれらの品種では，CKCS は例外として MMVD の進行は速い傾向がある．これに対して，例えば柴犬，イタリアン・グレーハウンドのような多発傾向でない品種では，MMVD の進行は遅く，重症心不全に至る例は少ない傾向が強い．

肺高血圧の随伴に関しては，テリア種に多発傾向があるとされている[77]．加えて，経験的には CKCS も肺高血圧を随伴することが多く，MMVD に罹患して，肺高血圧を併発してからの病勢進行は遅い傾向が強い．

(3) 性差

MMVD は雌よりも雄で多発傾向がある（雌：雄 ≒ 1：1.5）[92]．これに対して，肺高血圧を随伴するのは雄よりも雌の方が多いと

12) MMVD の多発傾向については，本書の改訂作業中現在も進行中の LOOK-MIRTAL 試験で調査されている．結果の公表が待たれる．

されているが[77]，その理由は不明である．ちなみに，十分な疫学調査は実施されていないが，去勢または避妊手術はMMVDの発生および肺高血圧の随伴に影響しないとされている[77]．

(4) 年齢

MMVDの発生率は加齢に伴い上昇する．心不全徴候は10歳を超えると発生する傾向が強いように感じられる．CKCSでは，6～8歳とより若い年齢で発現するのに対し，4～5歳までに発病する早発性MMVDは極めてまれである．

若齢期のイヌでMMVDと一致する臨床所見（特に発咳，運動不耐性，左心拡大）を認める場合がある．無論，年齢だけではMMVDを否定も肯定もできない．しかし著者の経験では，左心拡大を来す先天性心疾患が見逃され，その結果として二次的に僧帽弁逆流を発現した症例が多い．

左心拡大を来す先天性心疾患は，イヌでは動脈管開存症が最も一般的である．この疾患は胸壁のスリル，そして心基部～前胸部を最強点とする大きな連続性雑音13) といった身体検査のみで容易に診断できる．この疾患を見逃すことのないよう，特に幼若犬の診察では必ず先天性心疾患の有無を確認すべきである．

ちなみに，先天性心疾患に続発した僧帽弁逆流は，薬物療法を積極的に実施しても心負荷を十分に軽減できない場合が多く，特にACVIMステージC以降に進行した症例では，心不全の管理に苦慮することが多い14)．

(5) 病歴

歯石の蓄積による歯肉炎またはこの処置（スケーリング）は細菌性心内膜炎の原因になるかも知れないが，MMVDとの関連は報告されていない15)．また，主としてヨーロッパの繁殖家の間では本症の原因としてワクチンの有害反応が疑われたことがあったようだが，このことを支持するエビデンスは全くない．

4 ステージ分類

MMVDに関わらず疾患のステージや重症度を判定することは，インフォームド・コンセントの側面からも，そして治療戦略を構築する上でも欠かすことはできない．また，我々獣医師が医療情報を交換または共有する上でも重要である．

長い間，小動物の心臓病はヒトの心臓病患者のために設けられたNew York Heart Association（NYHA16)）の重症度分類にしたがって分類されてきた（表2-3）．しかし，冠動脈疾患を主体とするヒト用の基準を用いて，イヌのMMVDの重症度を評価することには無理があった．このような状況を受けて，世界中の獣医心臓病学者がInternational Small Animal Cardiac Health Council（ISACHC17)）という作業グループを結成し，1999年に小動物の心機能分類を作成および公表した（表2-4）[43]．

さらに，2009年にはアメリカ獣医内科学会（ACVIM）から共同声明（Consensus Statement）として公表された「イヌの慢性心臓弁膜症の診断および治療に関するガイドライン」にISACHCとは異なるステージ分

13) 著者の経験では，この心雑音の最強点は前胸部であることが非常に多い．また，左心系への容量負荷の増大により左心室が拡大すると，僧帽弁逆流が生じ，このため僧帽弁口部では収縮期逆流性雑音が聴取される．しかし，左心室が拡大していない症例も少なくなく，この場合には僧帽弁口部では心雑音は聴取されない．

14) ACVIMのステージ分類については次項で解説する．

15) 加えて，歯肉炎は慢性腎臓病に危険因子でもあることはイヌおよびネコの両者で確認されている[41, 48]．

16) 東日本の医師はこれを「エヌ・ワイ・エイチ・エー」と読むのに対し，西日本の医師は「ニーハ」と読む傾向が強いという．

17) ISACHCは「アイザック」と呼ばれることが多い．

表 2-3　NYHA の心機能分類

クラス	定　義
I	心疾患があるが，無症状
II	安静時や軽労作時には症状がない
III	安静時は無症状だが，軽い日常労作で呼吸困難，疲労，動悸などの症状が出現
IV	安静時でも心不全症状，狭心症がみられ，労作により増強する

表 2-4　ISACHC の心不全機能分類[43]

I．心不全徴候なし Ia．心疾患の所見あり，心拡大なし Ib．心疾患の所見あり，心拡大あり
II．軽度～中程度の心不全 激しい運動・興奮で徴候出現
III．進行した心不全（重症心不全） IIIa．安静時に心不全徴候あり．通院可．±肺水腫 IIIb．肺水腫・ショックの管理のため入院が不可欠

表 2-5　ACVIM 共同声明でのステージ分類[6]

ステージ A：心疾患の発病リスクが高いが，現在は心臓の器質的異常なし （例：心雑音のない CKCS）
ステージ B：器質的心疾患があるが（例：心雑音），うっ血性心不全徴候（＝肺水腫）を発現したことがない ステージ B1：徴候なし，左心拡大なし ステージ B2：徴候なし，左心拡大あり
ステージ C：過去・現在にうっ血性心不全徴候（＝肺水腫）あり 徴候に応じて入院または通院で治療
ステージ D：標準的な治療に難治性の末期心不全 入院管理または外来患者として管理

類が掲載・提唱された（表 2-5）[6]．

これらは特殊な検査を必要とせず，また一見するだけで容易に理解できるシンプルな基準なので，大いに診療現場で活用すべきだと考えられる．診療現場でこれらのステージ分類を実施する上で，重要な注意点がいくつかある．最初にこの点について述べた後に，各クラスで認められることが多い各種検査所見を解説する．

（1）ISACHC の心機能分類

1）全体的な問題点

最初に，この分類はイヌおよびネコで共通とされていることに注意しなければならない．イヌとネコとでは，心不全徴候の現れ方は大きく異なる[18)]．その根拠の詳述は避けるが，この分類はイヌでの使用を前提にしていると考えられるため，ネコでの使用は不適切であろう．

この分類は慢性心不全の基礎疾患を全く考慮していないということも重要である．慢性心不全は MMVD，拡張型心筋症，肥大型心筋症，イヌ糸状虫症，各種不整脈などが原因となる．これらの疾患は慢性心臓病と一括できても，病態は異なるために，徴候の種類や現れ方も異なる．本来なら，それぞれの疾患別に重症度分類基準を設定すべきだろうが，簡便さを優先するために，ISACHC はこのような分類を作成したと著者は想像している．以下に MMVD に限定してこの分類法の

18) これまでの診療経験を通じて，著者はネコには軽度の心不全というものはないのではないかと感じている．また，心拡大が高度でも発咳は見られない．ネコの心臓病診療の特殊性は別の拙著で記載しているため[150]，本書での解説は省略した．

問題点を述べる．

2）クラスI

クラスIの特徴は無徴候であることなのだが，まずこれが問題である．

我々は何をもってその動物を無徴候と判断すべきであろう？ おそらく唯一の拠り所は問診だろうが，問診から得られる情報は家族の印象または記憶に大きく依存する．仕方がないとはいえ，重要な心機能分類が決して動物医療に精通しているとはいえない家族の印象や記憶に大きく頼っていることに，我々は今以上に慎重であるべきであろう．

MMVDが軽度であれば，発咳は見られないか，あるいはQOLを障害しない程度のはずである．理論的には，これと同時に運動不耐性が発現していても決しておかしくはない．しかし，この運動不耐性が問診では明確にできないことが少なくない．

家族が観察力に優れていれば，労せずに運動不耐性を正確に評価できる．しかし，慢性心臓病に基因する運動不耐性はゆっくりと進行するので，その動物と毎日接している家族にとっては気づきにくい異常である．「年齢のせいだ」と決めつけ，運動不耐性に気づいていても獣医師には訴えない家族もいるはずである．だからこそ，MMVDの治療を開始した後に，「最初(治療開始前)は普通だと思っていたが，治療を始めたら若返ったように思う」，あるいは「(治療により）今まで実はあまり活発でなかったことが判った」という方が多いのではないだろうか．

次に，心拡大の有無である．クラスIは心拡大の有無に応じてクラスIaおよびIbに細分類することになっている．心拡大の評価には通常は画像診断を用いる．心電図波形によっても心拡大を評価できるが，心拡大を検出するための感度および特異度が低いため，画像診断の方がはるかに信用できる[149]．

画像診断として，X線検査と心エコー図検査のどちらを優先して実施すべきかについては，ISACHCは何ら言及していない．著者は可能であれば両者を実施すべきと考えているが，どちらかいっぽうのみを行う場合には，それぞれの検査の特徴をよく理解すべきである．

X線写真上の心陰影のサイズは椎骨心臓スケール（VHS）法で数値化して評価する[26], [19]．以前は頻用されていた心胸郭比は胸郭の形状が大きく影響するため，最近ではほとんど実施されなくなった．これに対して，VHS法はこのような影響を受けないというメリットがあり，測定者間変動もわずかであるため実用性が高い[63]．

(i) 問診所見

ISACHCクラスIと判定する上で最も重要なのは，無徴候であること，そして心拡大の有無を確認することの2点である．

無徴候であることを確認するには，適切な問診が不可欠である．

問診で最も重要なことは，家族の中でその症例の状態を最も把握している方から話を伺うことであろう．その症例と最も長く接している方が，その症例の日頃の様子をよく知っているはずである．したがって，獣医師は家族の中でこの症例の日頃の様子を最もよく知っているのは誰かを把握すべきである．

MMVDの典型的な徴候は運動不耐性と発咳である．このうち，運動不耐性はゆっくりと進行するため，家族は特に軽度の運動不耐性に気づかない場合がほとんどである．この点に関して，「最近，散歩して疲れるようなことはありませんか？」と尋ねるよりも，「数年前（または若い頃）と比較して，最近は散歩して疲れやすいと思いますか？」と質問することで，運動不耐性に関する情報が得られるチャンスが高まるように著者は感じている[20]．

[19] VHSの測定法および基準値についてはPart3で述べる．
[20] 運動耐性の評価については，Part3で詳述した．運動不耐性は肺水腫と並んで心不全徴候の一つであるため，MMVDの診療において極めて重要である．

発咳は家族にとって運動不耐性よりもはるかに判りやすい異常であろう．

どの程度の頻度の発咳までを無徴候と扱うかについては，ISACHC は全く触れていない．当科では「家族が心配になる（「気づく」ではない）レベルの発咳をする・しない」をもって無徴候か否かを鑑別している．すなわち，「週に数回ほど咳が出るが，咳が連続することはなく，家族としては全く気にならない」程度の発咳は，その発咳が心臓由来であっても無徴候と判定している．いうまでもなく，ここでいう発咳とは運動や興奮に誘発される咳のことであって，安静時に上記のような発咳が見られる場合には中程度以上の MMVD と判定することになる．「運動や興奮に伴ってほぼ確実に咳が出る．そしてその咳は連続することが多く，家族は心配または不安に思う」というレベルの発咳は，当科では無徴候（つまり ISACHC クラスⅠ）ではなく，「徴候あり（つまりクラスⅡ以上）」と判定している．

そもそも咳とは，気道内異物を排除するための生理現象である．したがって，健康な動物であっても咳をする．MMVD に罹患していても，その咳の程度が健康動物のそれと同レベルであれば，無徴候の MMVD と判定する方が理にかなっていると思われる．

(ii) 身体検査所見

合併症が存在しない限り，ISACHC クラスⅠの MMVD では，心雑音が唯一の異常所見となる．すなわち，大腿動脈圧の強度，毛細血管再充満時間（CRT）および可視粘膜の色調は全て正常である．呼吸数および呼吸音も正常である．また，喉頭を圧迫しても発咳は誘発されない．

心臓の聴診では，MMVD に起因する病的不整脈は認められないが，症例によっては洞不整脈や呼吸性不整脈といった生理的不整脈が観察される[149]．

心雑音は僧帽弁口部が最強点であり，その強度は経験的には Levine 1～3 であることがほとんどである．まれにスリルを伴う Levine 4 以上の心雑音が聴取されることがあるが，このような症例では，心エコー図検査で中程度から重度の逆流および左心拡大が見られることが多い[21]．

(iii) 画像診断所見

クラスⅠの症例で画像診断が必要な理由は大きく 2 つある．

第 1 に，無徴候であっても，心拡大の有無により治療方針が大きく異なるからである．この点は Part 4 で詳述するが，要約すると，ISACHC クラス Ia では何ら治療せずに，半年から 1 年に 1 回程度の検診が推奨される．これに対して，クラス Ib では薬物療法および心臓病用療法食が推奨される場合がある．

もう一つの理由として，たとえ無徴候であっても，心エコー図検査により重篤な病変が検出されることがあるからである．ISACHC クラスⅢの症例に心エコー図検査を実施すると，左心房や左心室の顕著な拡大，粘液腫様変性による僧帽弁の重度な肥厚，そして激しい僧帽弁逆流といった所見が確実に見られる．また，僧帽弁の逸脱も見られることも多い．つまり，重症例に心エコー図検査を実施すると，確実に「重症」という結果が得られる．これに対して，ISACHC クラスⅠの症例に心エコー図検査を実施すると，「軽症」という結果が必ず得られるとは限らない．特に，ISACHC クラスⅠの症例で中程度の左心房拡大，僧帽弁の中程度から重度の肥厚，中程度以上の僧帽弁逆流が認められる場合がある．また，まれではあるがクラスⅠの症例に肺高血圧または腱索断裂が見られる場合もある．このような所見の有無により，治療内容や家族への説明内容が異なるのは当然のことである．

---

[21] 心雑音の音量（グレード）分類については，Part3 で詳しく解説する．また拙著も参考のこと[148]．

表 2-6　クラス別に見た MMVD の胸部 X 線所見

ISACHC	側面像	背腹像
Ⅰa	心拡大なし	心拡大なし
Ⅰb	左心系の軽度な拡張．肺野正常	左心系の軽度な拡張
Ⅱ	中程度の左心拡大：左心房の中程度～高度な拡大．左側主気管支の圧迫像．	中程度の左心拡大：左側心陰影で左心耳拡大を認めることがある．
Ⅲa	高度な左心拡大．右心拡大を伴うこともある．±肝腫大，後大静脈拡大	高度な左心拡大．右心拡大を伴うこともある．±肺うっ血（特に右肺後葉領域）

3）クラスⅡ

クラスⅡは「軽度から中程度の心不全」と定義されている．すなわち，クラスⅠとクラスⅡの決定的な違いは，心不全徴候の有無に集約できる．したがって，問診の仕方などで，判定結果が異なる危険性が高いことに注意すべきである．

心不全徴候とは本来は，肺水腫と運動不耐性に加え，胸水，腹水，心膜液の貯留に関連した臨床徴候である．しかし，クラスⅡでいう「心不全徴候」はどうやら左心拡大に伴う発咳と運動不耐性を示しているように思えてならない．そこで，ここではこの 2 種の徴候を心不全徴候と読み換えて解説することとした．

3 つのクラスの中で，このクラスⅡが最も難解だと著者は思う．その理由の 1 つが，軽度の心不全と中程度の心不全をクラスⅡとして一緒に扱っていることである．重症度分類と銘打っておきながら，両者を一括して扱う理由が著者には判らない．

さらに，「激しい運動・興奮で徴候出現」という記載（定義）も難解である．安静時や軽い運動で発咳が現れるのは，進行した心不全だと著者は思う．著者の経験では，激しい興奮や運動の後に発咳が見られるのが軽度から中程度であって，この段階の症例は安静時には発咳は見られないはずである．

(i)　問診所見

安静時または軽い運動で発咳が出現するのであれば，その症例はクラスⅢに分類するべきである．したがって，クラスⅡではこれよりも強いストレス（負荷）がかかって初めて発咳が見られる，と解釈すべきである．すなわち，強い運動または興奮に伴って発咳が見られる症例がクラスⅡに該当すると判断すべきである．

発咳の持続時間も重症度を判定する際のカギになる．持続時間といっても，発咳が何秒以上続いたら治療薬は云々ということではなく，発咳が持続することで症例の QOL がどれだけ障害されており，また，家族がその状況をどれだけ心配されているかを類推する手掛かりになるという意味である．

(ii)　身体検査所見

心雑音の音量がより大きいことを別にすれば，クラスⅡの身体検査所見はクラスⅠのそれと同じである．経験的には，クラスⅡの症例で Levine 1 ～ 2 という非常に小さな心雑音が聴取されることはまずなく，多くの症例で音量は Levine 3 以上である．スリルを伴う Levine 4 以上の心雑音を認めることもまれではない．洞不整脈は症例によって認められることも，認められないこともある．

(iii)　画像診断所見

全ての症例で胸部 X 線写真にて中程度以上の心拡大が確認される（表 2-6）．発咳が頻繁に見られる症例では，拡大した心臓により圧迫された気道が確認される．経験的には，気道圧迫像が見られる症例では，心電図検査でも左心拡大所見が見られることが多い．これに対して，心拡大が見られても，気道が圧迫されない程度であれば，心電図検査では左心拡大所見は必ずしも見られるとは限らない．

心エコー図検査では僧帽弁弁尖の中程度の肥厚が見られる．また，僧帽弁の閉鎖点がこの弁の付着部レベルにまで上昇している．さらに，症例によっては僧帽弁の一部が左心房腔内に逸脱しており，このような場合，心雑音の音量はLevine 4以上であることが多い．左心房および左心室は拡張しているが，その程度は症例により異なる．

一般に，MMVDでは心室の収縮性は亢進するため，収縮性のパラメータである短縮率[22]は高値を示す．しかし，心室筋病変の発現および悪化に伴い，短縮率は徐々に低下して正常化する．このような現象が見られるのは，経験的にはクラスⅢであって，クラスⅡでは認められないことがほとんどである．

4) クラスⅢ

クラスⅢの定義についてはクラスⅡと同様，理解に苦しむ点がある．具体的には，自宅療法が可能な状態（クラスⅢ a）と入院が必要な状態（クラスⅢ b）の鑑別基準が全く示されていないことだ．

医学領域では，肺水腫の治療は集中治療室で行われる．イヌにおいても，血行動態が不安定になった結果として肺水腫に陥いるため，理想的には肺水腫の全ての症例は入院下で治療すべきと思われる．しかし，現実には家族の強い希望や治療費などの問題があり，通院での治療対応が求められることが少なくない．すなわち獣医師は，通院での治療で治癒する可能性が高い症例，そして入院下での治療が必要な症例の鑑別を求められる．この鑑別法を記載した専門書は著者の知る限り存在しない．そこで，著者はこれまでの経験に基づいて，表 2-7 に示す基準に従って入院治療の必要性を判断している．すなわち，この

[22] 英語ではfractional shorteningといい，FSと略称される．単位は％．心エコー図検査（より正確にはMモード法）を実施することで容易に求めることができる．

表 2-7　入院が必要な肺水腫の特徴（著者私案）

過去に肺水腫の既往がある
急変時に家族が連絡・対応できない
食欲は不振～低下
呼吸困難が明瞭
無尿・乏尿が疑われる
舌色の異常
毛細血管再充満時間（CRT）＞1 秒
X 線写真で ・心陰影の辺縁が不鮮明 ・不透過性の領域が広い

表 2-7 の条件を全て満たす症例をクラスⅢ a と判断し，外来患者として治療する場合があるが，一つでも合致しない条件があればクラスⅢ b と判定し，入院治療を強く提案している．以下にそれぞれの基準に補足を加える．

・肺水腫の既往歴がある症例に肺水腫が再発した場合，肺水腫が急速に進行することが多いと思われる．
・自宅療法を選択するにしても，自宅で急速に悪化するリスクは決してゼロではない．
・肺水腫が軽度であれば，食欲は正常であることが非常に多い．これに対して，心室頻拍や心房細動のような頻脈性不整脈が合併したり，全身血圧が低下傾向にある場合，食欲は低下または廃絶する場合が多い．
・肺水腫に陥った症例の予後は様々な要因に左右されると考えられるが，中でも尿生成能が低下した症例の予後は非常に不良だと断言してよかろう．無論，このような症例では入院下での急性腎不全に対する早急な対応が求められる．
・Part2で述べたように，肺水腫が軽度であれば呼吸数増加に伴ってPCO_2が低下することはあっても，PO_2が低下することはない．舌の色調異常とはチアノーゼのことであり，これは低酸素症，つまり中程度以上の肺水腫を示す重要な所見である．
・CRTは末梢循環の指標で，正常は1秒未満である．心臓病症例の診療に際し，著者

はこのCRTを極めて重視している．血行動態が不安定な（つまり入院下での治療を要する）症例では，これが1秒を上回っている．経験的には，これが3秒以上の症例の予後は不良である．

・表2-7の最後のX線所見については後述する．

(i) 問診所見

睡眠中を含め安静時にも発咳が持続するため，動物のQOLが著しく障害されている．家族も睡眠不足に悩まされていることがある．

発咳は動物を抱き上げた時にも見られることがある．この原因はおそらく高度に拡大した心臓が気道を圧迫しており，イヌが抱き上げることによってさらに助長されるためと推測される．「姿勢を変える時に咳がよく出る」，あるいは「飲水や食物の嚥下直後に発咳する」と訴える家族も少なくないが，これらも左心拡大に起因すると思われる．

発咳が続いていても，チアノーゼは見られないことが多い．

食欲は旺盛または正常であっても，徐々に体重が減少傾向を示す症例がある．これは心臓性悪液質を示唆する非常に重要な所見である．頑固な発咳や呼吸困難に伴って呼吸筋を頻用するため，体重は減少する．また，心不全の悪化に伴ってイヌの体内でサイトカインがより活性化することが判っており[45]，このことも心臓性悪液質の発生および進行に関与していると思われる．食欲が不安定な場合，その原因の一つとして尿毒症も考慮すべきである．

興奮やしつこい発咳が引き金になって，散発的に失神する症例では，左心不全に続発した肺高血圧がその原因となっていることが多い．また，頻脈性不整脈も失神の原因として考慮すべきである．

肺水腫が合併した症例では，典型的には呼吸困難が見られるが，「呼吸音が変わった」と家族が感じる場合もある．また非常に軽度な肺水腫では，呼吸困難は見られないものの，「不安で落ち着かない様子で室内を歩き回っている」と家族が訴えることがある．

(ii) 身体検査所見

脱水や循環ショックが随伴していない限り，大腿動脈の強度およびCRTは正常であることが多い．

心雑音の音量はLevine 5以上であることが多く，時として不整脈が聴取される．不整脈の多くは経験的には心室または上室期外収縮である[149]．また，安静時心拍数は上昇し，頻脈傾向を示すようになる．

呼吸音の聴診所見は様々である．正常な場合もあるが，たとえ肺水腫が合併していなくても，発咳が重度な症例では細かい断続音[23)]が広範囲に聴取されることがある．肺水腫が合併している症例では，正常呼吸音（特に肺胞呼吸音）の増強に加え，各種ラッセル音が聴取されることが多い．

(iii) 画像診断所見

胸部X線検査では左心系の高度な拡大が必ず見られる．同時に，気道圧迫像も確認される．呼吸困難や発咳が重度な症例では，胃内に遊離ガスが貯留していることも少なくない．

クラスⅢになると，右心系にも拡大所見が見られる症例が少なからず認められるが，これは肺高血圧の合併を示している．

肺水腫が見られる場合，既に触れたようにこれまでの臨床経験を踏まえて，著者はX線像も「入院治療の必要性」を検討する際の根拠にしている．

肺水腫が軽度であれば，心臓陰影の辺縁に加えて後大静脈などの血管を全て確認できるが，入院治療を要する中程度以上の肺水腫では，これらの構造物を明瞭に観察することはできない．加えて，軽度の肺水腫では不透過性の領域は，側面像では肺門周囲，背腹像では後葉の一部に限局している．これに対して中程度以上の肺水腫では，不透過性の領域は

---

23) 以前は捻髪音と呼ばれたラッセル音の一種である[148]．

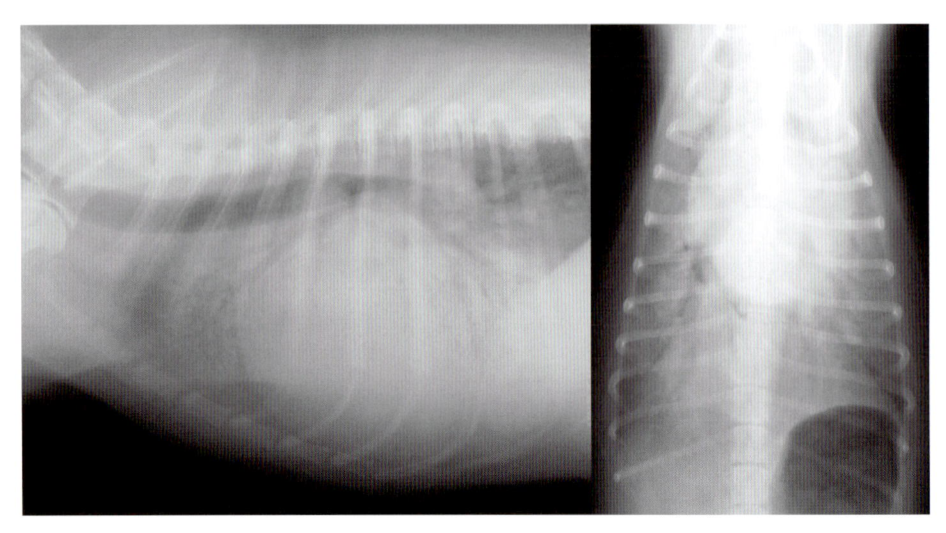

図 2-11　全ての肺葉に発生した肺水腫のイヌの胸部 X 線写真

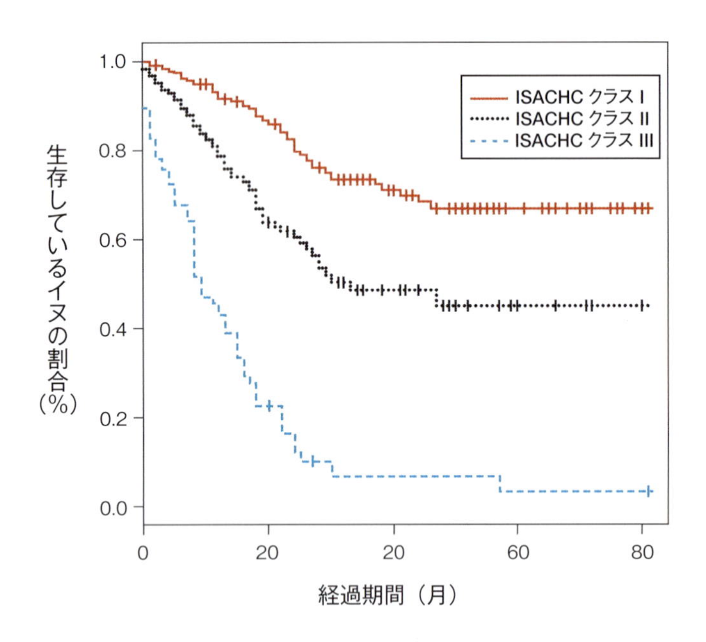

図 2-12　ISACHC クラス別に見た僧帽弁閉鎖不全症のイヌの生命予後[19]

肺門部周囲に留まらず後葉に，より重度な症例では前葉にも見られる（図 2-11）．

右心系や肺動脈の拡大が見られる場合，肺高血圧の合併が強く疑われる．肺高血圧では重度の三尖弁逆流が生じることが多く，このため後大静脈も拡大していることが多い．

5）ISACHC の心機能分類と長期予後

ISACHC の心機能分類には，問診および身体検査の結果，そして心拡大の有無に基づいて即座に判断できるという大きなメリットがある．加えて，図 2-12 に示したように 3 種類のクラス間で生命予後（生存期間）が有意に異なることも判っており[19]，このことも ISACHC の心機能分類の有用性に含めるべきである．

図 2-12 を見ると，ISACHC クラス I の症例の約 40 ヶ月後の生存率はおよそ 80% であることが判る．心雑音があるだけで，心不全徴候はないのがこのクラスの特徴である．別の Part で詳述するように，このクラスでも心拡大が確認された症例には治療が推奨される．しかし，無徴候であるために，このクラスのイヌの家族の中では，獣医師が治療を提案しても，「暫く様子を見たい（つまり心不全徴候が出現するまで待ちたい）」と考えることが多い．このような家族に，「今は心雑音以外に異常はなく，見た目も健康に見える

が，長い目で見ると治療を始めた方が良い」と提案する根拠としても，図 2-12 は参考になる．

(2) アメリカ獣医内科学会によるステージ分類

これは，ISACHC クラス分類法が発表された 10 年後にアメリカ獣医内科学会（ACVIM）が提唱した分類法である[6]．最近では，ISACHC の心機能分類ではなく，この ACVIM の基準を採用する施設が多くなったが，このステージ分類も決して完全なものではなく，そのためこの分類の使用に際して十分な注意を要する．

表 2-5 にうっ血性心不全とある．いうまでもなく MMVD は左心系の疾患なので，このうっ血性心不全とは肺うっ血，つまり肺水腫を示す．すなわち，ステージ C とは「肺水腫の既往歴があるか，現在肺水腫に罹患している症例」を意味する．これに対して，ステージ B にはうっ血性心不全の徴候を発現したことがない症例が含まれる．すなわち，ステージ B には様々な症例が含まれる．

図 2-1 に示したように，一般に MMVD では心雑音，運動不耐性および発咳がこの順で見られるようになり，末期的な段階に達すると肺水腫や肺高血圧が発生する．繰り返しになるがステージ C には，現在（または過去に）肺水腫が存在する（した）症例が含まれる．すなわち，ステージ B には肺水腫の既往歴はないが，運動不耐性が見られる症例，左心拡大による発咳が見られる症例，さらには運動耐性は正常で発咳も見られない症例などが含まれる．ステージ B に含まれるのは無徴候の症例と誤解されている向きがあるが，このような理解の仕方は誤りである．ACVIM のガイドラインではステージ B と一括して各種検査所見や治療方針を提言しているが，実地医療ではステージ B を運動不耐性と発咳の有無に基づいてさらに細分すべきであろう．

ステージを細分する必要があるのは，ステージ C も同様と著者は考える．ステージ C は「過去または現在に心不全徴候あり」と定義されている．現段階で肺水腫に陥っているであれば，フロセミドなどの利尿剤を投与するのは当然である．しかし，過去に肺水腫を経験した症例が，肺水腫の治癒後にも利尿剤が必要かどうかは，症例によって異なるべきである（この点については Part4 で詳述する）．

ACVIM のステージ分類は，先に述べた ISACHC の心機能分類と対応づけることができる．つまり，ACVIM のステージ B1 および B2 はそれぞれ ISACHC のクラス Ia および Ib に相当する．ACVIM のステージ C は ISACHC のクラスⅡからⅢ a に，そしてステージ D はクラスⅢ a からⅢ b に相当すると思えば良い．

表 2-8　Clinical Severity Score (CSS) での評価項目[90]

要因
発咳の病歴（あり / なし）
運動不耐性の病歴（あり / なし）
食欲の病歴（低下 / 正常）
息切れの病歴（あり / なし）
失神の病歴（あり / なし）
心雑音グレード（>III/ ≦ III）
身体検査時の心調律（たぶん洞調律 / たぶん洞不整）

(3) Clinical Severity Score (CSS)

最近になって報告された新しい MMVD の長期予後判定法がこの Clinical Severity Score（CSS）である[90], 24)．

表 2-8 に示した 7 種類の検査所見を危険因子とする．病歴とは過去 3 ヶ月以内の各病歴の有無を意味する．それぞれの病歴が存在すれば，あるいは心雑音の音量が Levine 4 以

24) 適切な日本語訳が未だにないため，ここでは英語のまま表記した．あえて訳するとしたら臨床重症度スコアであろうか．

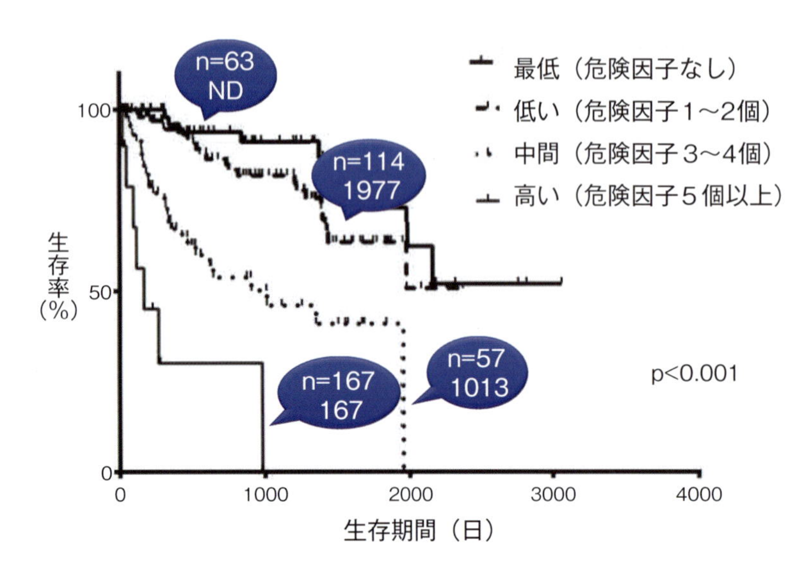

図 2-13　初診時に確認された危険因子の総数に応じて分類した僧帽弁閉鎖不全症のイヌの生存曲線の比較[90]
吹き出し内の上段は頭数，下段は生存期間中央値（日）

上だったり，心調律が一定であればそれぞれ「危険因子あり」と判定し，症例毎に危険因子の数を合計する．そして，危険因子の合計数がゼロであればリスクは最低，1～2 個であればリスクは軽度，3～4 個であれば中程度, そして 5 個以上であれば重度と判断する. MMVD のイヌをこの 5 種類のカテゴリーに分類して，生命予後をカプラン・メイヤー曲線で比較したのが図 2-13 である．危険因子の合計数により各カテゴリーの生命予後が有意に異なる．

これまでに紹介してきた ISACHC の心機能分類，あるいは ACVIM のステージ分類では，左心拡大の有無を判断するために，画像検査が不可欠だった．この CSS では画像検査を必要とせず，問診および身体所見に基づいて MMVD の長期予後を判定できるため，臨床現場では実用性が高い．

CSS により症例の生命予後を判断できるのは，各危険因子が僧帽弁閉鎖不全症の重症度や心不全の有無を反映しているからだと思われる．すなわち，発咳の病歴は MMVD による心拡大の程度を反映している．運動不耐性および息切れはまさしく心不全徴候である．食欲に関する情報は，そのイヌの全体的な体調を物語っていると考えられる. 失神は，予後に著しく影響する肺高血圧の合併を反映している．心雑音の音量は，既に述べたように僧帽弁逆流の程度を大まかに示す. 最後に，心調律は自律神経系のバランスを間接的に示している．心臓病が軽度であれば，通常は迷走神経系が優位である．このため心調律は不整となり，心電図検査では洞不整脈が見られる．これに対して，心不全の重症化に伴って自律神経系は迷走神経優位から交感神経系優位に変化する．このため，心拍数が上昇することに加え，洞不整脈は消失し，心調律は一定になる．

著者の経験では，ISACHC の心機能分類ではクラス Ib，あるいは ACVIM のステージ分類ではステージ B2 であっても，CSS によるリスク評価の結果が中程度の症例に時として遭遇することがある．このような症例は近い将来に MMVD が悪化することが非常に多く，早期からの薬物療法を家族に提案するよう心がけている．

5 MMVD の悪化要因

全ての慢性疾患の管理にいえることだが，MMVD でも病態を悪化させる要因を極力排除する必要がある．以下に MMVD の病態の悪化要因，あるいはかつて悪化させると信じられていたが，その後になって悪化要因でないことが確認されたものについて述べる．

(1) 肥満

これまで，肥満は全身血圧および左心房圧を上昇させ，体液の保持傾向を助長し，心疾患の発生リスクを高めると信じられてきた．同時に，肥満の動物が心不全に陥ると，そうでない動物よりも病態の進行が速く，生命予後が悪いとも信じられてきた．しかし，現在までにイヌでは肥満により高血圧またはMMVDの発生リスクが増大することを証明した報告はない．

今世紀に入ってから，肥満と心臓病の発生リスク，あるいは心不全患者の生命予後との関連性がヒトで活発に調査されるようになった．この結果，肥満患者では心臓病の発生リスクは確かに高いが，心不全に陥った肥満患者の生命予後はそうでない患者のそれよりも良好であることが報告された．この従来の定説とは逆説的な現象をobesity paradoxと呼ぶ[86], 25)．

小動物では，このobesity paradoxに関する報告は極めて限られており，著者の知る限りイヌおよびネコでそれぞれ1報のみである．このうち，イヌに関する報告では，MMVDと診断されてから体重が200g以上増加した症例の生存期間は，変化しなかった症例および200g以上低下した症例のそれらよりも有意に延長していた[142]．

この結果は，「体重が増加したから生存期間が改善された」と理解できる．

MMVDのイヌに対する肥満の管理に関して現在，当科ではACVIMのガイドラインの推奨に従って下記のような方針を採用している[6]．

- 来院のたびに体重を正確に測定し，カルテに必ず記入する．
- 心臓病だからといって，特に必要がなければ減量は勧めない．同時に，「手で肋骨が触れるまでは体重を増やしても良い」とアドバイスする．
- 体重低下が認められたら，食物の摂取状況，心臓性悪液質の発生，心臓病以外の疾患の合併などを確認する．

25) Obesity paradoxはまだ日本語訳が統一されていないため，本書では原文のまま使用した．

(2) 全身性高血圧

全身性高血圧は心臓，特に左心系へのストレス（圧負荷）となる．ヒトでは，全身性高血圧を招来する基礎疾患を伴わない本態性高血圧の発生率が最も高い．これに対して，小動物では本態性高血圧の発生頻度は極めて低く，何らかの基礎疾患の徴候の一つとして全身性高血圧が続発することが圧倒的に多い．すなわちイヌでは，高血圧は慢性腎臓病（より正確には糸球体疾患），副腎皮質機能亢進症，高アルドステロン症などに随伴して認められる．経験的には，糸球体疾患および副腎皮質機能亢進症では高血圧の合併率は高い．このため，これらの疾患に加えて心臓病が存在する症例では，心臓保護の観点からも降圧療法を積極的に考慮すべきである．

(3) 慢性腎臓病

慢性腎臓病は全身性高血圧だけでなく，利尿剤療法により腎機能がさらに悪化して，持続的な食欲不振や嘔吐の原因になるという意味でも重要である．このように，利尿剤療法を制限する要因としても慢性腎臓病の随伴は重要である．利尿剤の使用法についてはPart4で述べるが，特に腎機能が低下している症例では，無分別な利尿剤の使用は慎まなければならない．

(4) 持続的な疼痛

急性膵炎，慢性外耳炎，または関節疾患では，持続的な疼痛を伴うことが多い．持続的な疼痛ストレスにより交感神経系が活性化し，これがMMVDを悪化させる可能性がある．ちなみに，イヌから実験的に得た我々のデータでは，手術に関連した疼痛誘発性の全身性高血圧は術後3～4日間持続していた[108]．

(5) 薬剤

1) ステロイド剤

ネコと同様，イヌでもステロイド剤は心負荷増大の原因となることが確認されている．アレルギー性皮膚炎のイヌに抗炎症用量（1mg/kg）のステロイド剤を1日1回連続投与し，投与前と投与開始14日後の全身血圧を対照群と比較したところ，ステロイド剤を投与されたイヌでは全身血圧が有意に上昇したという報告がある[96]．

2) 甲状腺ホルモン剤

甲状腺ホルモン剤は心拍数，血圧および心筋酸素消費量を上昇させる．心拍数および全身血圧の上昇は心不全の悪化要因であり，心筋酸素消費量の増大は心筋細胞の寿命短縮と関連する．

心不全症例に対するこの薬剤の使用に関しては，確立されたマニュアルは存在しないが，一般的な推奨薬用量の25～50%に抑えた用量で開始し，心拍数をモニタしながら用量を漸増させる方法が最も安全で実際的であろう．

3) 甘草（グリチルリチン）

甘草の根に含まれるグリチルリチンはアルドステロン様の作用を持つ．ヒトでは大量摂取により偽アルドステロン症（血圧上昇，浮腫，高ナトリウム血症，低カリウム血症などが見られる）が発生することはよく知られた事実である[114]．動物ではこのような報告例はないものの，不必要な投与は控え，またこの薬剤を誤って大量摂取させないよう家族にアドバイスすべきである．

4) キサンチン誘導体

アミノフィリンやテオフィリンは，現在でも一般臨床の現場でMMVDの症例にしばしば処方される薬剤のようである．

強心および利尿作用を示すことから，キサンチン誘導体の投与は慢性心不全療法では理にかなっているように見えるかもしれない．しかし，この薬剤には心拍数を上昇させる傾向がある．さらに，利尿効果があるといっても心負荷を軽減するほどの効果が期待できるとは考えられない．また，利尿効果を期待しなければならない症例とは肺水腫の動物であり，このような症例は利尿剤で積極的に治療すべきである．この種の薬剤には気管支拡張作用があり，MMVDの症例の中には，キサンチン誘導体の投与により発咳が緩和する場合がある．本書の随所で述べていることだが，MMVDで見られる発咳は，左心拡大に起因する気道の圧迫である．このため，MMVDによる発咳は心臓のサイズを小さくしない限り緩和できないはずである．発咳がキサンチン誘導体に反応したのであれば，その発咳は気管支収縮を来す気道疾患が原因していると考えるべきであろう．このように，MMVDの症例に積極的にキサンチン誘導体を用いる必要性はないといって良い．

(6) 高ナトリウム食

これまで，高ナトリウム食は全身血圧を上昇させ，またうっ血徴候の悪化に寄与すると信じられてきた．しかしこれまでの研究により，イヌおよびネコでは高ナトリウム食と全身性高血圧には関連性がないことが判っている[61, 52, 99]．しかし，塩分摂取量が増加すれば循環血漿量が増加し，これが心臓の容量負荷を増加させるのは事実である．このため，MMVDのイヌでの塩分制限食（心臓病用療法食）の臨床的意義は，全身性高血圧の治療や予防，あるいは後負荷の軽減ではなく，前負担の軽減による肺水腫の予防にあると考えるべきであろう．今日までに厳密な試験は実施されていないが，ACVIMのガイドラインはステージB2以降での症例で食事療法を推奨している[6]．

6 Part2 のまとめ

(1) イヌの僧帽弁には様々な病変が生じるが，このうち粘液腫様変性により生じる異常および病態を僧帽弁閉鎖不全症（MMVD）と呼ぶ．

(2) この疾患の主要な臨床所見は心雑音，運動不耐性，発咳，肺水腫，肺高血圧である．

(3) MMVD の多発傾向が強い犬種が罹患すると，この疾患の進行は速い傾向がある．これに対して多発傾向のない犬種では，この進行は遅い傾向が強く，重度な心不全に発展しないことが多い．

(4) MMVD の重症度およびステージの判断法として3種類の基準を紹介した．これらはいずれも手軽に実施でき，長期予後を判断する上でも有用である．このため臨床現場で大いに活用すべきである．

(5) MMVD の悪化または発生要因として，肥満，歯肉炎，スケーリング，ワクチン接種は否定されている．これに対して様々な基礎疾患に続発する全身性高血圧，持続的な疼痛，一部の薬剤，そして高い塩分摂取量は MMVD の悪化要因と考えられる．

Part 3 各種検査の理論と実際

Part 3では，僧帽弁閉鎖不全症（MMVD）の診断および治療方針の策定に必要な問診，身体検査，血液検査，尿検査，胸部X線検査，心電図検査，心エコー図検査および全身血圧測定の実施法，解釈法および注意点を解説する．

1 問診

心不全とは心機能，つまり心拍出量が低下したために全身への血液供給量が低下し，これに関連して何らかの徴候が出現した状態を指す．すなわち，「無徴候の心不全」という状態はあり得ず，急性・慢性を問わず心不全には必ず何らかの臨床徴候が随伴する．僧帽弁閉鎖不全症（MMVD）による心不全徴候の有無や程度の判断には問診が重要である．問診を実施しなかったり，あるいは問診が不十分だと心不全の有無や程度を判断できないばかりか，不適切な治療方針を策定したり，治療反応の評価を誤ることに直結する．

MMVDの主な臨床徴候は運動不耐性，発咳および呼吸困難である．このうち，問診時に呼吸困難が明白な場合には，心原性肺水腫を疑って，直ちに必要な処置を開始し，必要最小限の検査を短時間で実施しなければならない．

問診について注意を促したいのは，問診以外の検査では運動不耐性の有無や程度，家族が悩んでいることや困っていることなどを明らかにできない点である．「心エコー図検査さえ実施すれば，心臓の状況は正確に（または全て）判る」と信じることは極めて危険である．

著者が診察中に心がけている点，そして重視している点を踏まえ，問診で確認すべき内容をMMVDの臨床徴候に関する事項，動物の全体的な体調に関する事項，そして家族に関する事項の3つに大別して以下に解説する．また，投与している心臓病治療薬の種類によって問診で聴取すべき内容が異なるので，最後にこの点についても言及する．

（1）僧帽弁閉鎖不全症の臨床徴候

1）運動不耐性

繰り返し述べて来たように，MMVDにおける発咳の原因は左心拡大による気道圧迫である．左心系が拡大していても，心拍出量は代償され正常レベルに維持されている場合もあり，必ずしも左心拡大と心拍出量の低下が関連しているとは限らない．心拍出量の低下に伴って見られる臨床徴候を心不全徴候と呼ぶが，以上の理由から，MMVDでの発咳は心不全徴候に含まれない．MMVDに伴う心不全徴候，より正確には左心不全徴候は運動不耐性および肺水腫である．肺水腫の診断は比較的容易であるのに対して，運動不耐性の有無の評価はベテランの獣医師でも難しいのではなかろうか．

ヒト医学では6分間歩行（距離）検査といって，6分間に歩行できる距離をもってその患者の運動不耐性を定量的に評価している[67]．残念なことに，動物にはこの検査を応用することはできない．また，動物の運動不耐性の有無を客観的または定量的に評価できる検査法は現状では存在しない．このため，左心不全徴候の一つである運動不耐性の有無は，問診で評価するしかない．

(i) 散歩・運動中の様子

問診による運動不耐性の評価というと，散

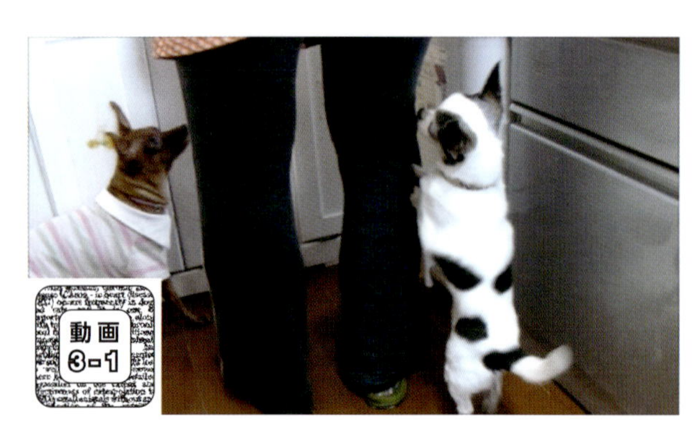

図 3-1　食事の準備に喜ぶイヌ　Movie

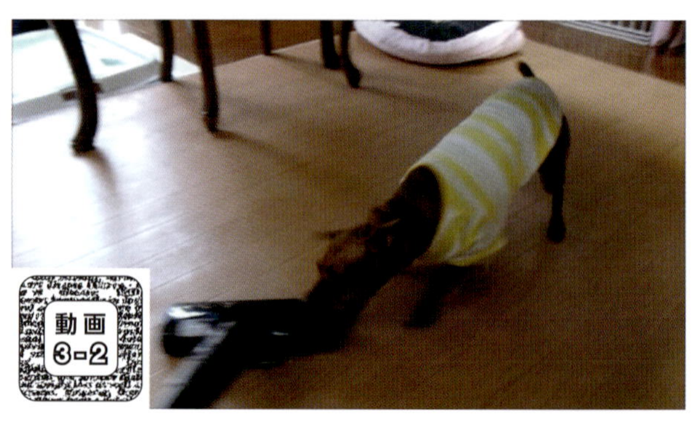

図 3-2　掃除機のヘッドを甘噛みするイヌ　Movie

歩中のイヌの様子に集中した質問をする傾向が強いと思われる．散歩中の様子を問診で伺うことは間違いではないが，散歩に関して以下に示すいくつかの制約があることに留意しなければならない．

最初に散歩の時間である．そもそも心機能に問題のないイヌは，何時間歩けるのかは不明である．このため散歩の時間（長さ）を尋ねることにあまり意味はないのかも知れない．また，散歩の時間が短くなったからといって，その原因が運動不耐性と直ちに決めつけられるであろうか？　呼吸器疾患，貧血，神経疾患，整形外科的な疾患などでも運動耐性が低下したように思える場合があろう．散歩のコースをイヌが気に入らなくなって，散歩に積極的になれない場合もあるかも知れない．外に出かけても走ろうとしないイヌもおり，これはチワワで特に見られる．

「散歩中に疲れやすくなったか否か」という質問にも注意が必要である．そもそも，散歩に疲れたイヌはどのような状態になるのか？　それが，歩行中に急に立ち止まって歩こうとしなくなる状態だったとして，散歩に疲れた可能性も考えられるが，それとは別に，疲れてはいないが急に甘えたくなって，家族に抱っこを要求しているだけの可能性も十分にあるはずだ．著者はこの2つの可能性はどのような検査（問診を含む）をもってしても，鑑別できないと思う．

走ったり遊んだ後の息切れに関する問診も同様である．走ったり遊んで興奮した後に息が切れるのは，正常な動物でも見られる生理現象の一種である．無論，心拍出量が低下して興奮後に息切れが生じることもあるが，生理現象としての息切れと心不全徴候としての息切れを鑑別する術はないのではなかろうか．

このように考えると，散歩中の状況に集中した質問をどんなに丁寧に実施しても，そしてそれに対して家族が正確に説明したとして，得られた情報は運動不耐性の評価にそれほど役立たないといえる．そのため，著者は運動不耐性の有無を評価するために，散歩中に加えて自宅内や院内での様子も重視している．

(ii)　自宅内での様子

家族がイヌの食事の準備を始めた際に，イヌが小走りして喜ぶかどうかは参考になる（図 3-1）．また，家族が帰宅した際に，イヌが喜んで玄関まで迎えに行くかどうかを尋ねることも良いであろう．一部のイヌは，家族が掃除をしている最中に，掃除機のヘッド（ノズル）を咲えて追いかけたり，これに甘噛みすることを好む（図 3-2）．様々なクセや好みをイヌ毎に問診で確認するのは煩雑なので，「お家の中でできていたこと，好んでいたことのうち，最近になってできなくなった，しなくなったことはありませんか？」という尋ね方が現実的であろう．この質問に対して何らかの行動や行為が該当すれば，運動耐性が低下した（つまり運動不耐性が生じた）と

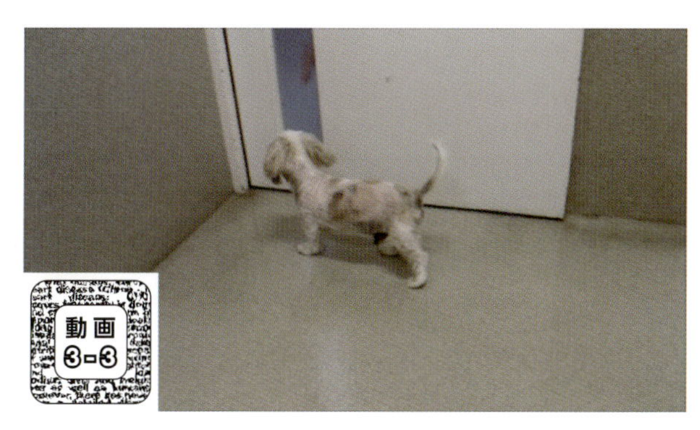

図 3-3　ドアの向こうから家族が呼ぶ声に反応するイヌ　Movie

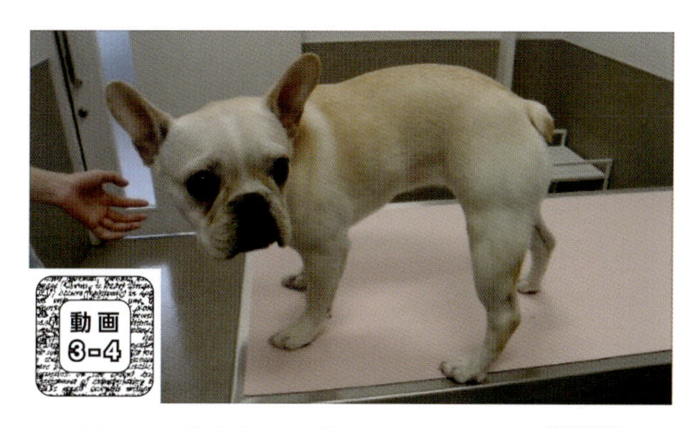

図 3-4　診察台での体動が少ないイヌ　Movie

判断して良かろう．

注意しなければならないのは，運動耐性は急激に低下するのではなく，長期間にわたりゆっくりと低下するということである．

獣医師は「家族は動物と毎日接しているのだから，どのような異常にも直ぐに気づく」と思いがちだが，著者はこのようには考えるべきではないと思う．家族が直ぐに気づくのは急激な変化ではなかろうか．運動不耐性のように徐々に進行する異常は，毎日接しているからこそ家族にとっては気づきにくい変化だと考えられる．このため，最近と今日の状況を比較して尋ねるよりも，例えば「若い頃と比較して…」と尋ねた方が，効率よく運動不耐性が生じているイヌをピックアップできると思われる．

(iii) 院内での様子

図 3-3 は，著者が勤務する病院の診察室内で，ドアの向こうにいる家族に，このイヌの名前を呼んで頂くよう依頼して撮影した．家族の声を耳にして，ドアの向こうに家族がいることをどうにかして確かめようと，このイヌは長時間にわたって右往左往している．運動量としては大したレベルではないが，この状況からこの症例の運動耐性は正常と判断して良かろう．

図 3-4 は，6ヶ月齢のフレンチ・ブルドッグである．齢（よわい）と犬種のわりには診察台上での体動があまりにも少ないことに注目すべきである．このことに基づき，運動耐性は明らかに低下していると判断できる．ちなみに，この症例は短絡方向が逆転した，つまり肺高血圧を続発した動脈管開存症であった．

このように，散歩中の状況に加え，自宅内や院内での様子からも運動不耐性の有無を推し量ることができる．

2) 発咳

発咳に関する問診はいくつかの意味で特に重要である．

症例が間違いなく発咳しているのかどうかを診断プロセスの早い段階で明確にしなければならない．獣医師にとっては，MMVD に伴って見られる発咳は，大きな音をたてながら，喉に何かがつっかえたものを吐き出すような動作を伴うことは常識である．しかし，家族からみれば，これを嘔吐や悪心と勘違いすることもあろう．「喉に何かがつっかえた」と勘違いする方も多い．

MMVD が比較的軽度であれば，発咳は運動時や興奮時に限って短時間だけ見られるはずである．MMVD が悪化すると，発咳はより持続的になり，QOL を障害するようになる．さらに重症になると，睡眠中や安静時にも発咳が見られるようになる．したがって，発咳の状況は興奮時（運動時）と安静時に分けて聴取すべきである[1]．

[1] 古い教科書には「軽度な心不全による発咳は夜間から早朝に見られる」と記述されているが，これは間違いである．

(i) 発咳の重症度

当科では，自宅でイヌが発咳している様子を見て，家族がどう感じるかを問診で確認している．この質問を通じて，イヌのQOLが発咳により障害されているか否かを推し量るわけである．家族を心配させるほど発咳が長く持続するようになった場合，左心拡大の悪化を疑わなければならない．反対に，発咳が認められていたとしても，家族の不安感を煽らない程度であれば，MMVDは悪化していないと判断する根拠になる[2)]．臨床的にMMVDが悪化したと思われなくても，夜間の発咳が家族にとって不眠の原因になっている場合，そして住宅が密集している地域でイヌの発咳が近所とのトラブルの原因になっている場合などでは，特に夜間の発咳を抑制するための対応を考慮するのは獣医師として当然のことであろう．

(ii) 発咳は湿性か？ 乾性か？

発咳は気道内に痰や分泌物が存在する際に生じる湿性発咳，そしてこのような分泌物を伴わない乾性の発咳に大別される[3)]．既に述べたように，MMVDで発咳が生じるメカニズムは，左心拡大による気道圧迫である．すなわち，MMVDで見られる発咳は乾性発咳である．肺水腫では，肺胞内を溢れた浮腫液が気管支内に上ると湿性発咳が生じる．すなわち，肺水腫が否定できる状況で湿性発咳が見られる場合，その原因は呼吸器疾患である可能性が非常に高い．

(iii) 季節や場所による違い

季節や場所が左心拡大の程度に影響することはない．これに対して，ヒトの花粉症のように，ある時期（季節）に限って発咳が重症化するイヌを時として経験することがある．このような症例では，発咳の原因としてMMVDを否定できるであろう．また，室外では全く発咳しないが，自宅内に戻ると発咳が顕著になるイヌに遭遇することは少なくない[4)]．無論，このようなイヌでも発咳の原因としてMMVDを否定して良かろう．

3) 失神

多くの場合，家族は「発作を起こした」と訴える．この際，まず大切なことはその発作を失神と決めつけず，発作時の状況をできるだけ正確に聞き取ることである．家族は発作の状況を冷静に観察できないことが多いが，それでも問診時に硬直性痙攣または失神のいずれに近いのかを明確にするための努力を怠ってはならない．最近では発作の様子をスマートフォンなどで撮影する家族が増え，非常に参考になる．

慢性心臓病が原因で失神が生じる場合，興奮や運動が引き金になる場合もあるが，前駆徴候が認められない場合もある．慢性心臓病による失神はあたかも全身が脱力した様相を呈することが多い（弛緩性発作）．失神から回復すると，動物は直ちに通常の状態に戻る．MMVDのイヌで失神が見られた場合，肺高血圧の合併を必ず疑わなければならない．ある研究では，MMVDのイヌの失神は心臓関連死と密接に関係していた[19]．

---

2) 同じ状態であっても，不安感が駆り立てられるレベルには個人差がある．イヌのQOLが本当に発咳により障害されているか否かの判断には，家族が不安に感じる根拠を具体的に明らかにすることで，獣医師は自宅内での様子を正しく判断しなければならない．

3) この2者を問診で鑑別する場合，家族には「その咳は乾いた感じですか？ゼロゼロした感じですか？」と尋ねると良い．特に小児は気道に炎症を起こし，湿性発咳がみられることが非常に多い．小児科を受診すると医師は「ゼロゼロした咳が出ていますか？」と尋ねることは一般的である．この「ゼロゼロ」という表現（擬音）は広く普及しているといえる．このため，動物の診察時にも使って構わない．

4) 家族にさらに詳細に尋ねると，自宅内で特に発咳が顕著になる場所を特定できることも珍しくない．著者は「布団やクローゼットの中に入ると咳がひどくなる気がする」と返答する家族を経験することがある．

4）跛行

ネコとは異なり，イヌの心臓病では血栓塞栓症が発生することはほとんどない．このため，MMVD では跛行や後肢の不全麻痺が見られることはまずない．僧帽弁逆流が存在し，かつ問診または身体検査にて跛行が確認された症例では，むしろ細菌性心内膜炎を強く疑うべきである．この疾患では移動性跛行といって，臨床経過に伴って患肢が変化（移動）するという特徴がある．

5）治療開始または強化前後の違い

発咳の原因を MMVD と判断し，これに対する治療を開始したとする．あるいは，既に MMVD の治療を実施しているイヌの発咳が悪化したため，心臓病治療薬を追加したり，増量したとする．

発咳の原因が MMVD であれば治療開始後，あるいは心臓病治療の強化後に，完全に制圧できないまでも，発咳はある程度は軽減するはずである．

MMVD の治療には，レニン・アンジオテンシン系抑制薬，直接作用型動脈拡張薬，ピモベンダン，利尿剤などが用いられる．この中で拡大した心腔を縮小させる効果が最も強いのはピモベンダンだと思われる．実際にこの薬剤の心腔縮小効果を報告した論文も存在する[20, 21, 178]．このため，ピモベンダンの開始または増量後に，発咳が全く反応しない場合には，発咳の原因として呼吸器疾患を疑うべきである．

（2）動物の全体的な体調

1）年齢

Borgarelli ら（2008）の調査によると，MMVD のうち年齢が 9 歳以上の症例は 9 歳未満の個体よりも死亡リスクが高かった[19]．著者の経験では，治療が必要な MMVD のイヌの年齢は 8 歳以上である．同時に，6 歳以下のイヌでは，たとえ MMVD に罹患していたとしても非常に軽度で，治療を要することは極めてまれである．

2）食欲と食べ物

Part 2 で述べたように，MMVD のイヌの生命予後は体重減少に伴って悪化する．頻脈，呼吸困難，発咳などではいずれも膨大なカロリーを消費するため，慢性心臓病は消耗性疾患の一つと見なすことができる．

食欲は動物の全体的な体調を反映する重要な指標である．一般に，重篤な肺水腫が存在しなければ，MMVD のイヌの食欲は低下しない．すなわち，肺水腫を伴わない MMVD の動物で食欲不振が見られた場合，心臓以外の原因を最初に考慮すべきである．但し，動物が利尿剤（低カリウム血症や高窒素血症の原因となる），ジゴキシン（ジゴキシン中毒では同時に下痢や嘔吐が見られることが非常に多い），血管拡張薬（特にアムロジピンやヒドララジンは低血圧を引き起こすリスクが高い）などを投与している場合には，食欲不振の原因としてこれらの薬剤の有害反応も疑うべきである（後述）．

心臓関連で食欲が減退する原因として，細菌性心内膜炎を考慮すべきである．これはまれな疾患だが，この疾患の治療方針は MMVD のそれとは異なるため，様々な問診項目を通じて常に疑うべきである．

MMVD に罹患した以上，体重は（減らすのでなく）増加させた方が良い．しかし，無制限に体重を増やして良いわけではない．当科では，胸壁を触診して，肋骨が触れる範囲内での増量を推奨している．肋骨が触知できないほどの極度の肥満は，他の疾患の発生リスクを高める恐れがあるからである．

3）排尿

多尿の有無は慢性腎臓病の可能性を判断する上で重要である．MMVD に罹患するのはもっぱら中年期以降のイヌなので，腎機能の低下が随伴することが多い．問診により多尿を示唆する所見が得られたら，念のため慢性腎臓病の随伴を疑うべきであろう．

腎機能は濾過能および尿濃縮能に大別される．一般に，小動物の慢性腎臓病の中でも，

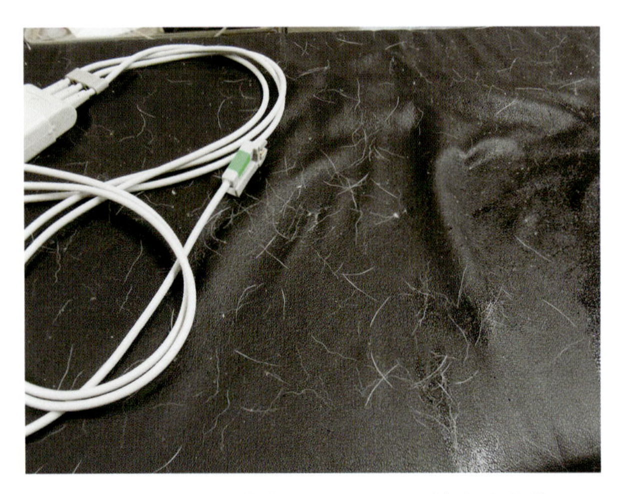

図 3-5　あるイヌに著者が心エコー図検査を実施した後の検査台の様子
大量の脱毛が短時間で生じたことが明らかである．詳細本文参照.

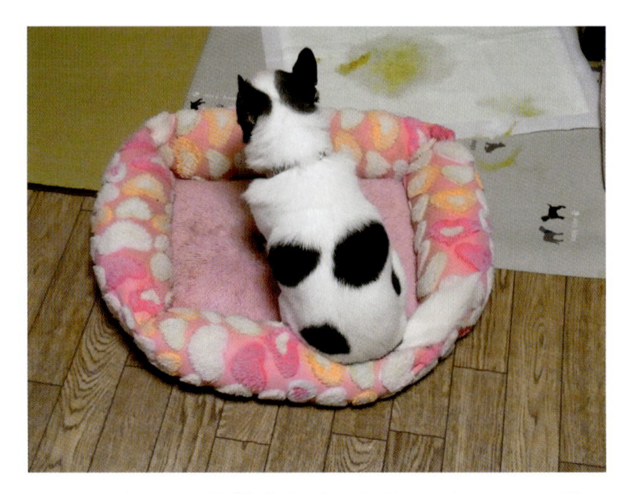

図 3-6　心エコー図検査を受けた翌日のあるイヌの様子
食欲は全くなく，水様性下痢が認められた．このイヌは病院で検査を受けた翌日は，家族と目を合わさないことが多いという.

ネコに多く見られる間質性腎炎では尿濃縮能の低下が先行する．これに対して，イヌに多発する糸球体疾患（蛋白漏出性腎症）では高度な蛋白尿が先行し，尿濃縮能の低下はその後に出現する.

利尿剤を投与されている動物においても，排尿に関する情報は重要である．フロセミドの利尿効果は経口投与して1時間以内に発現し，1～2時間以内に最大に達する[119]．このため，理論的にはフロセミドを服用して2時間以内に少なくとも1回は排尿が見られるはずである．フロセミド投与後の利尿反応が芳しくなければ，様々な原因を想定しなければならないが，この点に関してはPart 4で詳しく述べる.

4）前回の診療後の様子

著者の経験では，診察中は特に緊張した様子は見受けられなかったとしても，帰宅後に食欲が低下したり，元気がなくなる動物は少なくない．すなわち診療後，自宅に戻った動物の様子を確認することで，診察中の動物との接し方，保定などの取り扱いに関する反省材料を見つけることができる.

例えば，心エコー図検査を受けると帰宅後にほぼ確実に下痢になるイヌがいるとする．このようなイヌには，心エコー図検査をできるだけ短時間で終えるよう配慮すべきであろう．日頃から基本断層像を描出するための練習を積むことは当然である．また，Bモード法は実施するとしても，ドプラ法の必要性を十分に吟味し，その重要性が低いのであれば，ドプラ法は実施しなくても良い場合も多々ある.

あるイヌに著者が心エコー図検査を実施した後の検査台の様子を図 3-5 に示した．状況によって変動するが，著者の心エコー図検査の施行時間は概ね8～10分間である．著者からみれば，この症例はリラックスして検査を受けているように見えた．それにも関わらず，この時間でこれだけの脱毛が生じた原因はストレスと考えるべきであろう．この類推を裏付けるように，このイヌは帰宅した翌日に食欲不振と水溶性下痢に見舞われた（図 3-6）.

（3）家族のこと

1）投薬コンプライアンス

どのような疾患の治療であっても，治療に必要な薬剤を処方するわけである．すなわち，投薬コンプライアンスが不良だと，その疾患の管理がうまくいかず，強いては予後を悪化させる原因になりかねない．実際に，重症度が同じ肥大型心筋症のネコを投薬コンプライアンスの状態によって2群に分け，その後の生存率を比較した研究は，コンプライアンスが不良だったネコの生命予後が有意に短かったと報告している[118]．著者の知る限り，イヌでは同様の調査は行われていないが，ネコと同じと考えるべきであろう．

投薬コンプライアンスに問題がある場合，その原因を家族から聞き出し，可能な限りその原因を排除する．また，家族が投薬を忘れてしまった場合，その後の動物の状況を聞き取ることは，処方している薬剤の必要性を判断する上で参考になる．

一般に，人間は都合の悪いことを正直にいおうとしない傾向があるので，家族がいいにくいことを含む様々な問題点を，気軽に獣医師に話せるような雰囲気を日頃から構築することが重要である．

2）診療に関して不安な点・困っていることなど

「先生はいつも忙しいので，こんなことを聞く時間はないだろう」と気遣って，診療に関して不安な点や困っていることを訴えられない家族がいる．このような家族の存在を想定し，「不安な点や我慢していることがあったら，受付のスタッフや動物看護師に伝えても良いですよ」と著者はさらりと話すようにしている．獣医師よりも受付のスタッフや動物看護師にいいやすいことは少なくなく，診療コスト，診察（再診）の間隔などの問題点を把握するのに役立つ．

肺水腫を治療または予防するために，利尿剤を常用しなければならない症例の家族に対しては，室内での頻繁な排尿のために睡眠不足になっている方の有無を確認すべきである[5]．

3）動物の様子を最も知っている方・動物を最も大切にしている方

散歩中のイヌの様子を最もよく把握しているのは，そのイヌと散歩に出かける方である．同じように，食欲について的確に把握しているのは食事を与えている方であり，発咳の状況を最もよく知っているのは，そのイヌと一緒にいる時間が最も長い方である．しかし，家族の中で最もそのイヌに詳しい方が常に来院するとは限らない．このため，来院した家族の方がどの程度，その症例と接しているのか，日頃の状況をどのくらい把握しているのかを問診を通じて観察すべきである．

加えて，そのイヌを最も大切にしている方は誰かをも把握することを著者は心がけている．著者の経験では，動物の治療方針（これには次に述べる安楽死を含む）の決定権を握っているのは，家族の中でそのイヌを最も大切にしている方である．必要があれば，その方に来院頂く方が治療方針をスムーズに決定することができる．

4）安楽死の考え方

肺水腫に対して利尿剤を投与したにも関わらず乏尿または無尿が改善しない症例は，急性腎不全を合併したと判断すべきである．このような場合，急性腎不全の対応も必要になる．急性腎不全の最も有効な治療法は血液透析または腹膜透析だが，これらの処置を日常的に実施している施設は非常に少ない．腎前性腎不全であれば十分な輸液が有効だろうが，肺水腫の症例ではむしろ禁忌である．ヒト医学と同様，動物の急性腎不全でもドパミンの有効性は否定されている．マンニトールは浸透圧利尿を引き起こすが，糸球体濾過量を上昇させる効果はない．このように考えると，急性腎不全に対する実施可能で有効な治

[5] 眠りの深い方には判らないかも知れないが（著者はその一人），眠りが浅い方の中には，夜中の排尿に伴うちょっとした物音で起きてしまう方がいる．また，ペットシーツを頻繁に交換しなければならなくなったことが原因で，精神的に疲れてしまったり，イヌとの生活を楽しめない方もいる．このような状況に対処するためには，利尿剤の変更や減量などが必要だが，この点に関しては肺水腫の治療の項で述べる．

療法は現実的にはないといわざるを得ない[101]．実際に著者の経験でも，ここに述べた薬剤を使用しても，急性腎不全を合併した症例の救命率は極めて低い．

口腔や鼻腔から泡沫物が溢れ出ている症例を著者は最も重篤な肺水腫と判断している．先の急性腎不全を合併した症例と同様，このような肺水腫の症例の救命率も非常に低い．二次診療施設の中には，この種の症例に対して全身麻酔下で呼気終末陽圧を施行することがあるようだ[6)]．この処置により肺水腫から離脱できたとしても，重篤なMMVDが根底にある限り，時間を経ずして再び最も重度な肺水腫に陥る症例が著者の経験では非常に多い．

このような理由から，肺水腫に急性腎不全を合併した症例，そして最も重度な肺水腫の症例を著者は安楽死の適応と考えている．例えば急性腎不全を合併している症例では，肺水腫による呼吸困難に加え尿毒症徴候，特に尿毒症性痙攣でイヌが苦しむ姿を家族に見せることになる．このような状態に陥る前に安楽死を実施することで，家族の辛い想い出を少なくするという効果も期待できる．しかし，安楽死の適応と判断した時点で，家族にそのことを告げても冷静に判断できないことが大部分である．

このような状況に鑑み，著者は比較的診察に時間的余裕があり（つまり家族と話す十分な時間がある時），家族にも時間的余裕があると思われる時に，世間話のように安楽死の話を切り出すようにしている．心臓病がかなり進行してからこの話を持ち出すと，「今すぐに安楽死をしましょう」と提案していると誤解される可能性があるので，話を切り出すのは心臓病の状態が重度でない時の方が絶対に良い．

話の切り出し方にはいくつかの方法があるだろうが，著者は自身の肉親との死別から学んだことから話を始めることが多い[7)]．加えて，自分はどのようにこの世を去りたいか，具体的には「治らない病気になったら，私は無理な延命治療は望みません．まして管だらけになったまま息を引き取りたくありません．私の家のワンコについても同じように考えています」と家族に告げる．家族は「私も同感です．この子もできるだけ苦しませずに逝かせてあげたい」と返答することが多い．次に，著者は「今は安楽死の話をするのは早過ぎますが，ではこうしましょう」と前置きし，「担当医として，もう安楽死を提案して良い段階に来たなと私が思ったら，ストレートに安楽死を提案させて下さい．同じように家族の方が，そろそろ安楽死をお願いしたいなと思ったら，そう私に伝えて下さい」と話すことが多い[8)]．

---

6) 英語ではPositive End-Expiratory Pressureと表記し，PEEPと略称される．その名のとおり，人工呼吸器の呼気終期に回路内の圧力を0mmHgにせずに，呼気終期にも一定の陽圧をかけたままにする．こうすることで，呼気終期でも肺胞は完全には潰れなくなる．呼気終期に肺胞が潰れると，これを膨張させるために呼吸仕事量が増す．これに対して，呼気終期に肺胞がある程度膨張していると，肺胞のさらなる膨張が容易になり，その結果として呼吸仕事量が軽減する．肺水腫を含む様々な原因による肺傷害から肺を保護する重要な処置法であるが，同時に心拍出量および腎機能の低下，脳圧の上昇，肺損傷などの有害な側面もある処置法でもある．

7) 私の義母は最終的に急性腎不全による尿毒症により逝去された．義母がベッドの上で尿毒症性痙攣で苦しんでいる（と著者には思えた）姿を見た著者は，「私は尿毒症性痙攣で苦しむ愛犬・愛猫の姿を家族にもう見せるまい」と思った．診察室で私はこのことをストレートに家族に話している．

8) これまでの著者の経験では，著者が安楽死の適応と判断するよりも早い段階で家族から安楽死の希望があったことは皆無である．動物医療の知識に乏しい家族にとっては，どのタイミングで安楽死を考慮すべきか判断できないからであろう．しかし，本文にあるような会話をすることは決して無益でなく，「家族として，自分の希望を気軽にいっても良いのだ」というメッセージを伝える効果もあり，獣医師と家族の信頼関係の構築に有効な会話だと著者は信じている．

（4）投与中の薬物に応じた問診事項

既にMMVDの治療を開始している症例では，治療開始時期，治療内容（薬剤名，投与量，投与回数など），そして投薬を開始して動物の状態がどのように変化したかを知ることは治療方針を立てる上で大いに参考になる．以下に各々の心臓病治療薬に応じた問診事項を述べるが，これらの薬剤に関する知識がない読者には，先にPart 4を読んで理解を深めて頂きたい．

1）ジゴキシン

ジゴキシンを投与されている症例では，ジゴキシン中毒に関連した情報を聴取すべきである．経験的には，ジゴキシン中毒では下痢，嘔吐，食欲不振が初期に見られ，さらに悪化すると不整脈が出現することが多い．ジゴキシン中毒では，頻脈・徐脈を問わずあらゆる不整脈が出現するので，特定の不整脈だけがこの中毒に関連して出現するわけでない点に注意すべきである．低カリウム血症や腎機能障害が見られる症例では特に中毒リスクが高いが，最近では，ジゴキシン剤は頻脈性不整脈の治療薬として低用量で使用されることが多く，さらに強心薬としてジゴキシンよりもピモベンダンが多用されるためか，ジゴキシン中毒の症例に遭遇しなくなった．

2）ピモベンダン

ピモベンダンは我が国では2008年に動物用医薬品として認可・承認され，販売が始まった．これ以降，臨床試験の結果を含む様々な知見が知られるようになった．

現在，我が国では4種類の動物用ピモベンダン製剤が発売されている（このうち1剤はベナゼプリルとの合剤）．これら4種類の動物用ピモベンダン製剤の薬物動態に大きな差はないようだが，フレーバー添加の有無と種類，錠剤のサイズ，価格などに違いがある．したがって，これらの違いを参考に，長期間にわたって無理なく家族が投薬できるピモベンダン製剤を見つけ，それを採用すれば良いであろう．

経験的には，ピモベンダンをイヌに投与すると一過性の多飲多尿が発現することがまれにある．ピモベンダンが腎機能に及ぼす影響はほとんど検討されていないため，多飲多尿の出現機序は不明である．理論的には，1）一過性に渇中枢が刺激される，2）一時的に尿濃縮能が低下する，あるいは3）一時的に糸球体濾過量が増加するのいずれかの機序により多飲多尿は発現する．ピモベンダンはこの3つのどれかに関与していると考えられるが，詳細は不明である．いずれにしても，この多飲多尿は一過性で，多くの症例で投与1週間以内に出現する．そして，ピモベンダンの投与を継続していると，多くの場合で2～3週間以内に多飲多尿は消失する．このため，ピモベンダンの投与を開始する際に，家族に一過性の多飲多尿が見られる場合があるが，この現象を心配する必要はないこと，多尿に伴って脱水に陥る可能性があるので，十分に水を与えるようアドバイスすれば十分であろう．

経験的には，MMVDのイヌにピモベンダンを投与すると，1週間以内に発咳が緩和することが多い．しかし，ピモベンダンが発咳に奏効しない症例も時として経験され，その場合には慢性呼吸器疾患による発咳を必ず疑うべきである．

3）アンジオテンシン変換酵素阻害剤およびアンジオテンシン受容体拮抗薬

アンジオテンシン変換酵素阻害剤（ACEI）の代表的な有害反応として空咳，低血圧および高窒素血症が挙げられる．このうち，空咳はヒトで頻繁に見られるが，動物では全くといって良いほど見られない．蛇足ながら，ヒトの患者を対象に行われたある臨床試験では，ACEIを服用すると空咳が発生する場合があることを事前に患者に説明し，ACEI投与後に空咳について患者に尋ねたところ，およそ50%の患者が空咳を訴えたのに対し，空咳のことを全く伝えずにACEIを開始し，その後に空咳について質問すると空咳を訴えた患者はいなかったことが報告されている[50]．このため，ACEIによる空咳はさほど重要視する必要のない有害反応なのかも知れない．

これに対して，低血圧は非常にまれだが動物でも見られる有害反応で，経験的には初めてACEIの服用を開始した直後に見られることが多い．ACEI療法中の症例で低血圧に関連した徴候が問診で明らかになったら，ACEIの投与時間と徴候の発現時刻を関連づけることでACEIと徴候の因果関係を類推する手掛かりとなる．著者には経験がないが，理論的にはアンジオテンシン受容体拮抗薬でも同様の有害反応が発生し得ると考えられる．

イヌに各種ACEIを単回投与し，その後の血清中ACE活性を観察した研究では，種類に関係なくACEIは投与約30～60分後に最も血清中ACE活性を抑制した[59]．このことに基づくと，ACEIによる低血圧はこの時間帯に発生するリスクが最も高いと理論的には考えられる．当科では，ACEIの有害反応に対して不安感が強い家族には，投与30～60分後のイヌの状態をよく観察すること，そしてこの時間帯を過ぎれば有害反応が発生するリスクは極めて低くなることを伝えている．

4）β遮断薬

β遮断薬を投与すると心収縮性が低下し，MMVDが悪化する可能性がある．この場合，急激に肺水腫が発現したり，極端な徐脈に陥って失神する等の劇的な徴候が見られることはほとんどない（但し，心収縮力が著明に低下している症例にβ遮断薬を投与した場合はこの限りではない）．むしろ，経験的には発咳の悪化または運動耐性の低下を認めることが多い．このため，β遮断薬を投与している症例では，問診によりMMVDの悪化徴候に加え，運動耐性に関しても聴取すべきである．

5）利尿剤

利尿剤を投与している症例では，特に重要な問診事項は食欲，投与と排尿の時刻，そして家族の睡眠の状況である．

うっ血性心不全に対して一般的に選択されるフロセミドはカリウム保持性利尿剤でないため，食欲が不安定になると低カリウム血症に陥りやすい．経験的には，食欲が正常または旺盛であれば，利尿剤療法中であっても低カリウム血症のリスクは非常に低い．

フロセミドは経口投与してから1時間以内に利尿効果が出現し，この効果は投与1～2時間後に最大に達する[119]．すなわち，フロセミドを服用している症例は，投与2時間以内に少なくとも1回は排尿しているはずである．フロセミドの利尿効果は長期投与または心機能の悪化に伴って減弱する．このように問診からもフロセミドに対する反応を評価することができる．

フロセミドは光により分解する．このため，自宅でのフロセミドの管理法が不適切だと，利尿効果が減弱する恐れがある．例えば4週間分といったように一度に長期間の薬剤を処方し，最初の1週間目と最後の4週間目を比較して，4週間目に呼吸数が増加することが問診で明らかになった場合，自宅での光によるフロセミドの分解も考慮すべきである．

トラセミドやアゾセミドといった長時間作用型利尿剤にも注意が必要である．利尿効果が長時間持続すれば，長期間にわたって心臓の容量負荷を軽減し，肺水腫のリスクをより効果的に軽減または予防できる可能性は確かにある．しかし，室内飼育のイヌに長時間作用型利尿剤を投与して，頻繁な排尿と飲水のために動物だけでなく家族までもが不眠状態に陥っている例にたびたび遭遇する．このため，利尿剤を投与している動物では，家族全員の睡眠状態や健康状態を問診で確認することは極めて重要であろう．

2 身体検査

心臓病が疑われる症例で最初に評価すべき点は呼吸状態であろう．呼吸が障害されていたら，無論，心原性肺水腫を疑診しなければならない．すなわち以下の評価は，呼吸状態が安定している患者に対して実施すべきである．

(1) 発熱

一般に，イヌの慢性心臓病では発熱は見られず，このことはMMVDも例外ではない．唯一の例外は細菌性心内膜炎である．既に述べてきたように，僧帽弁逆流が見られる症例で，食欲不振，移動性跛行，発熱などが見られたら，細菌性心内膜炎を疑うべきである．

(2) 栄養状態および体重

栄養状態はボディ・コンディション・スコア（BCS）で半定量的に評価される．既に述べたように，MMVDに罹患したイヌのうち，体重が不変または低下した症例よりも増加した症例の方が生命予後は良好である[142]．身体検査時に，体重またはBCSの減少が確認されたら，食物の摂取状況，MMVDの悪化に伴う消耗（つまり心臓性悪液質），そして心臓病以外の疾患の合併を疑う必要がある．

心臓性悪液質の評価も重要である．これは重症心不全に伴う非可逆的な慢性的栄養障害である．この病態では，食欲は正常なのにも関わらず，体重は減少傾向を示す．さらに，側頭筋が萎縮してこの部分が陥没する．これらは予後不良の徴候である．

(3) 水和状態

ACEIおよび利尿剤を安全に投与する上で，水和状態の評価は重要である．皮下組織の水分量の大まかな指標である皮膚つまみ試験は，特に肥満動物の脱水を過小評価する恐れがある．このため，目の輝きや口腔内の湿潤程度も評価した方が的確だと思われる．このうち，当科では口腔内の湿潤程度を特に重要視している．

(4) 毛細血管再充満時間

CRT（Capirary Refilingt Time）と略称されるこの身体検査項目も，心血管系の評価に重要である．歯肉を指で軽く圧迫し，歯肉を白色にさせた後，圧迫を解除し色調がもとに戻るまでの時間がCRTである．正常では1秒未満である．これを超えている場合，重篤な循環障害が示される．

(5) 動脈拍動

両側の大腿動脈[9)]を両手の人差し指，中指および薬指の腹で優しく触診する．観察項目は脈の強度，その左右差および一貫性である．

脈の強度は強い，正常，弱い（細い）および触知不能の4段階で評価する．一般に，MMVDではショックなどの重篤な問題が合併しない限り，脈の強度は正常である．これが弱い場合，心不全，脱水，低血圧などを疑うべきである．

脈の強度は正常では一貫しており，左右差は認められない．脈の強度が心拍毎に変動する場合，リズムが一定でない場合，あるいは心拍数と脈拍数が一致しない場合（多くは心拍数 > 脈拍数），心電図検査を実施して不整脈を確認する．ちなみに，脈の強度は脈圧と誤って呼ばれることがある．脈圧とは収縮期血圧と拡張期血圧の差であり，これは大腿動脈の触診では評価できない．

(6) 頚静脈の拡張・拍動

右心不全が随伴した症例では，頚静脈の拡張および / または拍動が見られる．長毛のイヌなどで評価しにくい場合，当科ではアルコールスプレーを噴霧して頚静脈を観察しやすくしている．腹部の皮下を走行する静脈も怒張して明瞭になる場合がある．

---

9) 大腿動脈は臨床現場では股動脈と呼ばれることがあるが，正しくは大腿動脈である．

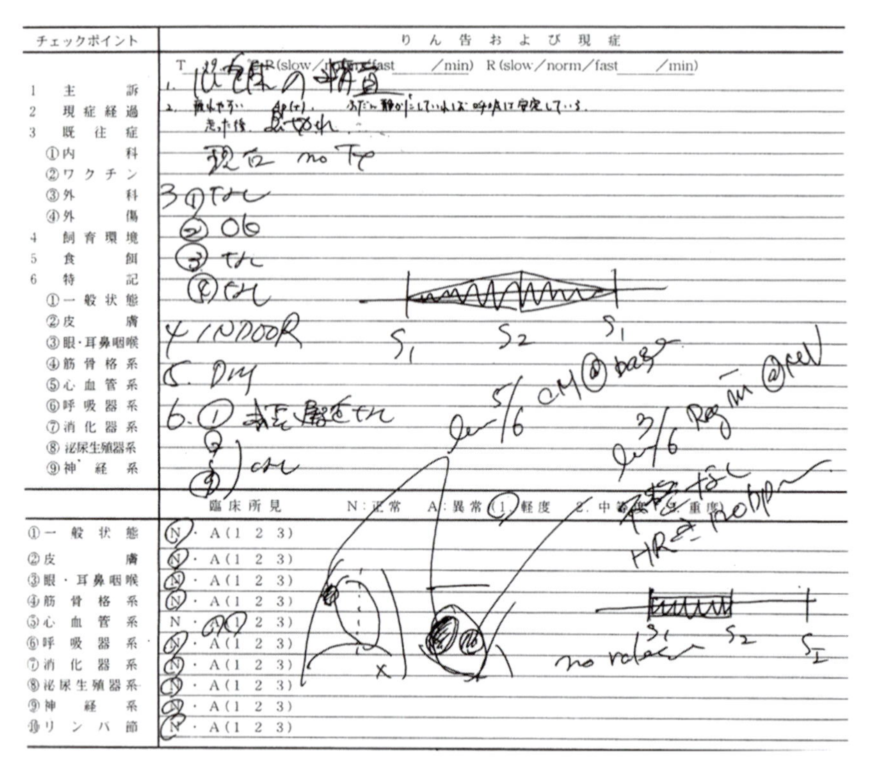
チェックポイント	りん告および現症
	T　R(slow/norm/fast　/min)　R(slow/norm/fast　/min)
1 主訴	
2 現症経過	
3 既往症	
①内科	
②ワクチン	
③外科	
④外傷	
4 飼育環境	
5 食餌	
6 特記	
①一般状態	
②皮膚	
③眼・耳鼻咽喉	
④筋骨格系	
⑤心血管系	
⑥呼吸器系	
⑦消化器系	
⑧泌尿生殖器系	
⑨神経系	
	臨床所見　N：正常　A：異常（1 軽度　2 中等度　3 重度）
①一般状態	N・A（1 2 3）
②皮膚	N・A（1 2 3）
③眼・耳鼻咽喉	N・A（1 2 3）
④筋骨格系	N・A（1 2 3）
⑤心血管系	N・A（1 2 3）
⑥呼吸器系	N・A（1 2 3）
⑦消化器系	N・A（1 2 3）
⑧泌尿生殖器系	N・A（1 2 3）
⑨神経系	N・A（1 2 3）
⑩リンパ節	N・A（1 2 3）

図 3-7　著者が聴診所見を記入したある症例のカルテ

（7）皮下浮腫

これも右心不全徴候の一つである．イヌの場合，浮腫は心臓の位置よりも腹側の領域で見られるが，経験的には後肢足根関節遠位部で見られることが多い．理由は不明だが，循環不全による後肢の浮腫は左右不対象に出現することもある．雄では，陰嚢に冷性浮腫が見られることもある．

（8）心臓の聴診

心臓の聴診時に評価すべきポイントは，心拍数，そして不整脈および心雑音の有無である．心雑音が確認された場合には，さらにその最強点，音量，音質および放散方向を評価する．これらの項目は，診察のたびに全てカルテに記入するのは当然のことである（図 3-7）．以下に心臓の聴診について解説するが，より詳細な情報は別の拙著を参照頂きたい[148]．

1）心拍数

心臓が正常なイヌでは，安静時心拍数は正常範囲内にあり，また洞不整脈を示すこともある．これは安静時には迷走神経が優勢だからである．これに対して，慢性心不全に陥るとその重症度に応じて交感神経系が優勢となり，安静時心拍数は上昇傾向を示す．

この頻脈傾向は心拍出量の改善に貢献するが，長期間に及ぶ頻脈は心筋酸素消費量を増大させる．さらに，極度な頻脈では一回拍出量が激減するため，心拍出量はかえって低下する[10]．また，交感神経系の活性化により洞不整脈が消失し，洞頻脈が持続するようになる．このように，特に安静時の心拍数および調律を評価することは，MMVD の重症度を判定する上で参考になる．

院内心拍数は緊張や興奮などの影響を受けるため，自宅での安静時呼吸数よりも明らかに高値を示す傾向が強い．このため，院内心拍数をカウントしても病勢の把握に利用できないとも考えられるが，これは誤りである．Lopez-Alvarez J ら（2014）は，院内心拍数は MMVD のイヌの長期予後や転帰と密接に関連することを報じている[90]．Borgarelli

[10] この状態は「心臓の空打ち」と俗称される．

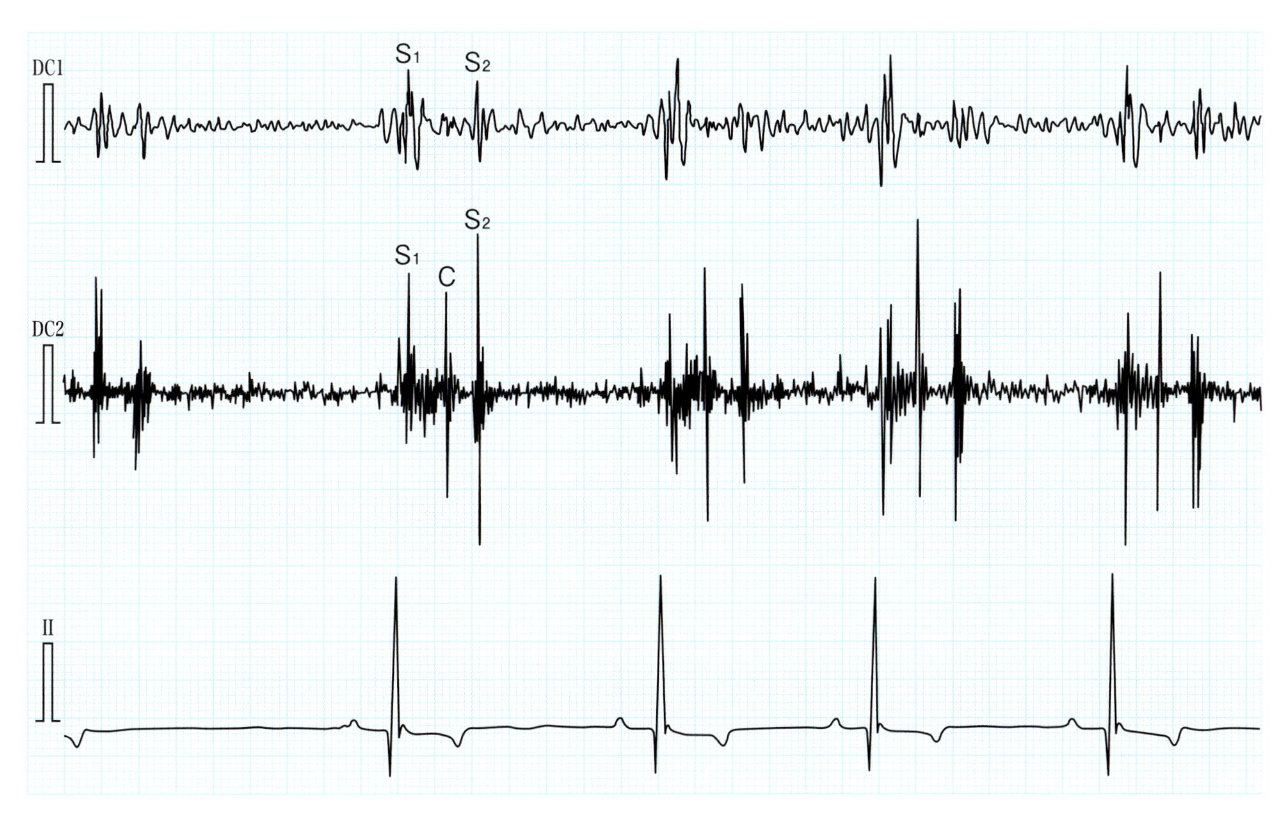

図 3-8　収縮期クリックを示す心音図

上段：心音図波形（低音フィルター），中段：心音図波形（中音フィルター），下段：II 誘導心電図波形．R 波と一致して第１音（S_1）が，そしてＴ波の終了時に一致して第２音（S_2）が出現しており，この間が収縮期である．収縮期クリック（C）は中音フィルターで収縮期の持続時間の短い音として記録されているが，これは低音フィルターでは記録されていない．このことから，収縮期クリックは低音ではなく比較的高音であることが判る．

ら（2008）も，院内心拍数が 140bpm を上回る症例はそうでない症例と比較して死亡リスクが高いと述べている[19].

2）不整脈の有無

心臓の聴診または動脈拍動の触診により不整脈が疑われた場合，心電図検査が不可欠である．不整脈の出現頻度が低い場合には，できるだけ長時間にわたって心電図を記録する必要がある．MMVD の症例で最も一般的に発生する不整脈は洞頻脈だが，上室期外収縮，心室期外収縮および心房細動も発生することがある．これら病的不整脈は進行した MMVD で認められることが多い．これに対して，無徴候または軽度の MMVD では洞不整脈が一般的である．

3）心雑音と収縮期クリックの有無

MMVD の非常に初期の臨床所見に関しては不明な点が多いが，心雑音は出現および消失を繰り返しながら徐々に持続的になり，同時にその音量が増大すると予想される．また，明瞭な収縮期逆流性雑音が発生する前段階で，収縮期クリックが出現する症例もある（図 3-8，音声 3-1[11]）．収縮期クリックを呈する症例が将来，MMVD に発展するか否かは不明である．このため，当科では収縮期クリックが確認されたものの，臨床徴候や心拡大が認められない症例に対しては治療を実施せずに，年に１回程度の検診を推奨している．

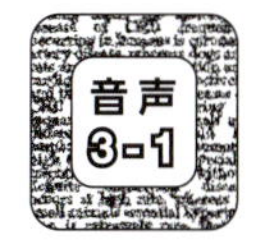

発生頻度が低いクリックよりも強調すべきことは，心雑音の有無の評価である．

当科には，かかりつけ医で心雑音を指摘され，その精査を主訴に受診する症例が非常に多い．しかし，実際には心雑音が発生してい

11) 音声ファイルを聞く際には，ヘッドフォンの使用を強く推奨する．

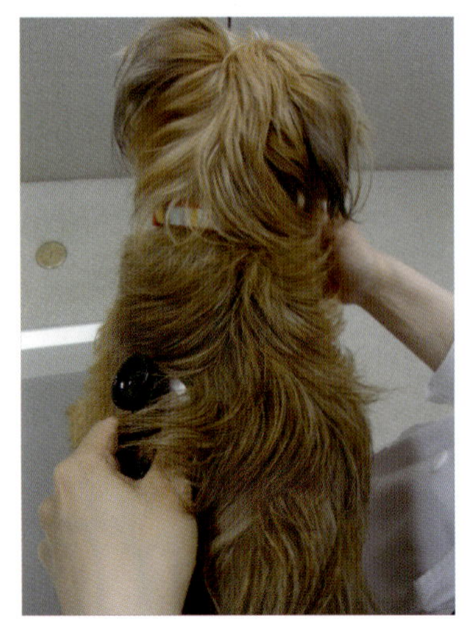
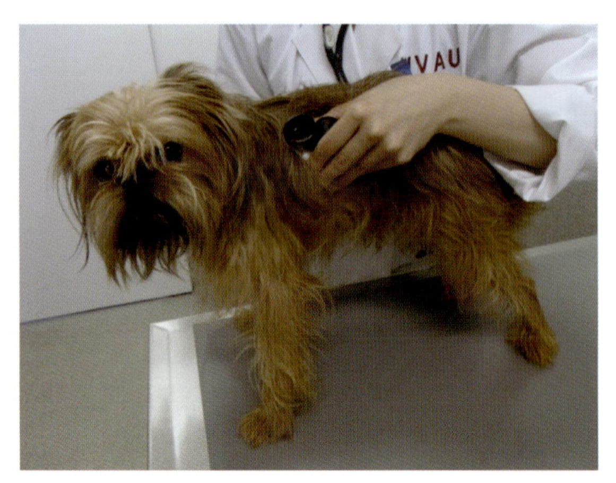

図 3-9　胸椎左側での聴診部位
僧帽弁逆流が重度になると背側に収縮期雑音が放散するようになる．この放散した心雑音を聴取する部位を示した．

ない症例が大部分である．このことは，心雑音の有無を的確に判断できない獣医師が決して少なくないことを示唆している．小さな心雑音を聴き逃すことも避けたいが，発生していないのに「心雑音あり」と判断することも回避すべきである．加えて，心雑音がないのにMMVDと判断され，長期間にわたって薬物療法を実施されている症例も当科では少なくない．

心雑音が発生していない症例を「心雑音あり」と誤って判断してしまう原因として，まず考えられることは呼吸音の重複である．呼吸音，特に吸気時に正常な肺から発生する肺胞呼吸音は，ソフトな収縮期雑音と酷似している．呼吸数と心拍数がほぼ同じ状態で心雑音の有無を評価すると，肺胞呼吸音を収縮期雑音と判断する可能性がある．動物の呼吸状態を制御する，肺胞呼吸音が消失した時に聴診するなどの対応が必要である．

4）心雑音の最強点と放散方向

MMVDによる心雑音は，収縮期に左心室から左心房に血液が逆流することで発生する．このため，この心雑音の最強点は左側胸壁の僧帽弁口部（または心尖部）である．聴診に不慣れだと，僧帽弁口部の正確な位置が判らない場合があるかも知れない．この問題は，聴診する前に左側胸壁を触診して心拍動（正しくは心尖拍動）が最も強く触知される部位を確認しておき，その部位に聴診器をあてることで解決できるはずである[12]．

繰り返しになるが，MMVDでは血液は左心室から左心房に向かって逆流する．心雑音は血流方向に沿って放散するので，MMVDによる心雑音の放散方向は心尖部側から心基部方向，すなわち胸骨側から左側背側方向である．進行したMMVDの症例を実際に聴診してみれば判ることだが，胸椎左側に聴診器をあてると，収縮期雑音が小さく聴取できるはずである（図 3-9）．

同様に，胸椎右側にも収縮期雑音が放散している場合がある．これは重度な三尖弁逆流を示唆する所見と考えられる．著者の経験では，この部位に収縮期雑音が放散している症例は肺高血圧に罹患していることが多い．

5）心雑音の音量

心雑音の音量は表 3-1 に示したLevineの6段階分類に基づいて分類される．この表の記述を見ても，各段階の違いがよく判らないかも知れない．当科では，次に述べるように

[12] なぜならば，心尖拍動が最も強く触知される部位こそが心尖部つまり僧帽弁口部だからである．

表 3-1　Levine の 6 段階分類による心雑音の音量評価

1	非常に微かな心雑音．集中しないと聴取不可
2	微かな心雑音．集中しなくても聴取可
3	中程度の心雑音．Ⅱ度より大きい．
4	大きな心雑音．スリルを伴う
5	非常に大きな心雑音． 聴診器を胸壁から離すと聴取不可
6	聴診器を胸壁から離しても聴取できる大きな心雑音

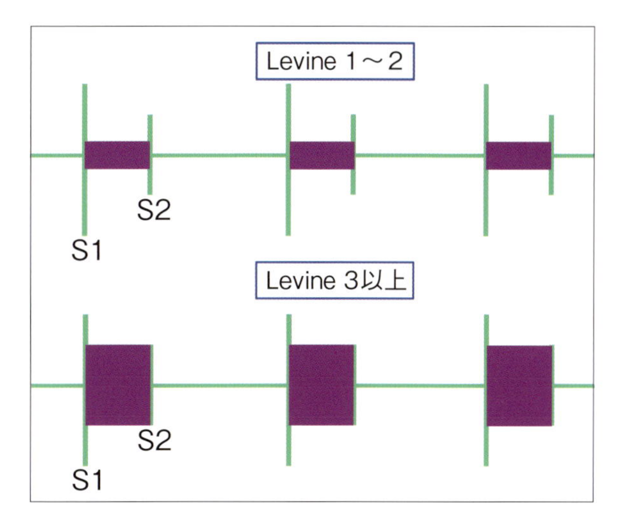

図 3-10　Levine 1～2（上段）および 3 以上（下段）の収縮期雑音を比較した心音図模式図
S1 および S2 はそれぞれ第Ⅰ音および第Ⅱ音を示す．

解釈し，心雑音の音量を分類している．

Levine 1：聴診器をあてても直ぐに心雑音の有無を判断できず，しばらく聴診し続けること，つまり集中して聴診することによって初めて心雑音があると判断できる．

Levine 2：聴診器をあてて直ぐに心雑音があると判断できた，つまり集中しなくてもその存在を確認できたものの，その際に「非常に小さな心雑音だ」という印象を持つ．パンティングや周囲の音で容易にマスクされてしまう小さな音である．

Levine 1および2と3以上の違いは，前者では「プ・スー・タ…プ・スー・タ…」と聴こえるのに対し（「プ」が第Ⅰ音，「スー」が収縮期雑音，そして「タ」が第Ⅱ音），後者では「ズ（ブ）―….ズ（ブ）….」と，第Ⅰ音，収縮期雑音および第Ⅱ音が一塊になって聴こえることだと著者は考えている．図3-10に示したように，Levine 1および2では，収縮期雑音の音量よりも第ⅠおよびⅡ音の方のそれが明らかに大きいために，第ⅠおよびⅡ音が確認できる．これに対して，収縮期雑音の音量がLevine 3以上になると，収縮期雑音の音量がより大きくなるため，第Ⅰ音は「ドン」という感じで聴取できるのに対し，第Ⅱ音は聴取できなくなるためだと著者は考えている．この点に加えて，Levine 3以上の心雑音がパンティングにマスクされることはまずないと思われる．このこともLevine 2以下と3以上の心雑音の相違点だと思われる．

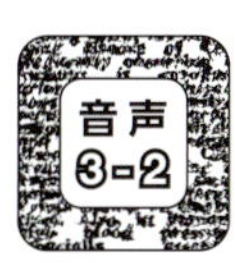

参考までに，心拍数が様々な状態でのLevine 1または2の収縮期雑音を聴いて頂きたい（音声 3-2～4）．

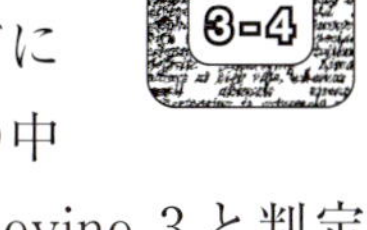

Levine 3：抽象的な表現を避けられないが「パンティングによってマスクされない音」の中で最も音量が小さい雑音がLevine 3と判定して良いであろう．

Levine 4：音量はLevine 3と同程度に聴こえる場合があるが，Levine 3との最大の違いはスリルが触知されることである．心臓内で逆流が激しくなるために，逆流に伴う振動が触知可能になって胸壁の皮膚に達する．これがスリルである．すなわち，Levineの6段階分類には聴診だけでなく，胸壁の触診も不可欠なのである．

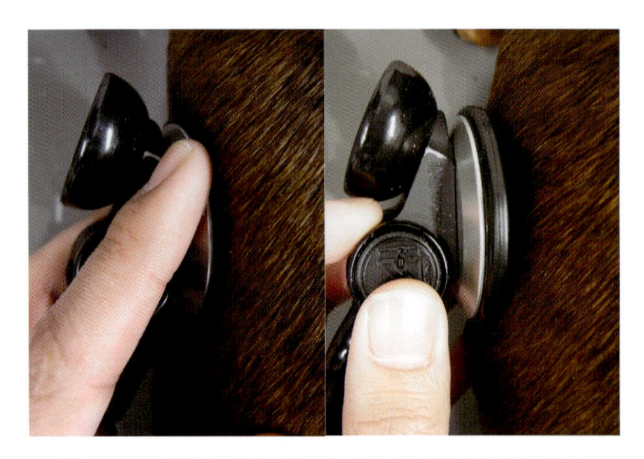

図 3-11　通常の聴診法（左）と遠隔聴診法（右）

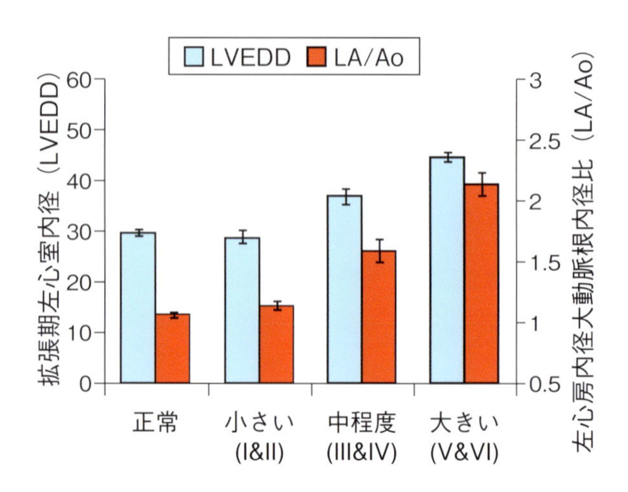

図 3-12　僧帽弁口部での心雑音の強度（Levine 0 ～ 6）により 4 群に分類した 79 頭のキャバリア・キング・チャールズ・スパニエルの拡張期左心室内径（LVEDD）および左心房内径大動脈根内径比（LA/Ao）[58]

心雑音が中程度（Levine 3 ～ 4）および強い（Levine 5 ～ 6）イヌの LVEDD および LA/Ao は，心雑音がないまたは弱い（Levine 1 ～ 2）イヌよりも有意に高かった．心雑音が強かった（Levine 5 ～ 9）イヌの LVEDD および LA/Ao は，心雑音が中程度だった（Levine 3 ～ 4）イヌのそれよりも有意に高値だった．誤差線は標準誤差（SEM）を示す．

Levine 5：表 3-1 にもあるように，非常に大きな心雑音である．しかし，聴診器を皮膚から数 mm ほど離して聴診すると，心雑音が聴こえなくなってしまうことが特徴である．なお，このように聴診器を皮膚から離して聴診する方法を遠隔聴診という（図 3-11）．

Levine 6：遠隔聴診を実施しても，心雑音を聴取することができる．但し，その音量は非常に小さい．

一般に，Levine 5 以上の心雑音は左心系から発生し，右心系からは発生しないといわれている．

心雑音の音量と心臓病の重症度が正比例の関係にあれば，これは非常に便利な指標となる．MMVD に限れば，この両者は概ね正比例すると考えて良い．Häggström ら（1995）は，MMVD に罹患したキャバリア・キング・チャールズ・スパニエルを対象に，心雑音の音量と心エコー図検査により測定した拡張期左心室内径および左心房内径大動脈根内径比の相関性を調査した（図 3-12）[58]．その結果，心雑音の音量が増すにつれて，この両者も増大した．換言すると左心室および左心房の拡大程度が増すことを見出している．このことから，「心雑音の音量は左心拡大の程度と正比例する」と考えて良いと思われる．

加えて，Levine 1 または 2 の症例の拡張期左心室内径および左心房内径大動脈根内径比は，健常犬のそれらとほぼ同じであることにも注目すべきである．MMVD の症例の治療開始タイミングについて，専門家の意見は相変わらず一致していない．しかし，少なくとも心拡大を伴わない MMVD は治療対象にならない（治療しても有益性が全く期待できない）という点では一致している．すなわち Levine 1 または 2 の MMVD の症例は治療対象にすべきでないということである．

Häggström ら（1995）は，心雑音の音量と NYHA 心機能分類の関係も調べ，中程度，つまり心雑音のグレードが Levine 3 または 4 の MMVD のイヌでは，NYHA クラス II の症例が最多だったが，クラス I（無徴候）や重症例も含まれていたとも述べている[58]．このように，心雑音の音量は心不全の重症度と概ね正比例するが，なかでも Levine 3 または 4 の症例の重症度判定には注意すべきである．

加えて，心雑音の音量は僧帽弁逆流の程度

だけでなく，心収縮力，心膜液貯留の有無，あるいは肥満程度にも影響される．同一症例で，心雑音の音量が小さくなった場合，これらの要因を鑑別リストに含めなければならない．無論，診察の都度に心雑音の音量を適切に判定し，そして図 3-7 に示したようにカルテに記載しておかないと，当然，心雑音の音量変化を見逃すことになる．

6）心雑音の音質

MMVD では，粗々しい収縮期雑音が発生する．この心雑音は典型的には第Ⅰ音と同時に始まり，第Ⅱ音と同時に終わる．このため，ただ単に心雑音だけが「ザーッ」と聴こえるだけで，第Ⅰ音や第Ⅱ音は聴取できない場合が多い．逆流が軽度であれば，収縮期雑音は粗々しくなく，どちらかというと軟らかい（ソフトな）音という印象を受ける．また，このような心雑音は収縮期の全域にわたって発生することはなく，収縮期の初期に発生し，中期には終了するので，第ⅠおよびⅡ音を聴取できる場合が多い．

症例によっては，粗々しい収縮期雑音が臨床経過の中で突然，楽音様に変化することがある．我々が粗々しく耳障りな心雑音という印象を受けるのは，その心雑音に様々な周波数帯の音が含まれているからである．しかし，比較的均一な周波数帯の音で心雑音が構成されるようになると，粗々しく耳障りな印象を受けなくなる．このような音を一般に楽音と呼ぶ．収縮期雑音が楽音様になった場合，楽音様収縮期雑音またはウープという（音声 3-5）．このウープの臨床的意義は必ずしも明確ではないが，収縮期に入った左心室内で，大動脈へ向かう血液が乳頭筋と衝突することが多いと著者は感じている．

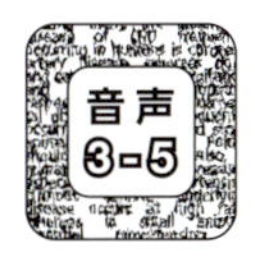

収縮期雑音の中に「キン」という感じの金属性の高い音が混入する場合がある（音声 3-6）．著者の知る限りこの音には名称は与えられておらず，その発生機序も臨床的意義も不明だが，収縮期の心室内の血行動態に何らかの変化が生じるためなのかも知れない．あるいはウープと同じメカニズムで発生している可能性もある．

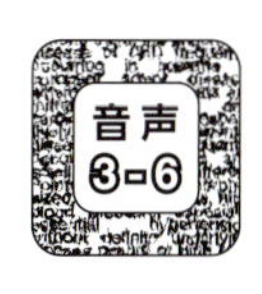

いずれにしても，定期的に診療している症例の身体検査では，ただ単に心雑音の有無および音量を確認するだけでなく，心雑音の音質にも注目し，この変化を見逃すことのないよう心がけたい．

（9）呼吸音の聴診

呼吸音の評価は 2 つの意味において重要である．MMVD に罹患している症例では，慢性呼吸器疾患を合併していることがまれではない．このため，身体検査の段階で呼吸器疾患の有無をできるだけ正確に把握する必要がある．また，MMVD では肺水腫が続発する可能性があるため，この有無も身体検査の段階で評価する必要がある．

一般に，肺水腫では断続性ラ音が生じるとされているが，これは肺胞内や細気管支内に分泌物が蓄積しているためである．したがって，断続性ラ音が確認されれば，それは肺水腫を強く疑う根拠になる．しかし，このラッセル音が聴取されない場合であっても，肺水腫は否定できない．肺胞や細気管支内に分泌物が蓄積するほどではないものの，肺間質に液体が蓄積し始め，さらに気管支が圧迫されている軽度な水腫では，断続性ラ音は発生しない．むしろ，気管支圧迫による連続性ラ音が聴取されたり，あるいは代償反応としての肺胞換気の亢進による肺胞呼吸音の増強が確認される．参考までに，各種ラッセル音の同義語，分類および聴診所見を表 3-2 で比較した．

ラッセル音は全て細気管支から発生する．そのため，ラッセル音は細気管支の異常を示すと考えて良い．したがって当科では，発咳が重度な MMVD の症例の胸部 X 線写真に顕著な異常が見られなくても，ラッセル音が持続している場合には，発咳の原因として慢性呼吸器疾患を強く疑診している．

表 3-2　断続性ラ音および連続性ラ音の比較

特徴		断続性ラ音（湿性ラッセル）		連続性ラ音（乾性ラッセル）
分類		細かい断続音（捻髪音）	粗い断続音（水泡音）	—
音の性状	連続性	なし	なし	あり
	音　質	高音	低音	高音
	聞こえ方	プチプチ、パリパリ	ボコボコ、バリバリ	ピー
出現時期		主に吸気時		主に呼気時

3 血液検査

合併症が存在しなければ，MMVD の症例では CBC および血清生化学検査に異常は見られない．MMVD の治療方針を策定する上で，特に重要な検査項目について以下に述べる．これらの検査は全身状態のスクリーニングとしても重要である．

（1）血清中尿素窒素およびクレアチニン濃度

MMVD の重症化に伴って，腎機能が低下したイヌの割合が増加することが報告されている [35, 109]．この理由として，心機能の低下に伴って腎血流量が低下するために高窒素血症が発現する，そして，心機能とは全く無関係に腎機能が高齢により低下するといった 2 点が考えられる．

医学領域では心腎連関といって心機能の悪化が腎機能の低下を招くいっぽうで，腎機能の悪化が心機能を低下させるという現象が注目され，活発に研究されている [129]．慢性心臓病にしても慢性腎臓病にしても，ヒトとイヌとでは基礎疾患が大きく異なるため，ヒトの心腎連関に関する知見が無条件にイヌにも当てはまるとは考えるべきでないと思われる．残念なことに，動物の心腎連関に関する研究はほとんど進捗しておらず，どちらかというと概念として紹介されている程度である [95, 121]．

BUN およびクレアチニンの数値を正しく判定し，腎機能を的確に予測すべきである．この点に関して最も重要なことは，「BUN が軽度に上昇しているものの，クレアチニンは参考範囲内にある」という臨床現場で頻繁に遭遇するパターンの原因を正確に鑑別することであろう．

クレアチニンが参考範囲内にあれば，糸球体濾過量は正常の 1/4 以上は機能していると考えられる．いっぽう，BUN は脱水，上部消化管出血，高蛋白食および腎機能障害で上昇する [13]．このパターンの原因を類推する際に，「クレアチニンは参考範囲なのだから，糸球体濾過量はおそらく正常であろう．つまり BUN が上昇する原因として脱水，消化管出血または高蛋白食が考えられる．問診で消化管出血を疑わせるタール便などは見られず，また身体検査では消化管出血を思わせる貧血も見られなかった．家族は高蛋白食を与えていないといっていた．だから，BUN が上昇した原因は単なる脱水だ」と判定されることが多いかも知れない．しかし，この思考プロセスにはいくつかの落とし穴が潜んでいることを肝に銘じるべきである．

第 1 に，いくら家族（例えば奥様）が高蛋白食は与えていないと述べても，奥様の知らないところで夫や子どもがビーフ・ジャーキーなどの肉類を与えている可能性は残る．肉食が原因で BUN が上昇している場合，肉食を中止すると経験的には数日以内に BUN

---

[13] 上部消化管の出血により BUN が上昇するのと同じメカニズムにより，慢性的な鼻腔内出血でも BUN は上昇することがある．

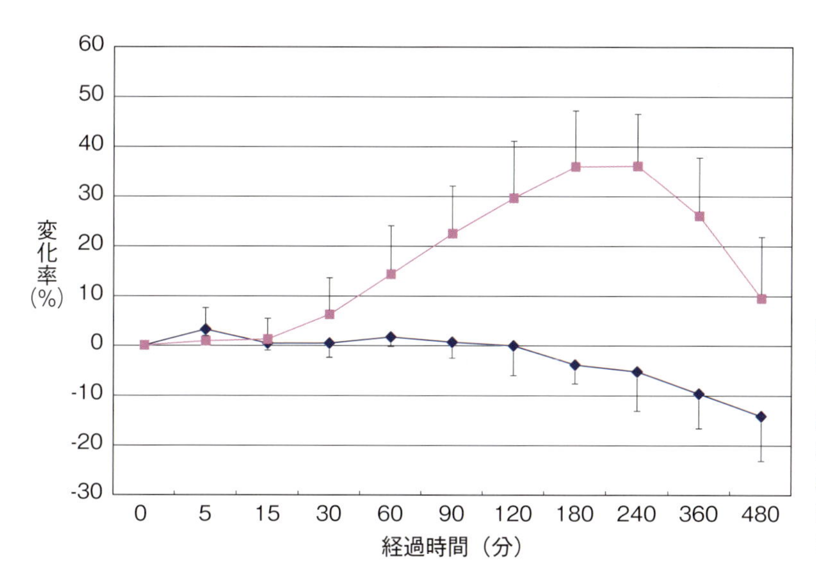

図3-13　健常犬の食後のBUNの変化[179]
絶食中はBUNはほぼ変化しなかったのに対し，食事（通常の維持食）を与えたイヌのBUNは，食後30分後から上昇し始め，食事180～240分後にピークに達した．その増加率は30～40%であった．このことから，高蛋白食ではなく通常の維持食でも，食事後はBUNが上昇する原因になることが判る．

は参考範囲内に低下する．

第2に，高蛋白食でなく通常のフードであっても，イヌのBUNは食後に増加し，食物を摂取して2～3時間後にピークに達することが我々の検討により判っている（図3-13）[179]．この増加レベルは食事直前の30～40%にも達する．すなわち，食事がBUNの上昇に影響している可能性を排除できない場合には，空腹時に再検査して改めて高窒素血症の有無を確認すべきである．

第3に，イヌで最も多発する慢性腎臓病は蛋白漏出性腎症である．この疾患では，最初に糸球体が破壊されて高度な蛋白尿が出現し，徐々に腎臓組織が破壊されるのに伴い尿濃縮能および糸球体濾過能が低下する．定説では，糸球体濾過量が1/3以下になると尿比重が低下し，そして1/4以下になると高窒素血症が出現するとされている．つまり，高窒素血症が発現しない早期の慢性腎臓病では，蛋白尿（これは試験紙法ではなく，尿蛋白クレアチニン比[UPC]で評価）に加え，尿比重の低下とこれに伴う多飲多尿が見られる．この状態にある動物は，尿を適切に濃縮できないため脱水に陥るリスクが高い可能性がある．すなわち，いくらクレアチニンが参考範囲内にあっても，腎機能障害は否定できない．無論，単純な脱水，すなわち十分な量の飲水ができなかった症例，あるいは下痢や嘔吐が持続している症例でも同じパターンが見られる．腎機能障害および単純な脱水を迅速に，安価に，そして正確に鑑別するための唯一の検査法は尿比重の測定である．単純な脱水であれば尿濃縮能は正常なので，尿比重は著しく上昇する．これに対して，腎機能障害に関連した脱水では，尿比重は上昇しない．

(2) カリウム

血清カリウム濃度は，特にフロセミドを投与している症例では重要である．フロセミドにはカリウム保持性がないため，特に食欲不振の症例では低カリウム血症が発生しやすい．

低カリウム血症の最も重要な徴候は食欲不振であろう．動物は体内でカリウムを合成できないため，食欲不振は低カリウム血症を悪化させる．このように，利尿剤投与をきっかけに低カリウム血症と食欲不振の間で悪循環が成立する．低カリウム血症の治療は難しいことが多い．おそらく分別のある利尿剤投与と血清カリウム濃度のモニタにより，この悪循環を未然に防止するのが最も現実的であろう．

慢性心臓病のイヌにレニン・アンジオテンシン系阻害薬とスピロノラクトンを併用すると，血清カリウム濃度が有意に上昇することが報告されているが，その上昇程度は臨床的に重視する必要のないレベルだった[160]．このため，当科ではこの併用療法を実施する際に，高カリウム血症を特に警戒していない．

(3) 膵特異的リパーゼ活性（cPLI）

MMVDのステージがISACHCクラスⅢになるとcPLIが有意に上昇することが報告されている[60]．このメカニズムは明らかにされていないが，MMVDの重症化に伴って膵炎の発症リスクが上昇することを示唆している[14)]．

(4) 活動性炎症所見

収縮期雑音が確認されたイヌで，C反応性蛋白（CRP）の上昇および左方移動を伴う好中球増多症が認められた場合，常に細菌性心内膜炎を疑わなければならない．この疾患の聴診所見，胸部X線検査および心エコー図検査では，いずれもMMVDと一致する所見が見られる．細菌性心内膜炎では活動性炎症所見に加え，持続的な発熱や移動性跛行なども認められる．確定診断および適正な抗生物質の選択には，無菌的に採取した静脈血をサンプルにした培養および感受性試験が必要である．

(5) 血漿中バイオマーカー

バイオマーカーとは，血液中に存在する蛋白質やペプチドなどの物質のうち，特定の疾患の存在または重症度を反映するものである．これまでに様々な物質が心臓病のバイオマーカーとして期待され，研究対象とされてきた．このうち，現段階で民間の検査センターが測定を受注している3種類のバイオマーカーについて解説する．

1) 血漿中N末端脳性ナトリウム利尿ペプチド（NT-proBNP）濃度

心臓から放出されるNT-proBNPという不活性のペプチドの血漿濃度は，心負荷の有無およびその程度を反映する[115, 156]．現在，アイデックス・ラボラトリーズがこの測定を受注している．正確な値を得るために，サンプルの採取，保管法および送付法は全てこの検査センターの推奨に従うべきである．ちなみに，NT-proBNPのアミノ酸配列はヒトとイヌとでは異なるので，この検査用サンプルをヒトの検査センターに提出しても正確な測定値を得ることはできない．

現在，アイデックス・ラボラトリーズはwebサイト上でイヌでの血漿中NT-proBNP濃度の解釈法を以下のようにアナウンスしている[15)]．

- ＜900pmol/L：心筋への負荷や伸展が増大している可能性は低いと考えられる．現時点では臨床的に有意な心臓病の可能性は低いと考えられる．
- 900～1,800pmol/L：心筋への負荷や伸展の増大が認められ，現時点で臨床的に有意な心臓病の可能性が高いと考えられる．臨床徴候（呼吸器徴候，運動不耐性など）が見られる場合は，それが心臓病によるものか，それ以外の原因によるものかを鑑別することは困難である．さらに詳細な追加検査を行うことが推奨される．
- ＞1,800pmol/L：心筋への負荷や伸展の増大が認められ，現時点で臨床的に有意な心臓病の可能性が高いと考えられる．臨床徴候（呼吸器徴候，運動不耐性）が見られる場合は，心不全が原因である可能性が高いと考えられる．詳細な追加検査を行うことが強く推奨される．

[14)] 著者はMMVDの重症例で膵炎が多く発生するという印象は持っていない．

[15)] アイデックス・ラボラトリーズも血漿NT-proBNP濃度だけでは心臓病の可能性が高い・低いは判っても，心不全の有無や治療の必要性に関して確定的な判断はできないとしていることに注目すべきである．なお，本書で用いた用語や文体を合わせるため，引用に際し，一部表記を修正した．最終アクセス日は2018年7月31日．

なお，これらの基準は完全なものではなく，例えば900pmol/L未満であっても，心不全に陥っている可能性，そして1,800pmol/Lを超えていても心臓は正常である可能性は完全には否定できないことに注意しなければならない．

イヌでは，血漿中NT-proBNP濃度は心負荷に加えて，糸球体濾過量の影響も受けることが判っている[102]．またイヌでの我々の検討により，血漿中NT-proBNP濃度は運動および食事の影響を受けず，さらに日内変動は存在しないことが確認されている[165]．

この検査値の解釈で重要な点は，個体内変動が大きいことであろう．イヌでの我々の検討では，血漿中NT-proBNP濃度は同一個体内で6.8〜36.2%変動した．このことから，同一個体で血漿中NT-proBNP濃度で心負荷の変化を判定する際には，40%未満の変動には診断的意義がないと判断すべきである[165]．なお，血漿中NT-proBNP濃度はネコでも測定可能だが，参考範囲，そして心臓病および心不全を検出するためのカットオフ値はイヌのそれらと異なる．

2）血漿中心房性ナトリウム利尿ペプチド（ANP）濃度

心臓，特に心房内で合成され，冠状静脈洞を介して循環血中に放出される．NT-proBNPは何ら生理活性を示さないためにホルモンではないのに対し，ANPはナトリウム利尿，平滑筋の弛緩といった作用を発揮するホルモンの一種である．

著者の経験では，血漿中ANP濃度の個体内変動幅は血漿中NT-proBNP濃度よりも小さい．現在，このバイオマーカーの測定は富士フイルムモノリス㈱が受注している．NT-proBNPと同様，血漿分離のための処置中にこのペプチドは崩壊し，血漿中濃度が低下する恐れがあるため，血漿分離および送付法は検査センターの指示に従うべきである．

イヌでは，血漿中ANP濃度の参考範囲は8.6〜105.8pg/mLである．NT-proBNPと同様，このバイオマーカーの信頼性（感度および特異度）も完全（100%）ではないため，「異常値＝心臓病・心不全」と決めつけず，他の検査結果を踏まえて判断するべきである．

3）心臓トロポニンI（cTnI）

心筋トロポニンT（cTnT）とならんで，cTnIは心筋細胞の蛋白である．ヒトではこの両者が心臓のスクリーニング検査に活用されているが，動物ではcTnIのみの測定が可能である（富士フイルムモノリス㈱が受注測定している）．

心筋が正常であれば，血中cTnI濃度は検出限界以下か，辛うじて検知できる程度である．しかし，何らかの原因により心筋細胞がダメージを受けて心筋壊死に陥ると，cTnIが循環血中に漏出し，この血中濃度は上昇する．すなわち，cTnIは心筋壊死に特異的なバイオマーカーといえる．イヌのMMVDでのcTnIの研究論文はそれほど多くないが，これまでにMMVDの重症化に伴って血中cTnI濃度が上昇することが判っている[39, 65, 85]．

尿検査

小動物の慢性腎臓病は糸球体疾患および間質性腎炎に大別される．前者では糸球体性蛋白尿が特徴的であるため，最近では蛋白漏出性腎症と呼ばれることが一般的になった．この疾患はイヌに多く見られる傾向が強い．一般に，イヌに多発する糸球体疾患は糸球体腎炎および腎アミロイドーシスであるのに対し，ネコでは糸球体疾患はまれで，間質性腎炎が多発する[101]．

蛋白漏出性腎症では全身性高血圧が随伴することが多い．無論，全身性高血圧は心負荷（正確には圧負荷）を上昇させ，MMVDの重症化に関与する．蛋白漏出性腎症の治療管理については拙訳書などを参考頂くとして[101]，ここでは蛋白漏出性腎症の診断に不

表 3-3　試験紙法および尿比重（USG）を組み合わせた蛋白尿の判定法[163, 183]

	試験紙法の結果		
USG	0（0 mg/dL）	1 +（30 mg/dL）	2 +（≥100 mg/dL）
≤1.012	NP	UPC	UPC
>1.012 ～ <1.030	NP	NP	UPC
≥1.030	NP	NP	UPC

NP，蛋白尿なし，尿蛋白の定量は不要.

可欠な尿検査について述べる.

臨床現場では，蛋白尿は試験紙法により半定量的に評価されることが多い．しかし最近の研究では，糸球体性蛋白尿の有無および程度は試験紙法では正確に評価できないことが指摘されている[146]．糸球体性蛋白尿の評価には尿蛋白 / クレアチニン比（UPC）を用いるのが最良である.

かつて尿中アルブミン / クレアチニン比（UAC）の測定が推奨されたことがあった．ERD ヘルススクリーンという院内で半定量的に UAC を評価できる迅速キットがあったが，現在は製造中止になっており利用できない．また，イヌおよびネコのアルブミンはヒト抗アルブミン抗体では正確に測定できないため，動物の UAC はヒトの検査センターでは測定できない．さらに，動物の糸球体性蛋白尿に関する研究論文のほとんどが UAC ではなく UPC を採用している．このため，蛋白漏出性腎症の診断および治療に関するガイドラインは，UPC の利用を推奨している[68]．このような状況のため，糸球体性蛋白尿は UPC で評価した方が良いと考えられる.

UPC は腎臓病のスクリーニングおよびモニタに使用すべきである．また，全身性高血圧，副腎皮質機能亢進症，子宮蓄膿症などでも蛋白尿が出現することがあるため，これらの罹患動物でも UPC を評価すべきである．蛋白漏出性腎症に対しては，尿毒症徴候や高窒素血症が出現していない早期の段階で治療介入することが最良である．このため，UPC は健康診断の検査項目に組み込むべきであろう．無論，MMVD のイヌのうち，特に全身性高血圧が確認された症例では必ず UPC を追加検査すべきである．最近では，試験紙法による蛋白反応と尿比重を組み合わせて，UPC を測定する必要性を判断する方法も提唱されている（表 3-3）[163, 183].

（1）UPC の測定法

UPC は一部の動物専用検査センターで測定できる．また，院内測定用の測定機器が販売されている．著者の施設では，院内の検査室でその日のうちに測定値を得ている．外部検査機関に依頼する場合と異なり，直ちに結果が得られ，診断や治療効果の判定に即座に利用できるからである.

院内でいわゆるドライの生化学検査機器を使用している場合，その機器で尿中の蛋白およびクレアチニン濃度を測定できるか否かを各製造メーカーに確認する必要がある.

（2）採尿時の注意点

尿蛋白濃度は水和状態，食事，飲水，全身血圧などの影響を受け刻々と変動している．このため，尿濃度の影響を排除するために尿中クレアチニン濃度で尿蛋白濃度を除するわけである．すなわち，UPC を主目的として採尿する場合，採尿時刻を考慮する必要はない.

いずれの採尿法でも構わないが，上行性腎盂腎炎の発生リスクを考慮すると，尿路感染症が明確に否定できていない症例では，膀胱圧迫による採尿は避けなければならない[152]．特に雄では包皮内の分泌物が尿に

混入し，UPC を上昇させるリスクがあるが，自然排尿サンプルと膀胱穿刺により得たサンプルの UPC は概ね一致することが確かめられている[12]．膀胱穿刺による採尿時に，ごく少量の血液が混入する恐れがあるが，UPC の測定値にほとんど影響しない．

（3）UPC の解釈法

膀胱炎などの尿路感染症では出血を伴うため UPC は上昇するが，血尿が高度であっても UPC は 0.5 程度の上昇しか示さないことが判っている[172]．UPC が明らかに高値を示した場合には，尿路感染症の有無に関わらず顕性蛋白尿と判断して構わない．しかし，後述する基準値に近似している場合には尿路感染症を解決した後に UPC を再測定した方が良い．

未去勢雄のイヌは逆行性射精といって，膀胱内に射精することがある[13]．精液中には大量の蛋白が含まれるため，この逆行性射精に伴って UPC は著しく上昇する．

糸球体性蛋白尿の由来は糸球体だけではない．正常でも糸球体から非常に少量の蛋白が濾過されており，これは近位尿細管で完全に吸収される．このため，尿細管に蛋白の再吸収障害が存在すれば，糸球体は正常でも UPC が上昇することがある．また，間質組織に何らかの病変が存在すると，尿細管周囲の毛細血管から尿中に蛋白が混入し，UPC が上昇することがある．この現象は特に急性または慢性間質性腎炎で見られる．

蛋白尿の原因が糸球体以外に見当たらず，かつ尿路感染症が存在しない場合，イヌでは UPC が 0.5 以上であれば顕性蛋白尿と判断する．0.2 未満は蛋白尿陰性と判断し，UPC が 0.2 ～ 0.4 を示した場合には境界線上の蛋白尿と判断し，間隔をおいて UPC を再評価する[101, 163]．

治療として蛋白制限食，そして全身性高血圧が存在する場合には降圧療法が最低でも必要である．降圧療法には，アンジオテンシン変換酵素阻害薬やアンジオテンシン受容体拮抗薬，アムロジピンなどが用いられる[101]．かつてはステロイド剤の投与が推奨されていたが，この薬剤は全身血圧を上昇させ，UPC をさらに上昇させる．ステロイド剤の投与は，腎生検を実施して適応であることが確認された場合にのみ正当化される．

表 3-4　治療開始後の UPC の有意な低下・増加の判断基準（イヌ）[106, 151]

初回の UPC	その後の UPC	
	低下と判断する値	増加と判断する値
0.5	<0.1	>0.9
1	<0.3	>1.7
2	<0.9	>3.1
3	<1.5	>4.5
4	<2.1	>5.9
5	<2.8	>7.2
6	<3.5	>8.8
7	<4.2	>9.8
8	<4.9	>11.1
9	<5.6	>12.4
10	<6.3	>13.7
11	<7.1	>14.9
12	<7.8	>16.2

UPC は全身血圧や糸球体濾過量の影響を受ける．これらは 1 日を通じて変動しているため，UPC はその影響を受け刻々と変化していると考えられる．このため，例えば治療開始前の UPC が 3.0 で，治療開始後の UPC が 2.5 だった場合，この変化は治療による改善を示しているのか，あるいは単なる個体内変動に基づいているのかを判断しなければならない．この判断基準はイヌでは既に解析されており，非常に参考になる（表 3-4）[106, 151]．

5 胸部 X 線検査

MMVD における胸部 X 線検査の意義は 2 つに大別される．

第 1 に，呼吸器疾患のスクリーニング検査

表 3-5　ACVIM ステージ別に見た僧帽弁閉鎖不全症の胸部 X 線所見

ACVIM ステージ	側面像	背腹像
B1	心拡大なし	心拡大なし
B2	左心系の軽度な拡張．肺野正常	左心系の軽度な拡張
C	中程度の左心拡大：左心房の中程度～高度な拡大．左側主気管支の圧迫像	中程度の左心拡大：左側心陰影で左心耳拡大を認めることがある
D	高度な左心拡大．右心拡大を伴うこともある．±肝腫大，後大静脈拡大	高度な左心拡大．右心拡大を伴うこともある．±肺うっ血（特に右肺後葉領域）

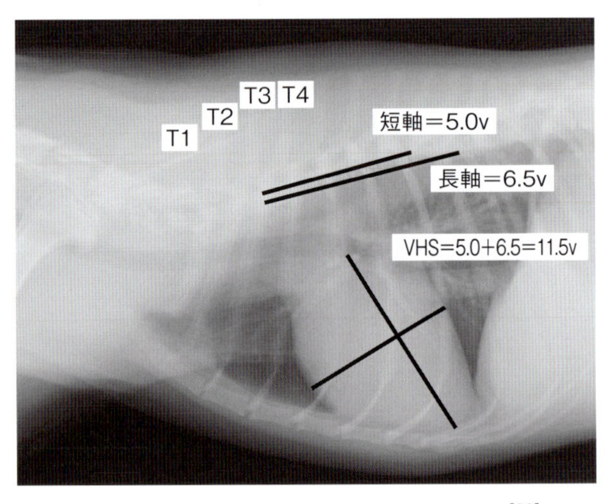

図 3-14　椎骨心臓スケール（VHS）の測定法[26]

としての意義である．MMVD で見られる発咳は，必ずしも MMVD が原因とは限らない．「発咳の原因は MMVD」と判断する前に，気管虚脱などの呼吸器疾患を可能な限り除外しなければならない．

第 2 に，心臓のサイズに加え，拡大した左心房や左心室による気道圧迫像の有無を確認できるのは胸部 X 線検査のみである．慢性発咳の原因が MMVD なのであれば，側面像にて気管の挙上および主気管支の圧迫像が認められる．加えて，この検査により肺水腫の有無およびその範囲を把握することもできる．

胸部 X 線検査で評価すべきポイントは，主に心臓の全体的な拡大，各心腔の拡大，心臓を出入りする血管（特に肺動静脈および後大静脈）の直径，そして気道および肺野である．なお，重症度別にみた胸部 X 線検査所見の概要を表 3-5 に示した．

（1）正常な心臓の構造

1）側面像

大まかには「雫の形」と比喩される．胸骨に対して長軸は約 45°だが，これは品種により異なる．心臓は第 3 ～ 6 肋骨の間にあり，横隔膜と接触または一部重複する．心室はおよそ 3 肋間を占める．心陰影の頭側は右心室および右心房から構成され（頭側 3/5 が右心系），辺縁は円形を示す．これに対して，尾側は左心房および左心室から構成され（尾側 2/5 が左心系），辺縁は直線状を示す．なお，心陰影の背側は両心房から構成され，また肺動脈，前大静脈，後大静脈および大動脈の陰影と接触する．

2）背腹像

心陰影の右側辺縁は円形を，左側辺縁は線状を示すことが多い．心尖部は脊椎からやや左側に位置し，30°ほど傾いている．心陰影は第 3 ～ 8 胸椎の範囲にあり，その尾側は横隔膜と接触する．心陰影を時計の文字盤に例えると，構造物の位置関係は次のようになる：11 ～ 1 時—大動脈弓，1 ～ 2 時—主肺動脈，2 ～ 3 時—左心耳，3 ～ 6 時—左心室，6 ～ 11 時—右心室，9 ～ 11 時—右心房．

（2）心臓の全体的な拡大の評価

1）椎骨心臓スケール（VHS）の測定法

小動物の心臓の全体的な評価には，椎骨心臓スケール（Vertebra Heart Scale：VHS）法が最も広く用いられている．VHS 法は以下の手順で測定する（図 3-14）[26]．

(a) 胸部 X 線写真（側面像）および定規（紙でも良い）を用意する．

(b) 定規の端を気管分岐部の腹側に合わせて固定し，定規を回転させて心陰影の最も

表 3-6　犬種別にみた VHS の参考範囲[72, 82, 84, 94]

品種	n	参考範囲	表記法	報告者
ボクサー	33	10.3 ～ 12.6	5 ～ 95 パーセンタイル値	Lamb CR et al (2001)
ラブラドール・レトリーバー	45	9.7 ～ 11.7	5 ～ 95 パーセンタイル値	Lamb CR et al (2001)
ジャーマン・シェパード	39	8.7 ～ 11.2	5 ～ 95 パーセンタイル値	Lamb CR et al (2001)
ドーベルマン・ピンシェル	32	9.0 ～ 10.8	5 ～ 95 パーセンタイル値	Lamb CR et al (2001)
キャバリア・キング・チャールズ・スパニエル	27	9.9 ～ 11.7	5 ～ 95 パーセンタイル値	Lamb CR et al (2001)
ヨークシャー・テリア	29	9.0 ～ 10.5	5 ～ 95 パーセンタイル値	Lamb CR et al (2001)
ヨークシャー・テリア	30	9.9 ± 0.6	平均± SD	Jepsen-Grant K et al (2012)
グレイハウンド	42	10.5 ± 0.1	平均± SD	Marin LM et al (2007)
ロットワイラー	38	9.8 ± 0.1	平均± SD	Marin LM et al (2007)
ウイペット	44	11.0 ± 0.5	平均± SD	Bavegems V et al (2005)
パグ	30	10.7 ± 0.9	平均± SD	Jepsen-Grant K et al (2012)
ポメラニアン	18	10.5 ± 0.9	平均± SD	Jepsen-Grant K et al (2012)
ダックスフンド	29	9.7 ± 0.5	平均± SD	Jepsen-Grant K et al (2012)
ブルドッグ	30	12.7 ± 1.7	平均± SD	Jepsen-Grant K et al (2012)
シー・ズー	30	9.5 ± 0.6	平均± SD	Jepsen-Grant K et al (2012)
ラサ・アプソ	18	9.6 ± 0.8	平均± SD	Jepsen-Grant K et al (2012)
ボストン・テリア	19	11.7 ± 1.4	平均± SD	Jepsen-Grant K et al (2012)
ビーグル	19	10.3 ± 0.4	平均± SD	Kraetshmer S et al (2008)

長軸端に合わせ，定規に印をつける（つまり，心基部 - 心尖部間に定規をあて，両端の位置で定規に印をつける）．

(c) 心臓の長軸像（イヌの体軸ではない）と直角に定規を回転させる．そして，定規を移動させながら，心陰影の尾側にある後大静脈中央部から，心臓の短軸の最も幅の広い部分を探す．心臓の最頭側と最尾部に定規をあて，相当する定規の部分に印をつける．

(d) 長軸および短軸の長さが，第 4 胸椎椎体部の頭側面から数えて椎体いくつ分に相当するかを小数点第 1 位まで数える．長軸および短軸での合計が VHS 値である．

2）注意点

VHS 法では，長軸が左心室および左心房のサイズを，そして短軸が右心室および左心室のサイズをそれぞれ反映している．このことから判るように，この評価法では右心房のサイズは考慮されない．このため，右心系の疾患では VHS 値の解釈に注意する必要がある．また，左心系の疾患であっても，この値は胸部 X 線検査所見の一つに過ぎないので，この値だけでなく，各心腔のサイズを個別に評価すべきである

一般に，イヌの VHS 値の参考範囲は 8.5 ～ 10.5 である[26]．VHS 法が発表された当時は，この参考範囲は犬種の影響を受けないとされていたが，その後の研究により，一部の犬種の参考範囲はこれを上回ることが確認されている（表 3-6）[72, 82, 84, 94]．

心臓病または心不全では VHS 値は上昇する，という考え方は正しくない．例えば，細菌性心内膜炎，利尿剤で過剰治療したうっ血性心不全，収縮性心膜炎，肥大型心筋症，心臓腫瘍，全身性高血圧，大動脈弁狭窄，小さな心房または心室中隔欠損症などでは，VHS

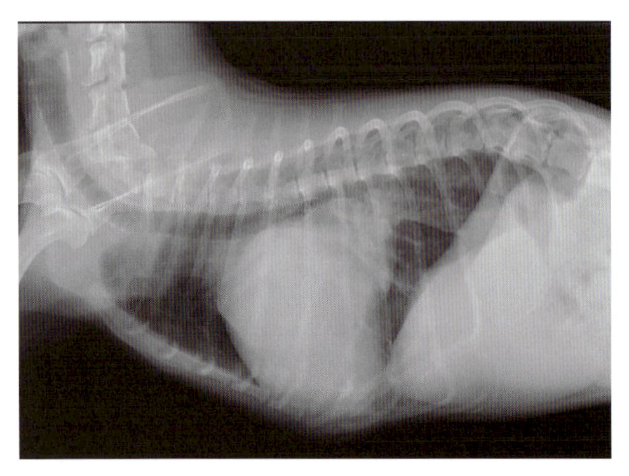

図 3-15　高度な左心房拡大が認められるイヌの胸部 X 線写真（側面像）

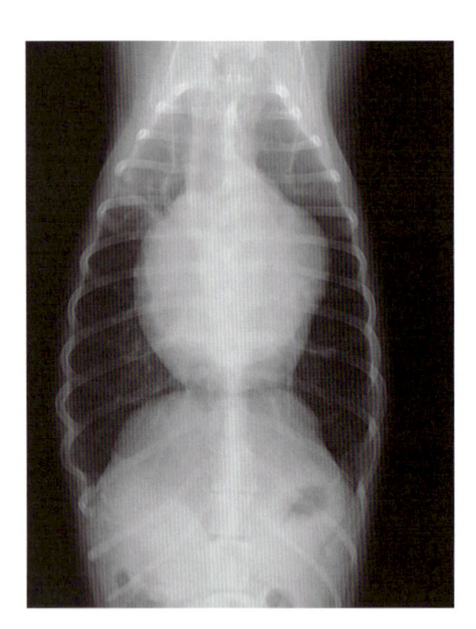

図 3-17　高度な左心房拡大が認められるイヌの胸部 X 線写真（背腹像）

値が上昇しない場合がある．また，VHS 値は心臓の拡張を反映するが，肥大は反映しない．このため，肥大型心筋症や心室の圧負荷が上昇する心臓病では，VHS 値は基準範囲を超えないことがある．

VHS 値は測定者の経験に左右されないというメリットがある[63]．しかし，測定者によって選択する基準点が異なり，短軸と長軸の合計値を椎骨の個数に置き換える際にも測定者間変動が生じる可能性がある．VHS の測定者間変動は小さいが，測定値の変動を少しでも小さくするためには病院スタッフで上記の点に個人差が出ないよう統一した基準をつくる必要がある．

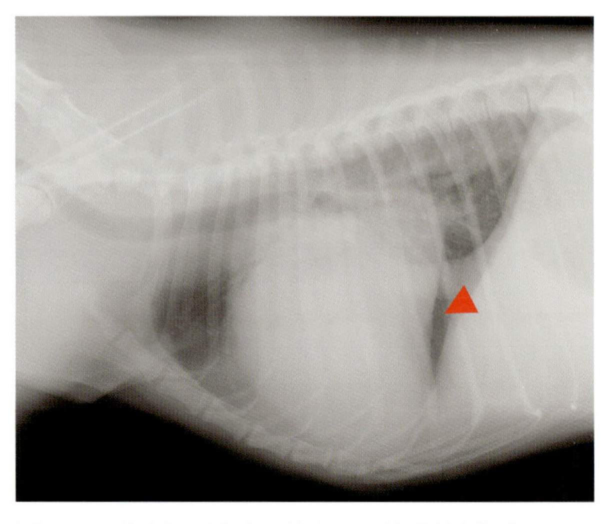

図 3-16　左心房が高度に拡大した拡張型心筋症のイヌの胸部 X 線写真（側面像）

（3）左心房拡大

胸部 X 線検査では，左心房拡大の有無だけでなく，拡大した左心房が主気管支を圧迫しているか否かも判断できる．しかし，軽度の左心房拡大は胸部 X 線検査では検出されないことが多い．

側面像：12 ～ 3 時の部位が隆起するが，この隆起の程度によって主気管支は圧迫されている場合もされていない場合もある．高度に拡大すると，三角形またはくさび形の陰影として観察される（図 3-15）．MMVD が原因で左心房が拡大した場合，側面像では 1 ～ 3 時の領域が尾背側方向に突出する．これに対して，これよりもさらに左心室陰影尾側（胸骨側）から左心房が拡大している場合，経験的には MMVD よりも拡張型心筋症が原因となっている可能性が高い（図 3-16 の◀）．

背腹像：拡大した左心耳が 2 ～ 3 時の領域で隆起として認められる（図 3-17）．経験的には，高度な左心房拡大が見られる症例でこの隆起が認められることが多い．

一般に，胸部 X 線写真で左心房拡大が否定されても，心エコー図検査で左心房拡大が確認できることがある．反対に，X 線写真で左心房拡大が認められれば，心エコー図検査でもそれが確認される．このため，左心房のサイズの評価に限れば，胸部 X 線検査よりも心エコー図検査を優先して実施した方が良い．

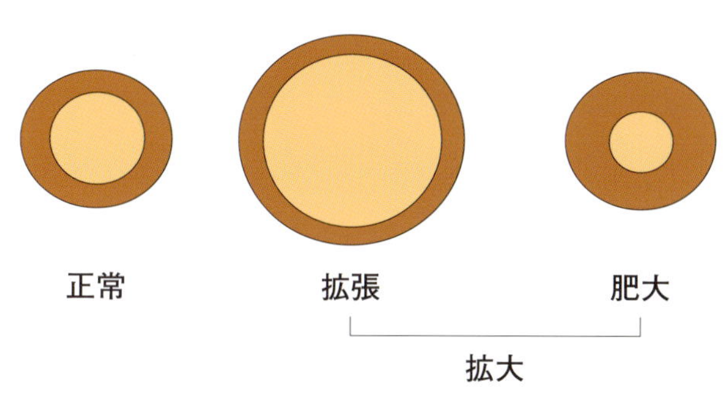

図 3-18　左心室の拡大，拡張および肥大の模式図

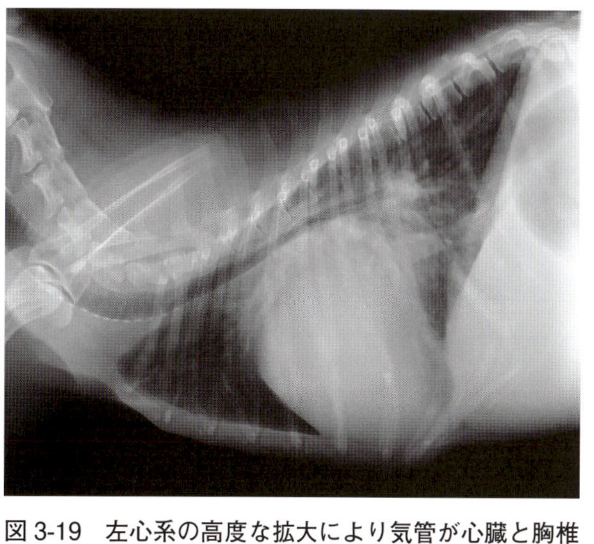

図 3-19　左心系の高度な拡大により気管が心臓と胸椎に挟まれたイヌの胸部 X 線写真（側面像）

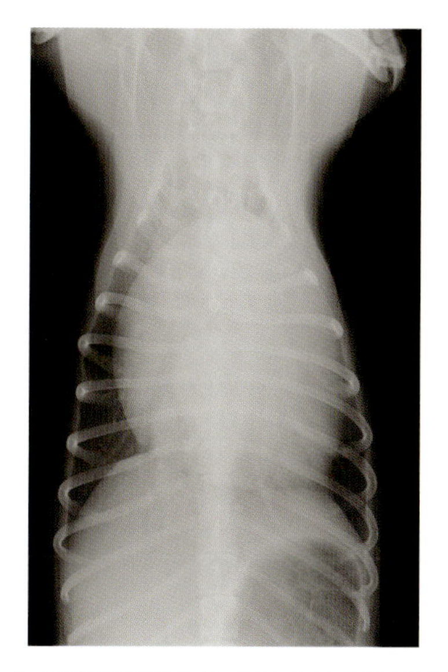

図 3-20　左心系の高度な拡大により心陰影と左側胸壁が接しているイヌの胸部 X 線写真（背腹像）

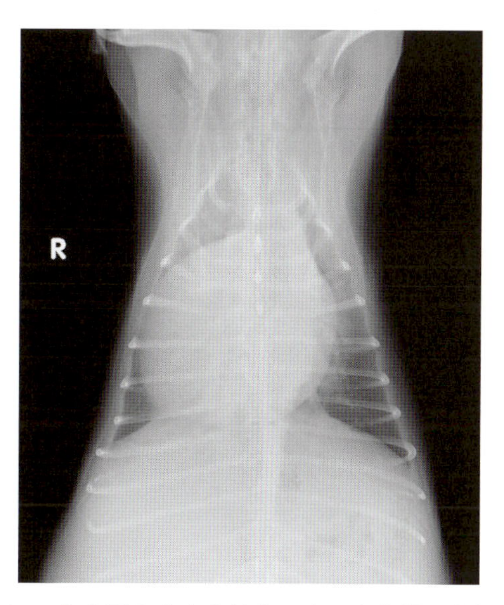

図 3-21　左心系の高度な拡大により心尖部が右側へ変位したイヌの胸部 X 線写真（背腹像）

（4）左心室拡大

MMVD のような左心室の容量負荷が増大する疾患では，左心室は拡張（遠心性肥大）する．これに対して，全身性高血圧や大動脈弁狭窄のような左心室の圧負荷が増大する疾患では，左心室は肥大（求心性肥大）するため，X 線検査では左心室のサイズは正常と判断される場合があることに注意しなければならない．ちなみに，拡大とは拡張と肥大の総称である（図 3-18）．

側面像：気管の挙上が代表的かつ有名な所見である．これは，左心室が長軸方向に増大するため，気管を腹側から背側に挙上させることで見られる所見である．左心室拡大が極端な症例では，気管分岐部およびその周辺が心陰影と椎骨で挟まれた像を呈する（図 3-19）．その他に，3 ～ 6 時の領域が円形になるといった所見も見られることがある．

背腹像：心陰影が全体的に大きく見える．この他に，3 ～ 6 時の領域が円形に膨隆する，心陰影と左側胸壁の距離が短くなる（図 3-20），あるいは心尖部が明らかに右方に変位するなどの所見も見られることがある（図 3-21）．

(5) 右心房拡大

MMVD は左心系の疾患なので，左心系が拡大することはあっても，右心系が拡大することはない．イヌにおける右心房拡大の最も一般的な原因は，様々な原因による三尖弁逆流であろう．MMVD に続発した肺高血圧では，高速な三尖弁逆流が合併することが多い．なお，右心房だけが拡大する心臓病は非常にまれである．

側面像：竜骨頭側と一致する気管終末の腹側に限局的な隆起が認められる．この部位で拡大した右心房が気管を背側に圧迫することはまれだが，圧迫像が見られた場合には，極めて高度な右心房拡大または右心房周辺のマスを示すと考えられる．

背腹像：9 ～ 11 時の領域に隆起像が見られる．

(6) 右心室拡大

古くから，右心室は胸部 X 線検査で最も過剰診断される部位といわれている．この原因として，胸郭の浅い体型では，胸骨と心陰影の接触増大のような右心室拡大の特徴の一部が正常でも認められることが挙げられる．経験的には，このことはミニチュア・ダックスフンドおよびウェルシュ・コーギーでしばしば遭遇する．右心室拡大が存在するのであれば，右心房拡大および / または左心拡大も同時に認められるはずである．加えて，多くの症例で後大静脈の拡大が側面像および背腹像の両方で認められる．

側面像：竜骨から心尖部まで直線を引き，心陰影の約 2/3 はこの直線の頭側に，1/3 は尾側にあるのが正常である．当然，頭側部分が占める心陰影がこれを上回れば右心室拡大と判断できる．この他に，心陰影の幅の増大に加え，心陰影と胸骨の接触幅の増大が知られている．しかし，この接触幅の増大は右心室拡大だけでなく，左心室拡大や両心室拡大でも見られる非特異的な変化であり[28]，さほど有用ではない．イヌにおける右心室拡大の代表的な原因は三尖弁閉鎖不全症および肺高血圧である．

背腹像：右心室拡大の判定では，側面像よりも背腹像の方が信頼できるといわれている．一般的に，心陰影は逆 D 型を示し，さらに右側心陰影のサイズ増大，心陰影と右側胸壁の距離の短縮などが見られる．右心室拡大に伴って心尖部が左側に移動するために，左心室拡大と誤診しないよう注意すべきである．

(7) 大血管の拡大

心臓を出入りする大血管のうち，僧帽弁および / または三尖弁疾患の症例では特に後大静脈，肺動脈および肺静脈のサイズの評価が重要となる．

1) 後大静脈

この血管は，側面像では左心室の尾側辺縁を走行し，心陰影に一部重複して認められることが多い．背腹像では，心陰影の右側尾側の辺縁と横隔膜の間の中央右寄りに見ることができる．

後大静脈のサイズは生理的には呼吸（つまり胸腔内圧）および心周期の影響を受けるが，右心系の疾患，脱水，後大静脈の閉塞性疾患といった病的要因にも影響される．このうち，右心不全との関連性に関しては，後大静脈と大動脈の直径比が 1.5 を超えると，右心不全を強く示唆すると著者は判断している．

2) 前葉の肺動脈および肺静脈

前葉を走行する肺動脈および肺静脈は側面像で観察できる．動脈は静脈の背側に存在し，この両者の間には気管支が走行する．正常では，一対の肺動脈および肺静脈の直径は同じである．これらのサイズの判定には様々な方法が紹介されているが，これらの血管は第 3 または 4 肋骨の交差部位で肋骨の最も細い部分と同じか，これよりも細いというのが一般的であろう．

3）後葉の肺動脈および肺静脈

これらの血管のサイズ評価には，側面像よりも背腹像が適している．前葉の血管と同様，後葉でもこれらの血管のサイズは同じである．これらの血管のサイズが正常であれば，第9肋骨と交差する部位で，この肋骨の幅を越えない．

前葉および後葉を問わず，肺動脈に拡大が認められた場合，鑑別リストには肺高血圧，肺血栓塞栓症，イヌ糸状虫症および左右シャントを伴う先天性心臓病（動脈管開存症，心室中隔欠損症，心房中隔欠損症など）を含める必要がある．また，肺静脈の拡大は肺静脈圧の上昇を示す．

（8）肺野の評価

MMVDが重度になると，肺水腫を合併するようになる．胸部X線写真上の肺水腫の特徴として，心拡大，特に高度な左心房の拡大に加え，側面像では気管分岐部～左心房の領域を中心とする鮮鋭度の低下が見られる．背腹または腹背像では，肺水腫が軽度であれば右肺後葉に非透過性領域が限局的に見られるが，重度になるにつれてこの領域は広範囲に及ぶようになる[16]．

（9）気道の評価

Part 4で詳述するように，MMVDの治療目標の一つはQOLを障害する発咳を緩和することである．MMVDの症例が発咳する主な原因は，拡大した左心系による気道圧迫である．したがって，胸部X線検査で心臓による気道圧迫像が確認できた症例では，積極的に減負荷療法を実施する必要がある．当科では，気管の挙上に加えて気道圧迫像，特に主気管支の圧迫像を次の手順で評価している（図3-22）．

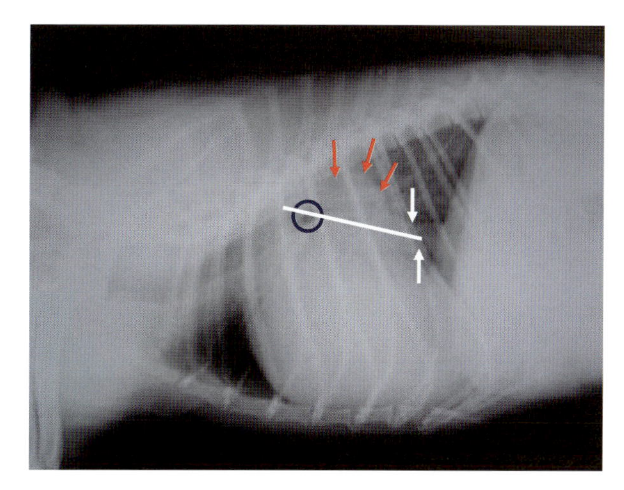

図3-22　側面像での気道圧迫の評価

（a）胸部X線写真（側面像）を用意する．
（b）気管分岐部（図3-22，丸部分），そして後大静脈と心陰影が重複する領域（図3-22，白矢印）を探す．
（c）この2点間に直線を引く（図3-22，白線）．

この直線が正常な左心房の辺縁ラインであり，同時に肺後葉に向かう気管支の走行ラインである．左心房の陰影がこの直線を越えていた場合（図3-22，赤矢印），左心房拡大に加えて，これにより主気管支が圧迫されていると判断する．

さらに，VHS値が11.5vを超えていて，かつ長軸が6.5vを超えていたら，心臓による気道圧迫（そしてそれによる発咳）が存在すると判断する方法もある[17),[53]]．

気管または気管支虚脱の好発品種，問診または身体検査にてこれらの疾患が疑われる症例，もしくは心臓病は軽度であるにも関わらず頑固な発咳が出現している症例では，気管または気管支虚脱の存在を確認するために，胸部X線写真側面像を吸気時および呼気時に分けて撮影すべきである．また，気管または気管支虚脱の評価にはX線透視検査も有効であるが，放射線被曝を考慮しなければならない．

---

[16] 入院下での管理が望ましい肺水腫のX線検査所見についてはPart 4で述べた．

[17] わずかといえどもVHS値には誤差が含まれること，そして犬種毎にVHSの基準値が異なることを考慮すると，本文に示した2種類の値だけで気道圧迫の有無を判断しない方が良い．

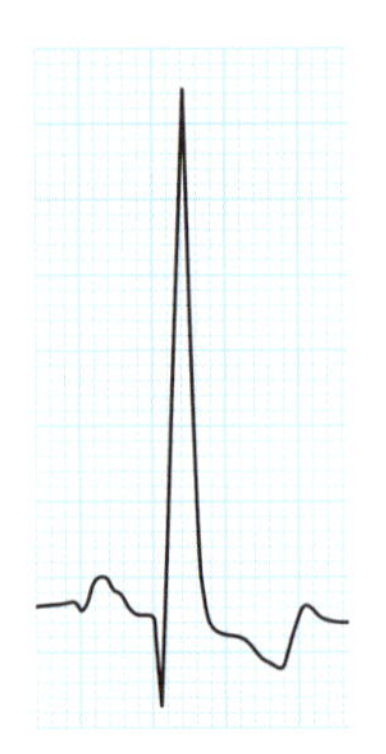

図 3-23　左心房および左心室拡大を示すイヌのⅡ誘導心電図（1mV = 10mm）[149]

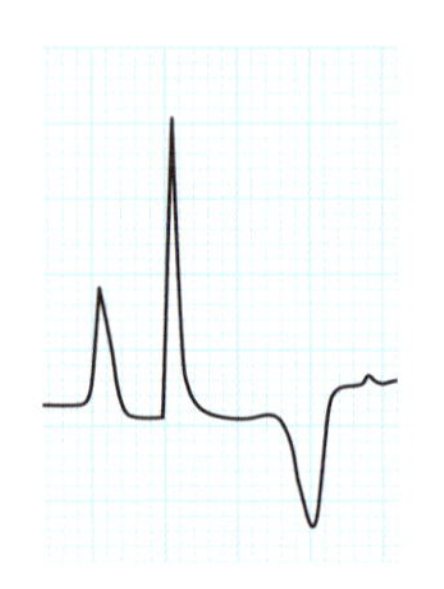

図 3-24　右心房拡大を示すイヌのⅡ誘導心電図（1mV = 10mm）[149]

6 心電図検査

MMVD における心電図検査の意義は十分に確立されていないかも知れない．1 回のみの検査からは，心拍数，心形態（左心拡大）および不整脈に関する情報しか得られないが，複数回の心電図検査により T 波の極性，ST 部分の変位などの変化を検出することが可能になる．これらはいずれも心筋の重大な変化を示唆する所見である．

(1) 心拍数

一般に，心臓病が軽度であれば心拍数は参考範囲内にあるが，病態の進行と共に上昇傾向を示す．

(2) 心拡大の評価[18)]

心電図波形による心拡大の評価にはいくつかの問題点がある．その中でも，心電図波形による心拡大の判断基準の精度（感度および特異度）が低いことには特に注意が必要である[46, 133]．心電図波形による心拡大の判定結果はそれほど信頼できるものではなく，感度および特異度は圧倒的に画像診断の方が優れていることを承知しておく必要がある[149]．

1) 左心房拡大

Ⅱ誘導の P 波の持続時間（幅）が 0.04 秒（50mm/ 秒で記録した場合で 2 マス）を超える場合に左心房拡大と診断する（図 3-23）．しかし，上述した感度および特異度を考慮すると，P 波の持続時間が 0.04 秒未満であっても，左心房拡大は完全には否定できないと考えるべきである．

2) 左心室拡大

Ⅱ誘導の QRS 群の持続時間が小型犬で 0.05 秒（50mm/ 秒で記録した場合で 2.5 マス）または大型犬で 0.06 秒（同じく 3 マス）を超えている場合，そして / もしくはⅡ誘導の R 波が小型犬で 2.5mV（1mV = 10mm で記録した場合で 25 マス）または大型犬で 3.0mV（同じく 30 マス）を超えた場合に左心室拡大と診断する（図 3-23）．心電図による左心室拡大の検出感度に関する考え方は，上述の左心房拡大の場合と同様である．どのテキストにも明記されていないが，ここでいう「小型犬・大型犬」の基準は「ゴールデン・レトリーバーよりも小型かどうか」で判断して良いと著者は考えている[149]．

3) 右心房拡大

Ⅱ誘導の P 波の振幅（波高）が 0.4mV（4 マス）を超えていた場合，右心房拡大と診断する（図 3-24）．心電図波形による右心房拡大の検出感度に関する考え方は，左心房拡大

18) 心拡大の評価および次項の不整脈については，別の拙著[149]でも解説したので参考にして頂きたい．

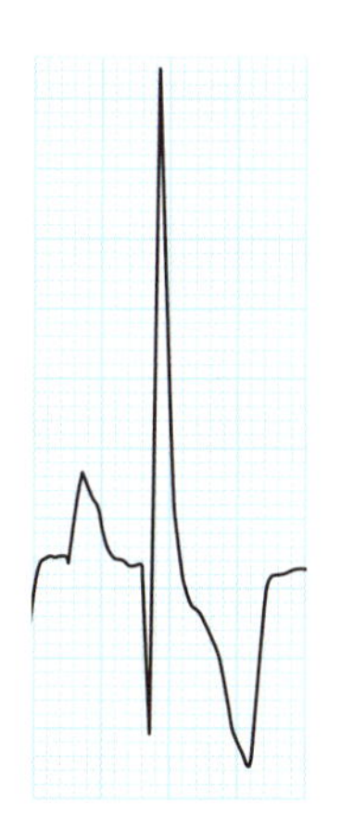

図 3-25　両心房拡大を示すイヌのⅡ誘導心電図 (1mV = 10mm) [149]

の場合と同様である．ちなみに，MMVD の症例で右心房拡大が確認された場合，肺高血圧の合併を必ず疑う必要がある．

4）右心室拡大

これに関しては，専門書では様々な診断基準が記載されているが，Ⅱ誘導の S 波が 0.35mV（3.5 マス）を超えている場合，そして I，Ⅱ，Ⅲおよび aVF 誘導に S 波が見られる場合のいずれか，もしくはこの両方が確認された症例は右心室拡大と考えるべきであろう．右心房拡大と同様，右心室拡大が確認された症例では肺高血圧を疑うべきである．平均電気軸が右方に変位する関係上，右心室拡大に伴って R 波の振幅は小さくなることがある．

5）両心房拡大

両心房が拡大すると左心房拡大および右心房拡大の所見が同時に見られる（図 3-25）．

6）両心室拡大

両心室が拡大した場合，上述した左心室拡大と右心室拡大の所見が同時に見られるが，R 波の振幅は左心室拡大が優勢であれば増高するのに対し，右心室拡大が優勢な場合には低減する点に注意すべきである．

（3）不整脈

不整脈には様々な分類法があるが，まずは生理的不整脈および病的不整脈に関する正しい知識を身につけるべきである．生理的不整脈は健康な動物に発生する，いわば正常な不整脈で，イヌでは洞不整脈，洞頻脈，洞徐脈，洞停止，洞房ブロックなどが含まれる．これらの不整脈には病的意義は全くなく，このため治療対象にならない．

これに対して，病的不整脈は血行動態に悪影響を及ぼす場合もあれば，及ぼさない場合もある．すなわち，病的不整脈は健康な動物にも発生することがあり，血行動態に悪影響を及ぼしておらず，致命的な経過をたどると判断されない場合には治療対象とならない．反対に，血行動態に悪影響を及ぼしている，あるいは突然死などの致命的な転帰をとる可能性がある場合には治療対象となる．

1）生理的不整脈

心機能が正常またはその低下程度が軽度であれば，洞不整脈，呼吸性不整脈，あるいはペースメーカーの移動など迷走神経の緊張に起因する不整脈が見られる．無論，これらはいずれも生理的不整脈である．しかし，MMVD が悪化すると，洞不整脈が消失して頻脈傾向を示す．発咳が明瞭であるにも関わらず，心拍数が上昇傾向を示さない，あるいは洞不整脈が見られる場合には，発咳の原因として MMVD よりも慢性呼吸器疾患を疑うべきである．参考までに，不整脈の精査を目的に当科を受診する症例が少なくないが，その多くが生理的不整脈であることを付記しておく．

2）病的不整脈

MMVD の症例で最も一般的に認められる病的不整脈は，上室期外収縮，心室期外収縮および心房細動である．期外収縮（早期拍動とも呼ぶ）とは，要するに「予想されるタイミングよりも早期に出現する異所性インパルスによる心拍動」である．異所性インパルスが生成された場所によって，期外収縮は心房性，房室接合部性および心室性に分類される．

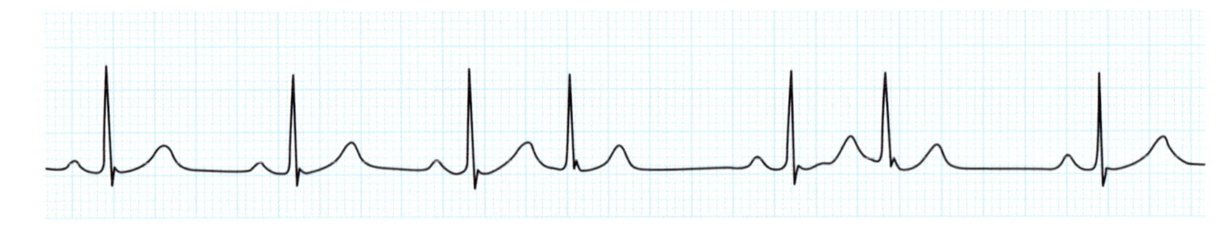

図 3-26　上室期外収縮（Ⅱ誘導，イヌ）

4 および 6 拍目の QRS 群は予想されるタイミングよりも早期に発生しており，その幅は狭いことから上室期外収縮と判断できる．しかし，これらの QRS 群と関連する P' 波が，先行する T 波の中に埋まっているため，P' 波の形状を評価できず，インパルスの発生源が心房か房室接合部かは判断できない[149]．

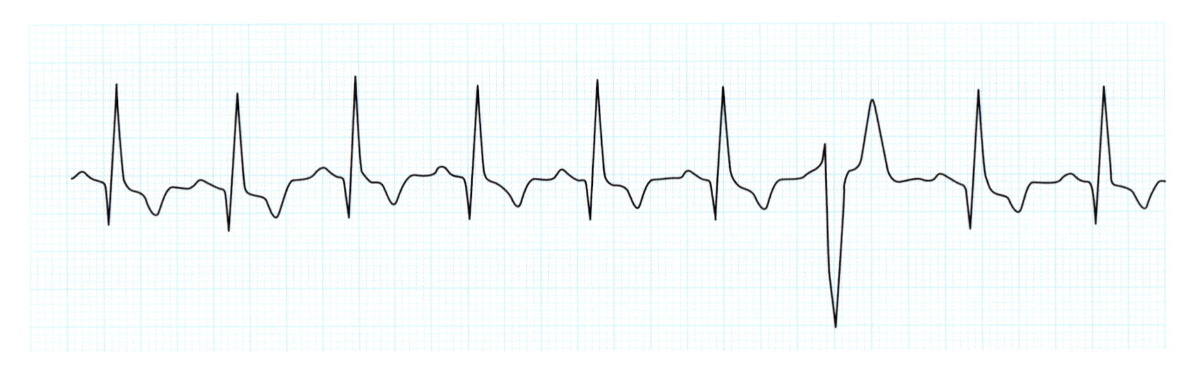

図 3-27　心室期外収縮（Ⅱ誘導，イヌ）

洞調律が 6 拍連続した後，予想されるタイミングよりも早く，そして持続時間が長い陰性 QRS 群が出現している．これが心室期外収縮である．この QRS 群には関連する P 波が先行していないことに注目[149]．

さらに，心房期外収縮および房室接合部期外収縮を合わせて上室期外収縮と呼ぶ．

MMVD で期外収縮が発生する主な原因は，高度な心腔拡大と考えられる．このような不整脈を治療する・しないの判断は困難な場合があるが，期外収縮の大部分が無害であるため，多くの症例で治療の必要はない．但し，心房細動は血行動態に最も悪影響を及ぼすので，治療する必要がある．

(i) 上室期外収縮

心房または房室接合部で生成された異所性インパルスにより，予測されるタイミングよりも早期に P 波が出現し，これに続いて QRS 群が出現する．この異所性 P 波は洞房結節で発生したインパルスが心房を正常に伝播することで発生した P 波とは異なるので，正式には P' 波という．この P' 波が早期に出現し，これに続いて QRS 群が出現するため，RR 間隔は期外収縮を伴わない洞調律の RR 間隔よりも短くなる．P' 波を発生させたインパルスは，心室内を正常に伝導するため，QRS 群の形状は正常である．このため，初学者はこの上室期外収縮を見逃しやすいので注意が必要である（図 3-26）．

(ii) 心室期外収縮

予測されるタイミングよりも早期に心室内で異所性インパルスが生成され，これが心室全体を興奮（脱分極）させる．この際，伝導速度の遅い固有心筋を伝導して心室全体を興奮させるため，正常時と比較すると心室伝導により時間を要するようになる．この結果，QRS 群は幅広く歪んだ形状を示す．また，先行する P 波が存在しないこと，そして QRS 群と逆向きの大きな T 波が出現することが心室期外収縮の特徴である（図 3-27）．

心室期外収縮は血行動態に悪影響を及ぼさないことが多く，このためこの不整脈が治療対象になることはあまりない．しかし，心室期外収縮に伴って活力の低下や食欲不振が認められる場合，ないしは R on T 現象を伴う心室期外収縮は治療対象とすべきである[19]．

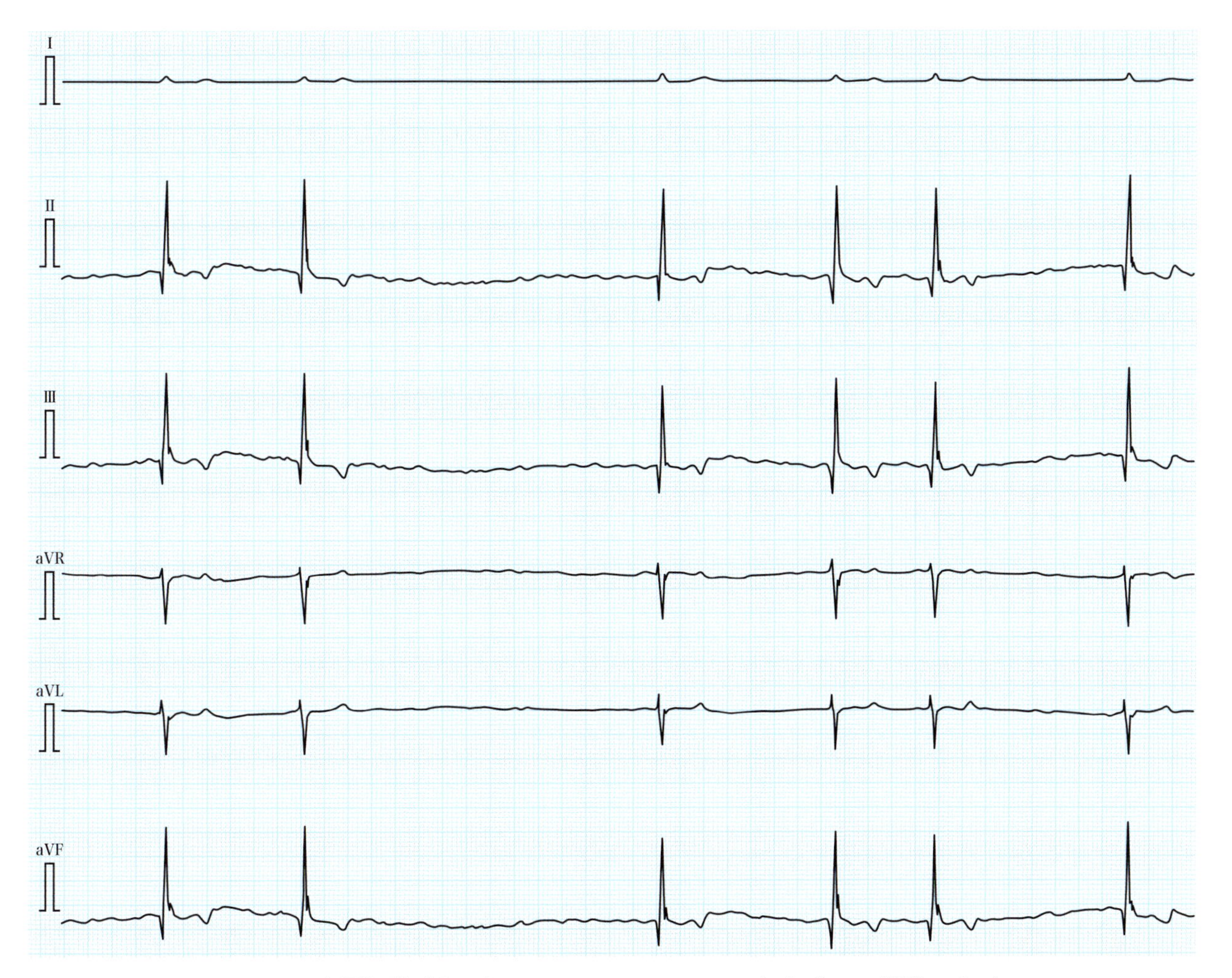

図 3-28　心房細動（上からⅠ，Ⅱ，Ⅲ，aVR，aVL および aVF 誘導，イヌ）
心房細動の特徴の一つにＰ波の消失がある．何らかの原因により心房筋興奮時の平均電気軸が変化し，Ⅱ誘導ではＰ波が認められないものの，これ以外の誘導でＰ波が確認できる場合がある．Ｐ波が発生していないことを確認するためには，このように標準肢誘導を記録し，全ての誘導でＰ波が見られないことを確認する必要がある（縮小して掲載）[149]．

(iii) 心房細動

心臓に器質的異常が存在しないにも関わらず心房細動が出現することがあるが（これを孤立性心房細動と呼ぶ），このタイプの心房細動は小動物では珍しい[155]．イヌの心房細動は特に大型犬の重症心不全に関連して発生することが多い．これに対して，ネコや小型犬では，重症心不全を合併していても，心房細動の発生は比較的まれである．

心房細動では，全ての誘導におけるＰ波の消失，f 波（細動波とも呼ぶ）の出現，そして RR 間隔の絶対不整の３つの特徴が見られる．しかし，小動物では f 波は不明瞭であることが多く（図 3-28），また心拍数が上昇していることが多いため，RR 間隔の絶対不整も明瞭でない場合がほとんどである．このため，せっかく心電図検査を実施しても見逃されやすい不整脈といえるかも知れない．心房細動に特徴的な身体所見として，①心拍数が速い，②リズムが不規則である，そして③心音の音量および脈圧が心拍毎に変動することが挙げられる．

心房細動のイヌの生命予後に関する研究によると，慢性心臓病に罹患しているものの心不全には至っていないイヌの生存期間（中央値）は 32 ヶ月だった．これに対して，心不全を発現したイヌでは５ヶ月後と有意に生命予後が短縮していた[97]．このように，心房

---

19) R on T 現象はイヌおよびネコでは非常にまれなので，本書では説明を避けた．興味のある方は別の拙著[149]を参考にして頂きたい．

細動は末期心不全で見られる予後不良を示す代表的な不整脈である．

7 心エコー図検査

心エコー図検査が非侵襲的だといわれるのは放射線被曝の危険がなく，動物に疼痛を与えないからである．日常生活の中で，四肢を押さえられる経験はイヌにとっては極めてまれで，心地よくないはずである．さらに，知らない部屋（検査室）に連れ込まれ，知らない臭いを放つ知らないスタッフに囲まれるという状況は，たとえスタッフから優しく名前を呼んでもらえたとしても，イヌにとってはストレスなのではなかろうか．この意味において，著者は動物の心エコー図検査はできるだけ短時間で済ませるべきだと考えている．心エコー図検査中に熟睡する動物がいるが，このような動物はどちらかというと例外的である．以下に述べる心エコー図検査に不可欠な基本断層像を短時間で描出し，手際よく必要な項目を一定の流れで評価できるよう，日頃から十分にトレーニングを積んでおくべきである．

ちなみに，当科では必要な項目を評価し忘れることを防ぎ，さらに過去のデータの推移を一目で把握できるように，図 3-29 のような心エコー図検査データシートを作成および利用している．

心エコー図検査に関して，最初に考えなければならないのは，検査結果によっては診断や治療方針が変更になる可能性がなければ，心エコー図検査を実施する意義はない，ということである．つまり，MMVD のために定期検診を受けている動物が来院し，問診および身体検査にて状態が安定していると判断された場合，著者は家族に心エコー図検査を提案すべきでないと考えている（家族がこの検査を強く希望している場合は別かもしれない）．発咳が悪化した，心雑音の音量が大きくなった，院内心拍数が明らかに上昇した，失神が見られるようになった等，MMVD の悪化を思わせる何らかの異常所見が確認され，治療方針を変更する可能性があると判断される場合に心エコー図検査の実施は正当化されるのではなかろうか．

心エコー図検査を実施すると様々な検査値が得られる．これらの検査値だけで利尿剤などの各種心臓病治療薬の必要性や用量が判断できれば，心臓病診療に明るくない獣医師にとっては福音になるかも知れない．しかし，これまでにこのようなガイドラインは存在せず，かえって不要な薬剤を処方し，家族に必要のない出費を強いたり，さらには有害反応で動物を苦しめるリスクすらあるので，このような安直なガイドラインを追い求めずに，しっかりと心臓病に関する知識を身につけ，問診および身体検査を適切に実施することから心臓病症例の診療を経験すべきである．問診も身体検査も実施せずに，いきなり心エコー図検査を実施し，治療方針を組み立てる行為は噴飯もの以外の何者でもない[20]．

（1）基本断層像

MMVD に限らず，全ての心臓病の診断およびモニタに最低限必要な断層像をここでは基本断層像と呼ぶ．

基本断層像には次に述べる断層像が含まれる．次の 1）～ 4）は右側傍胸骨から，そして 4）および 5）は左側傍胸骨から描出する[21]．

---

[20] 心エコー図検査から得られる各種測定値を絶対視することも慎まなければならない．この問題は Part 1 で述べた．

[21] 基本断層像の描出に不可欠なプローブ操作法は，ファームプレスのホームページ（http://www.pharm-p.com）「イヌの僧帽弁閉鎖不全症 第 2 版」プローブの操作法動画を参考にして頂きたい．

ID　　　　　患者名　　　　　　　　　暴れる ・ おとなしい

検査日	'16.11.2	'17.5.31	17.11.15	18.5.30			
右側傍胸骨左室長軸像							
MR	有 無	有 無	有 無	有 無	有 無	有 無	有 無
僧帽弁閉鎖点の上昇	有 無	有 無	有 無	有 無	有 無	有 無	有 無
僧帽弁閉鎖点の逸脱	有 無	有 無	有 無	有 無	有 無	有 無	有 無
僧帽弁の肥厚(－～3＋)	2+	3+	3+	3+			
SAM	有 無	有 無	有 無	有 無	有 無	有 無	有 無
AS	有 無	有 無	有 無	有 無	有 無	有 無	有 無
AR	有 無	有 無	有 無	有 無	有 無	有 無	有 無
ASD	有 無	有 無	有 無	有 無	有 無	有 無	有 無
VSD	有 無	有 無	有 無	有 無	有 無	有 無	有 無
TR	有 無	有 無	有 無	有 無	有 無	有 無	有 無
右側傍胸骨短軸像							
IVSd (mm)	6.9	5.4	8.1	4.5			
LVIDd (mm)	31.7	32.7	30.1	39.1			
LVPWd (mm)	5.0	6.7	7.0	5.2			
FS (%)	39.63	37.99	54.04	63.09			
AO (mm)	15.61	13.70	13.35	14.63			
LA (mm)	18.61	22.99	18.51	23.74			
LA/Ao	1.19	1.68	1.39	1.62			
PS	有 無	有 無	有 無	有 無	有 無	有 無	有 無
肺動脈流速 (m/s)	0.73	0.60	0.81	0.87			
肺動脈弁狭窄後拡張	有 無	有 無	有 無	有 無	有 無	有 無	有 無
PR	有 無	有 無	有 無	有 無	有 無	有 無	有 無
中隔壁の扁平化	有 無	有 無	有 無	有 無	有 無	有 無	有 無
中隔壁の奇異性運動	有 無	有 無	有 無	有 無	有 無	有 無	有 無
DRVOO	有 無	有 無	有 無	有 無	有 無	有 無	有 無
PR	生理的						
左側傍胸骨五腔断面像							
MR	有 無	有 無	有 無	有 無	有 無	有 無	有 無
僧帽弁逆流速度 (m/s)	6.94	5.86	6.54	6.33			
TR	有 無	有 無	有 無	有 無	有 無	有 無	有 無
三尖弁逆流速度 (m/s)	生理的						
AS	有 無	有 無	有 無	有 無	有 無	有 無	有 無
AR	有 無	有 無	有 無	有 無	有 無	有 無	有 無
大動脈流速 (m/s)	1.18	0.68	0.82	1.68			
左室流入波形E波 (m/s)	0.81	0.86	0.77	1.26			
A波 (m/s)	0.79	0.79	0.86	1.15			
E/A	1.02	1.08	0.90	1.10			
右室流入波形E波 (m/s)	0.43	0.51		0.83			
A波 (m/s)	0.62	0.51		0.69			
E/A	0.68	1.01		1.21			
VHS(長軸＋短軸)=	5.8+5.0=10.8	5.0+5.0=10.0	5.8+4.8=10.6	5.3+5.2=10.5			
肺水腫	有 無	有 無	有 無	有 無	有 無	有 無	有 無
腹水	有 無	有 無	有 無	有 無	有 無	有 無	有 無
血圧(mmHg)	130	130		122			
計算上の左房圧(mmHg)	−62.7			−39.3			

図 3-29　当科で使用している心エコー図検査データシート

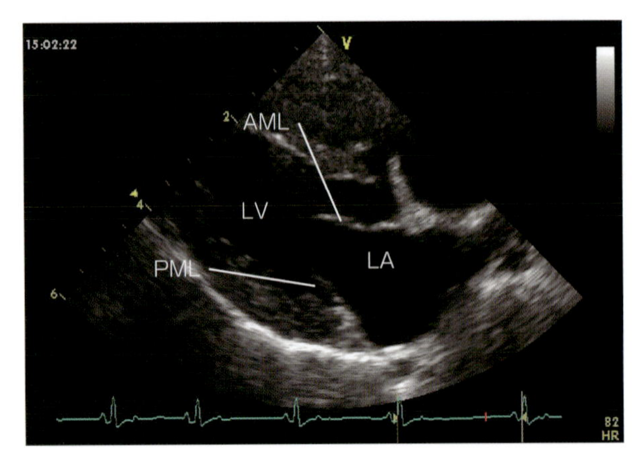

図 3-30　正常犬での右側傍胸骨左心室長軸像
LA：左心房，LV：左心室，AML：僧帽弁前尖，PML：僧帽弁後尖

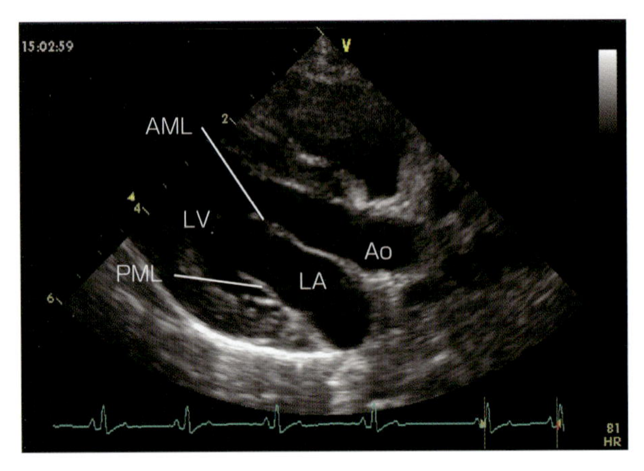

図 3-31　正常犬での右側傍胸骨左心室短軸像
LA：左心房，LV：左心室，Ao：大動脈，AML：僧帽弁前尖，PML：僧帽弁後尖

1）右側傍胸骨左心室長軸像

左心房，僧帽弁および左心室の観察に適している（図 3-30）．プローブを微調整することにより大動脈および大動脈弁も描出できる（図 3-31）．また，心膜液貯留の有無もこの断層像により評価できる．イヌの心臓病の大部分が MMVD なので，この断層像は極めて重要である．したがって，心エコー図検査を練習する際に最初に覚えるべき断層像といえる．

2）右側傍胸骨左心室短軸像

僧帽弁が画面中央に描写されるように左心室長軸像を描出した状態から，プローブをイヌの頭側に向けて約 90°回転させるとこの断層像を描出できる．乳頭筋，左心室の内腔，自由壁および中隔壁を心尖部から僧帽弁弁輪部にかけて観察できる（図 3-32）．この断層像で M モード法を実施する施設が多いようだが，右側傍胸骨左心室長軸像で実施しても良い．

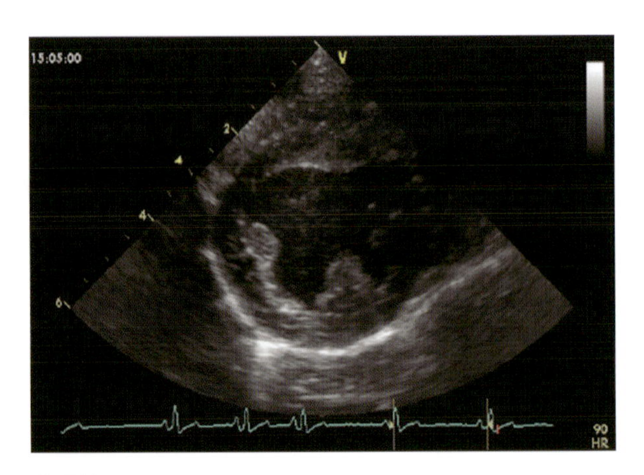

乳頭筋レベル

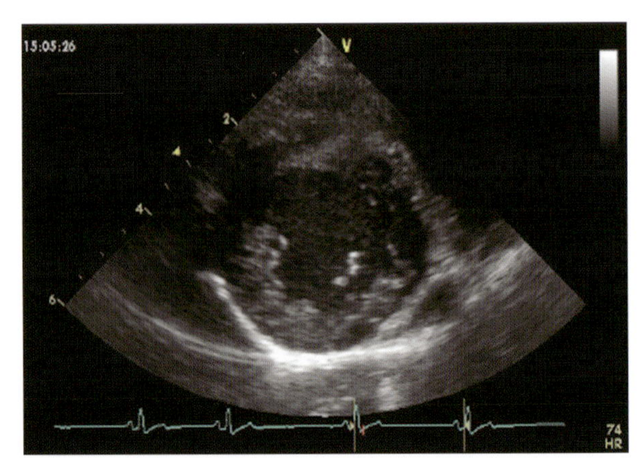

腱索レベル

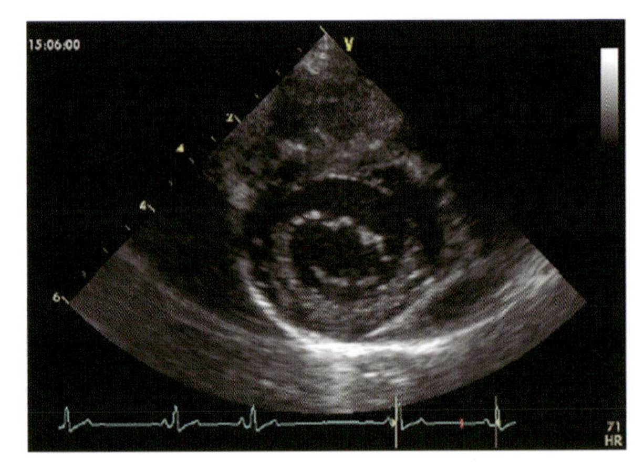

僧帽弁レベル

図 3-32　正常犬での 3 種類の右側傍胸骨左心室短軸像

3）右側傍胸骨心基部短軸像

この断層像は，左心房内径大動脈根内径比

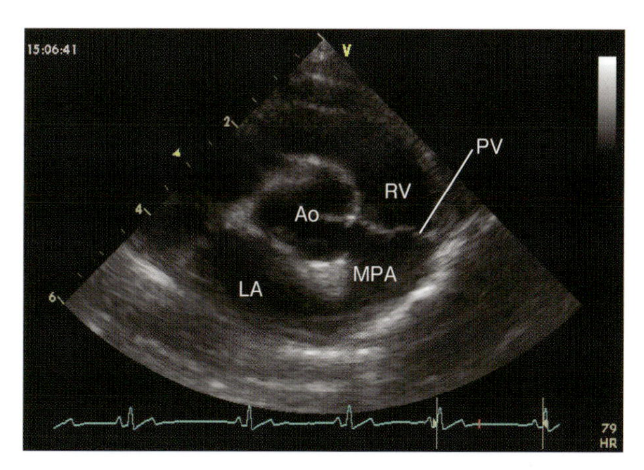

図 3-33　正常犬での右側傍胸骨心基部短軸像
PV：肺動脈弁，RV：右心室，Ao：大動脈，LA：左心房，MPA：主肺動脈

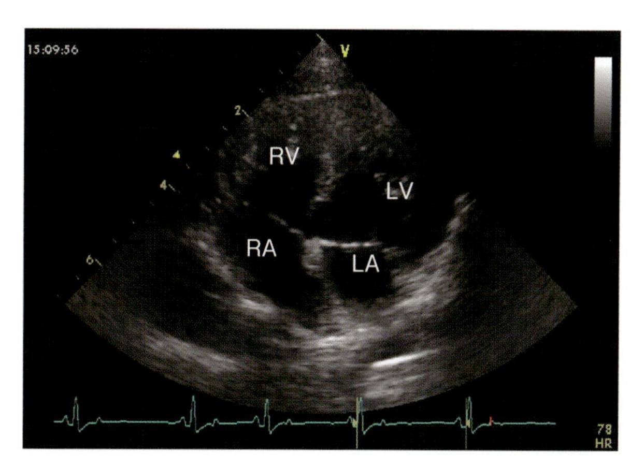

図 3-34　正常犬での左側傍胸骨四腔断層像
RV：右心室，LV：左心室，RA：右心房，LA：左心房

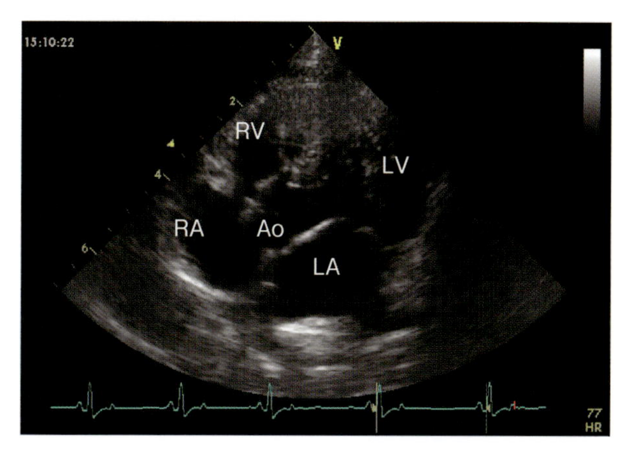

図 3-35　正常犬での左側傍胸骨五腔断層像
RV：右心室，LV：左心室，RA：右心房，Ao：大動脈，LA：左心房

(LA/Ao) の測定に加え，右室流出路の評価に適している（図 3-33）．まず，右側傍胸骨左心室短軸像を描出し，次にプローブの尾部を持ち上げるように，より心基部をスキャンするイメージでプローブを微調整すると，この断層像を描出できる．著者の印象では，この断層像の描出を苦手とする獣医師が多いようだが，根気よく練習すれば短時間で描出できるようになる．

4) 左側傍胸骨四腔断層像

左心房，左心室，右心房および右心室の4心腔を同一画面に描出する断層像である（図 3-34）．僧帽弁および三尖弁に加え，各心腔の相対的なサイズの評価に適している．さらに，僧帽弁および三尖弁逆流血流速波形，そして左心室および右心室流入血流速波形をそれぞれ連続波ドプラ法およびパルスドプラ法にて評価する際に頻用される断層像である．

5) 左側傍胸骨五腔断層像

四腔断層像に加えて，大動脈弁およびこの血管腔の一部を観察できる断層像なので五腔断層像と呼ぶ（図 3-35）．この断層像は大動脈血流速波形をパルスドプラ法で評価する際に用いられる．無論，大動脈弁の形態評価，そして大動脈弁逆流の有無の判定にも使用できる．

(2) 僧帽弁の形態

僧帽弁の形態評価に優れている断層像は，右側傍胸骨左心室長軸像および左側傍胸骨四腔断層像である．この2種類の断層像にて僧帽弁（前尖および後尖）の肥厚の有無とその程度を確認する．正常では，僧帽弁の付着部から弁尖まで厚さはほぼ同じである（図 3-36）．粘液腫様変性が発現すると，肥厚した弁尖が認められるようになる（図 3-37）．粘液腫様変性による弁尖肥厚は経験的には前尖で認められることが多いが，前尖および後尖の双方で観察される場合もある．粘液腫様変性による弁尖肥厚は僧帽弁の閉鎖時（つまり収縮期）よりも開放時（つまり拡張期）の方が容易に確認できる（図 3-38）．

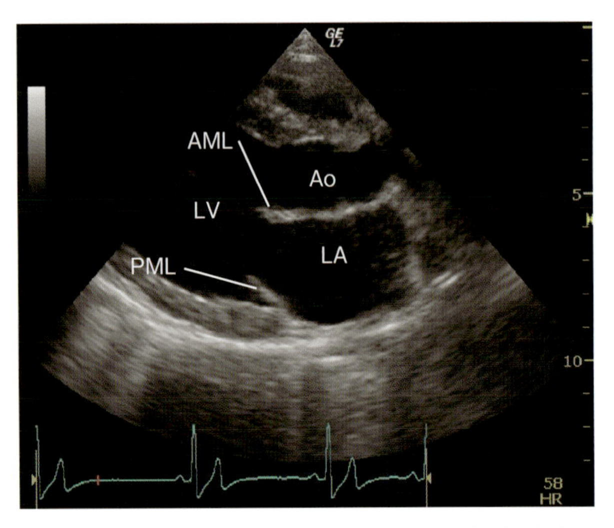

図 3-36　正常犬での僧帽弁の心エコー図（右側傍胸骨左心室長軸像）
AML：僧帽弁前尖，Ao：大動脈，LV：左心室，PML：僧帽弁後尖，LA：左心房

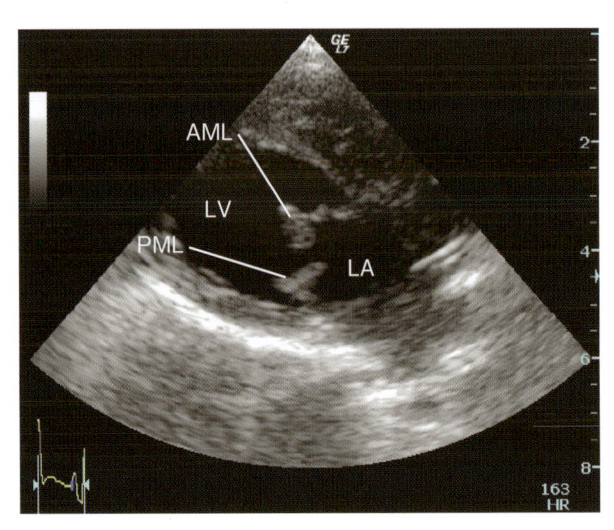

図 3-37　粘液腫様変性により肥厚した僧帽弁の心エコー図（右側傍胸骨左心室長軸像）
AML：僧帽弁前尖，LV：左心室，LA：左心房，PML：僧帽弁後尖

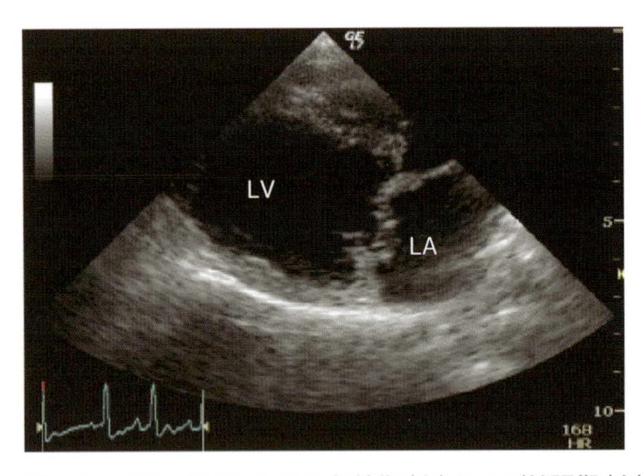

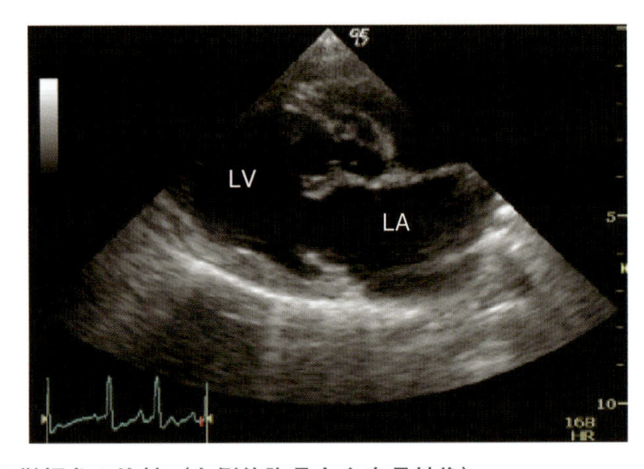

図 3-38　同一症例における収縮期（左）および拡張期（右）での僧帽弁の比較（右側傍胸骨左心室長軸像）
僧帽弁の肥厚を評価する場合には，収縮期よりも拡張期の方が観察しやすいことに注目．LV：左心室，LA：左心房

(3) 僧帽弁の閉鎖点

僧帽弁の前尖および後尖が閉鎖時に接合する部位を閉鎖点と呼ぶ．正常では，閉鎖点は僧帽弁の付着部よりも左心室（心尖部）側である（図 3-39）．しかし，MMVD の症例ではこれが弁の付着部のレベルにまで上昇する（図 3-40）．

弁尖の一部が左心房側に逸脱することがある（図 3-41）．この所見は腱索の断裂または伸展を示す．多くの腱索が急激に断裂しない限り，僧帽弁の逸脱は MMVD のイヌの予後に影響しないとされている[139]．

(4) M モード心エコー図法

M モード心エコー図法により数多くの検査数値が得られるが，MMVD の診断および病勢評価で特に重要な項目は，拡張期左心室内径および短縮率であろう[22)]．拡張期左心室内径は左室拡張，そして短縮率は左心室収縮性の指標である．拡張期の左心室自由壁厚，中隔壁厚および拡張期左心室内径は特に脱水の影響を受けるため[42, 171]，心エコー図検査で得られた各パラメータを診断等の参考に

[22)] M モード法の実施法については，別の拙著で解説しているので[150]，本書では省略した．

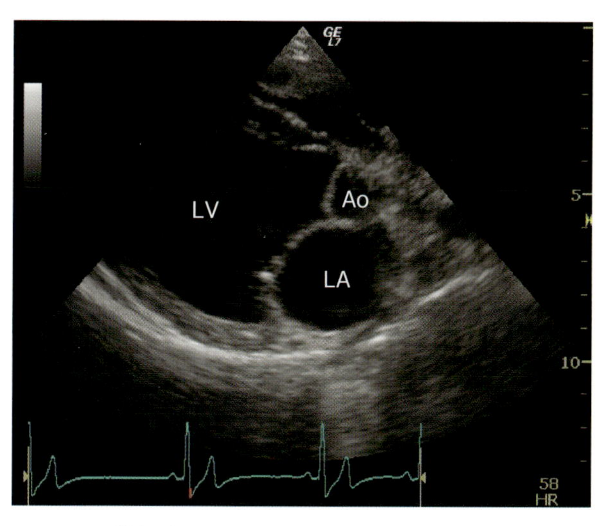

図 3-39　僧帽弁の正常な閉鎖点（右側傍胸骨左心室長軸像）
LV：左心室，Ao：大動脈，LA：左心房

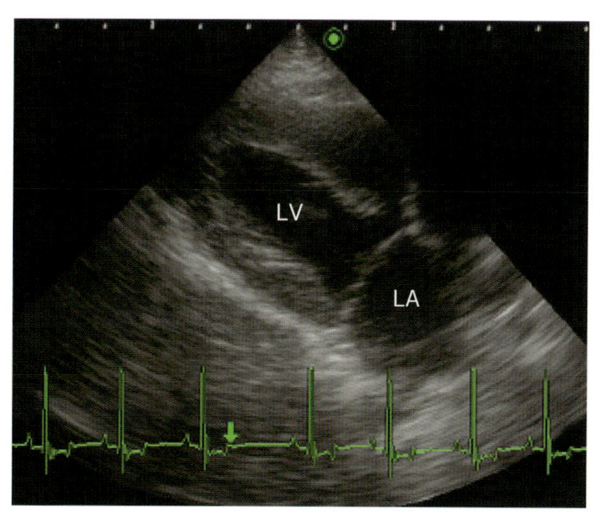

図 3-40　僧帽弁の閉鎖点の上昇を示す心エコー図（右側傍胸骨左心室長軸像）
LV：左心室，LA：左心房

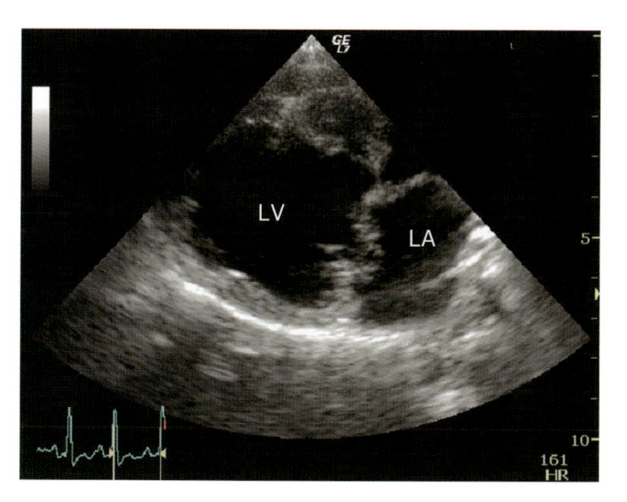

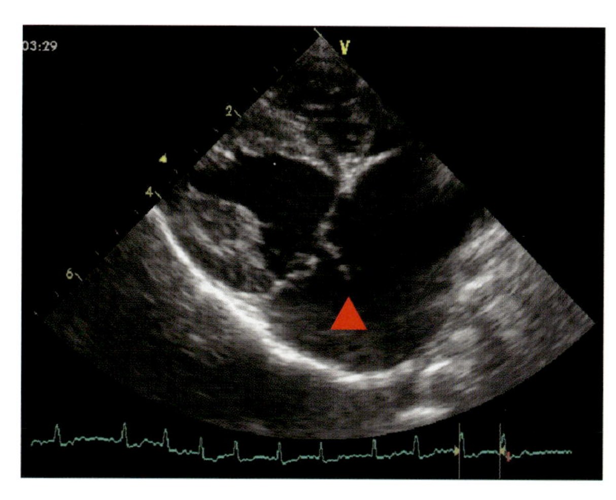

図 3-41　僧帽弁の逸脱が見られる心エコー図（右側傍胸骨左心室長軸像）
写真左：収縮期に僧帽弁の一部が左心房（LA）側に逸脱している．写真右：収縮期に断裂した腱索の一部が左心房側に反転している（▲）．

する場合には，水和状態を考慮すべきである．

Mモード心エコー図法は右側傍胸骨左心室長軸像または短軸像を用いて実施する．いずれの断層像を用いても構わないが，施設内でどちらの断層像で評価するかは統一しなければならない．

（5）左心房内径

左心房内径は，MMVDの重症度の指標となる．これも水和状態の影響を受ける．左心房内径は胸部X線検査によっても評価可能だが，心エコー図検査によりさらに正確に評価できる．

心エコー図検査による左心房内径の測定法は，これまでにいつくか報告されてきた．しかし最近では，右側傍胸骨心基部短軸像を用いたBモード法による測定が最も広く行われている．測定手順は以下の通りである[62, 126]．

① 拡張期に大動脈弁が十分に観察できるよう，右側傍胸骨心基部短軸像を描出する．
② 同時記録した心電図波形のT波の終了時から次のP波が発生するまでの拡張期のうち，閉鎖した大動脈弁が最も見やすいフレームを選ぶ（図 3-42）．
③ 大動脈根内径比を測定する．この測定法

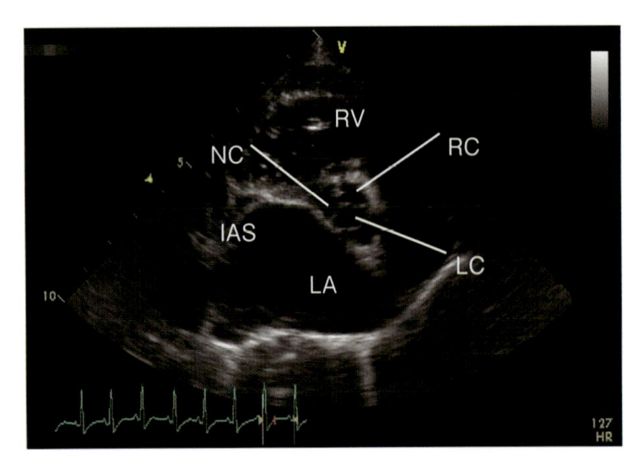

図 3-42　大動脈弁の弁尖の名称と左心房の関係（右側傍胸骨左心室長軸像）
RV：右心室，NC：無冠尖，RC：右冠尖，LC：左冠尖，IAS：心房中隔，LA：左心房

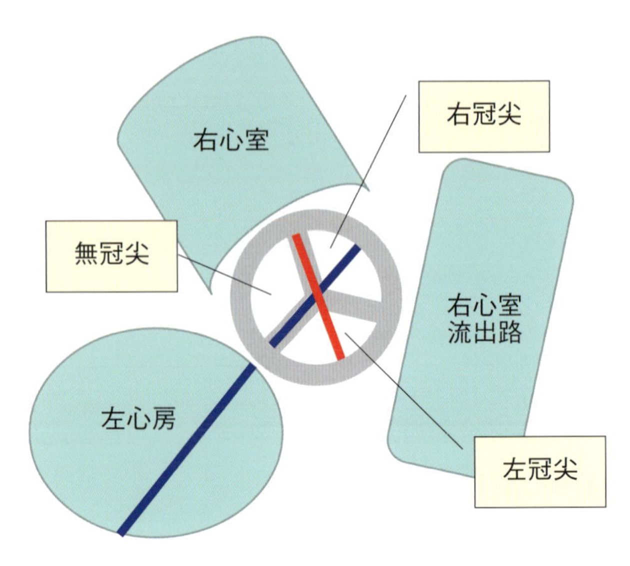

図 3-43　大動脈根内径の 2 種類の測定法を示す模式図

には 2 種類あるので，どちらを採用するかは施設内で前もって統一する（図 3-43）.

Rishniw らの方法：拡張期に無冠尖と右冠尖の付着部から，この二者の間に発生する白い閉鎖ラインを左冠尖の方向へ大動脈内壁まで延長させ，このラインを大動脈根内径とする（図 3-43，赤線）[126].

スウェーデン法：無冠尖と左冠尖の付着部から，この二者の間に発生する白い閉鎖ラインを右冠尖の方向へ大動脈内壁まで延長させ，このラインを大動脈根内径比とする（図 3-43，青線）[62].

④　次に左心房内径を測定する．大動脈根内径の測定法とは異なり，左心房内径の測定法は 1 種類である．すなわち，拡張期に生じた無冠尖と左冠尖の間の白いラインを左心房内に延長させる．無冠尖と左冠尖の付着部付近の左心房内壁から，反対側の左心房壁までの距離が左心房内径である（図 3-43）.

⑤　④で得られた左心房内径を③で得られた大動脈根内径で割って求められるのが LA/Ao である．正常は 1.6 未満である．

LA/Ao の測定法，そしてこの値を解釈する際の注意点については，既に著者の連載で詳述したので[153, 154]，ここでは注意点を 2 つ述べておきたい．

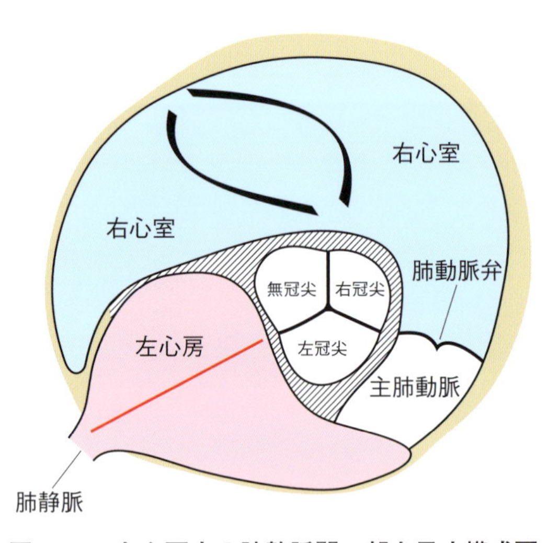

図 3-44　左心房内の肺静脈開口部を示す模式図

第 1 に肺静脈開口部が拡大した場合である．この所見は左心房が中程度以上に拡大した症例で見られることが非常に多い．

この肺静脈開口部は，大動脈弁の無冠尖と左冠尖の間のラインを左心房内で延長させた先に存在する（図 3-44）．この肺静脈開口部は左心房内径の測定に含めない．つまり，肺静脈開口部が拡大している症例では，この開口部をはさむように存在する左心房壁の走行から，肺静脈開口部での左心房壁の位置を類推する（図 3-45）.

第 2 に，左心房内径を大動脈根内径で割る目的は，左心房内

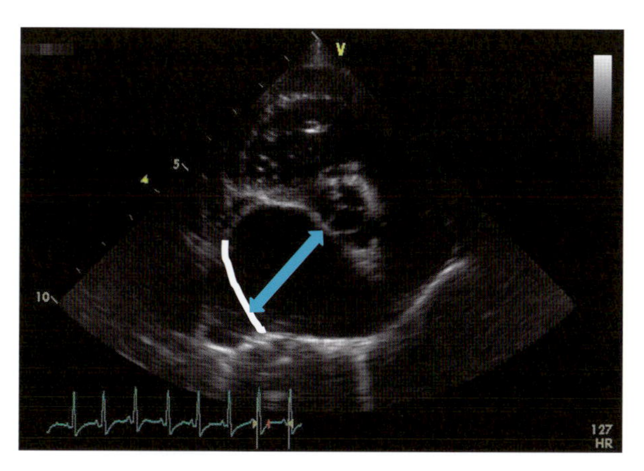

図 3-45　肺静脈開口部が拡大している際の左心房内径測定法

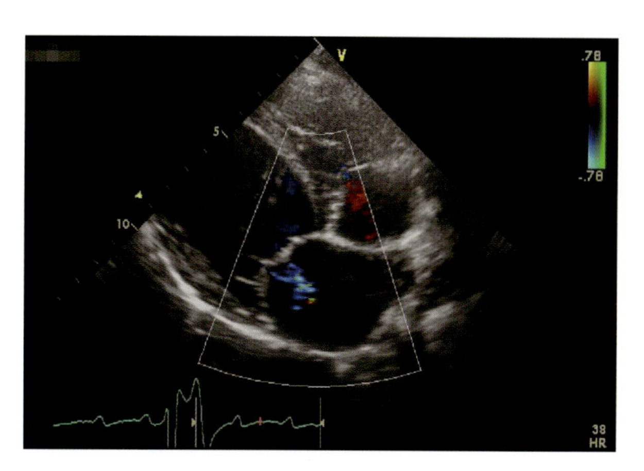

図 3-46　僧帽弁での生理的逆流（右側傍胸骨左心室長軸像）

径の体格の影響を除外するためである．例えば，ある心臓病治療薬をチワワとグレート・デーンにそれぞれ投与し，投与前後で左心房内径の変化を比較するとしよう．チワワとグレート・デーンでは体格があまりにも違うので，左心房内径を比較するためには体格の影響を必ず排除しなければならない．このような比較をする際には，LA/Ao を算出する必要がある．しかし，診療では１頭のイヌの左心房内径を追跡するため，体格の影響を考慮または除外する必要がない．さらに，大動脈根内径にしても左心房内径にしても，その測定値には必ず誤差が含まれる．誤差を含む測定値で誤差を含む測定値を割れば，その値，つまり LA/Ao の誤差はより大きくなる．以上のことから，診療では LA/Ao ではなく，左心房内径のみを用いた方が誤差が小さく，より信頼できる．

(6) 僧帽弁逆流

僧帽弁逆流は右側傍胸骨左心室長軸像および左側傍胸骨四腔断層像にて評価するのが最適である．B モード法でも，僧帽弁の弁尖肥厚に加え，僧帽弁の閉鎖点上昇または逸脱が確認できれば，僧帽弁逆流が存在すると判断しておそらく間違いない．しかし，僧帽弁逆流の有無はカラードプラ法で証明するのが最良である．

他のドプラ法と同様，カラードプラ法を実施する際には心周期を正しく把握するために，必ず心電図を同時記録すべきである．

カラードプラ法による僧帽弁逆流の確認は容易だが，過剰診断には常に注意しなければならない．生理的逆流に関する知識がないと，心臓は本当は正常なのに，MMVD と誤診し，何年にもわたって不必要な治療を実施することになる．

ヒトでは，生理的逆流の判断基準は以下の通りだが[55]，動物でも同じ基準で判断してよいであろう．

・僧帽弁口部領域で収縮期雑音が聴取されない．
・僧帽弁に形態的異常および閉鎖点の異常が認められない．
・左心室および左心房が拡張していない．
・収縮期全般にわたって逆流が見られるのではなく，収縮期初期にのみ少量の逆流が見られる．
・低速で，モザイクパターンを示さない幅の狭い逆流シグナルが見られる（図 3-46）．

以上の基準を全て満たした場合，生理的逆流と判断する．無論，これは病的逆流ではないので治療対象にしてはならない．

(7) 僧帽弁逆流血流速波形

一般に，左側傍胸骨四腔断層像を描出して連続波ドプラ法により測定するが，その理由は，この断層像では角度（θ）補正を最小限に留めることができるからである（$\theta = 0^\circ$ が最良である）．

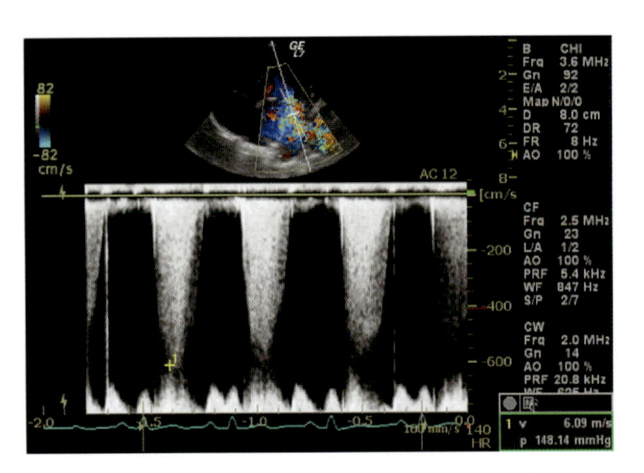

図 3-47　僧帽弁逆流血流速波形（連続波ドプラ法）

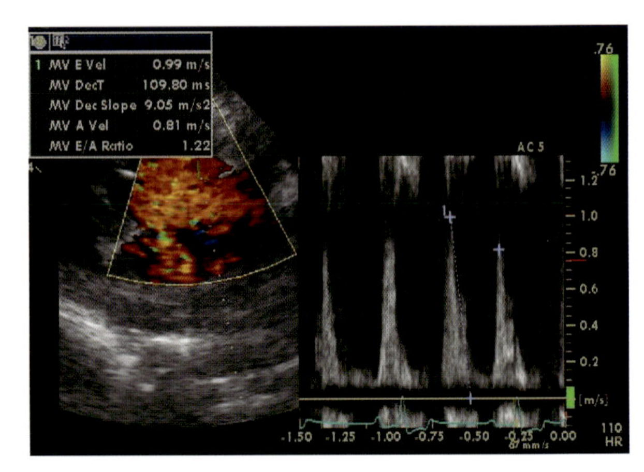

図 3-48　左心室流入血流速波形（パルスドプラ法）

以下に示す簡易ベルヌーイ式を用いて，僧帽弁逆流血流速から計算上の左心房圧を求めることができる[23]．

圧較差 LA－LV［mmHg］＝ $4V^2$

ここで V は僧帽弁逆流血流速［m/ 秒］

図 3-47 の症例の僧帽弁逆流血流速は 6.09m/ 秒だったので，左心室 - 左心房間の圧較差（圧較差 LA－LV）は 148.4mmHg となる．僧帽弁逆流血流速の測定中に同時に収縮期動脈圧を測定し，その値が 153mmHg だったとする．大動脈弁に狭窄病変がなければ，収縮期動脈圧と収縮期左心室内圧は等しいので，左心房圧は 153 － 148.4 ＝ 4.6mmHg となる．ちなみに，正常な左心房圧は 5mmHg 前後なので，この症例の左心房圧は正常と判断できる．

この簡易ベルヌーイ式を用いた左心房圧の推定に関して，留意すべきことが 2 つある．

第 1 に，「僧帽弁逆流血流速が上昇した症例ほど MMVD は重度だ」と誤解してはならない．上述の算出プロセスを正しく理解できていれば，左心房圧が高い症例ほど僧帽弁逆流血流速は遅くなることが理解できるはずである．

第 2 に，この方法で求められた左心房圧はあくまでも計算上の推定値に過ぎないことである．左心房圧が上昇しても，肺内に分布するリンパ管の流量が増加していれば，肺水腫の発現リスクは低くなる．「左心房圧が急激に 23mmHg 以上に上昇すると肺水腫が出現した．しかし，2 週間以上かけてこの圧を上昇させた場合，左心房圧が 40 ～ 45mmHg に上昇しても致命的な肺水腫は発現しなかった」という 1950 年代に報告されたイヌでの観察結果を我々は肝に銘じるべきであろう[54]．無論，計算上の左心房圧だけに基づいて「肺水腫の発現リスクが高い」，あるいは「利尿剤の投与を開始すべきだ」といった判断を下すことは不可能であり，かつ不適切である[24]．

（8）左心室流入血流速波形

左心室に流入する血流速度をパルスドプラ法で評価したのが左心室流入血流速波形である．この評価には左側傍胸骨四腔断面像を用いる（図 3-48）．

---

[23] 繰り返すが，心エコー図検査から得られる数値には必ず誤差が含まれる．この式を見ると誤差を含む V を二乗し，さらにそれを 4 倍しているので，得られる圧較差の誤差が非常に大きくなることが理解できよう．

[24] 著者が心エコー図検査を実施する際，連続波ドプラ法を用いてこの僧帽弁逆流血流速を可能な限り測定している．無論，この測定値から推定左心房圧を算出する．この値が 50mmHg を上回るものの，一般状態は良好で，肺水腫の徴候が全く認められない症例は決して少なくない．このような症例では，左心房圧は上昇しているのだろうが，肺内のリンパ系が代償して肺水腫を予防していると考えられる．すなわち，推定左心房圧のみでは治療方針の策定に役立たないと著者は考える．

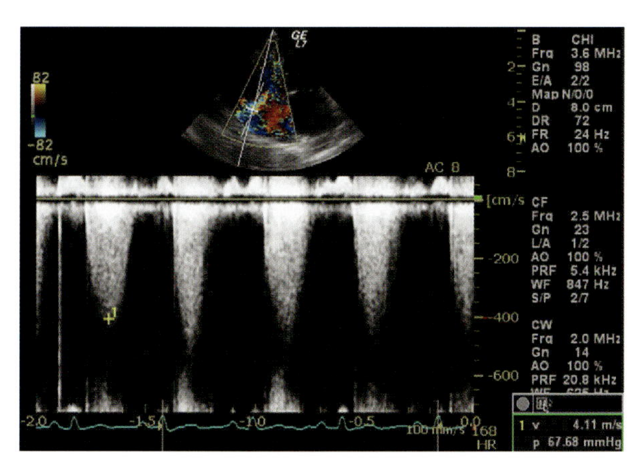

図 3-49　三尖弁逆流血流速波形（連続波ドプラ法）

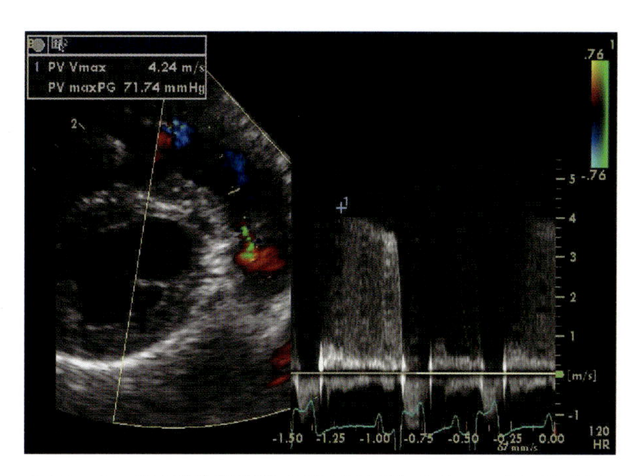

図 3-50　肺動脈弁逆流血流速波形（パルスドプラ法）

収縮を終えた左心室が拡張期に入ると，左心室内に急速に血液が流入する（急速流入期）．この際に出現する波形がＥ波である．次に，心房が収縮するとさらに血液が流入し（心房収縮期），この際に出現する波形がＡ波である．このように，心室は２段階で効率よく血液を充満させ，次の収縮期を迎えるのである．

Ｅ波は容量負荷の指標と見なすことができるが，Ｅ波は健康なイヌ，特に老齢犬でも上昇していることがあり，また水和状態の影響も受けるため，必ずしも容量負荷の上昇を示すとは限らない．理論的には，容量負荷が過度に上昇すれば肺水腫が出現するが，経験的には，Ｅ波流速が上昇した症例に必ず肺水腫が認められるとは限らないし，このような症例に予防的に利尿剤を投与しなくても肺水腫は発現しないことが多い[25]．すなわち，計算上の左心房圧だけでは治療方針を立てられないのと同様，Ｅ波の流速だけで肺水腫のリスクを評価したり，利尿剤投与の必要性を判定することはできない．

心拍数が上昇すると，Ｅ波およびＡ波は融合する．また，心房細動が出現している症例では，心房は収縮しなくなるのでＡ波は出現しない．

[25] 別の脚注で述べたように，肺内のリンパ系の機能が亢進すれば，前負荷が上昇しても肺水腫は発生しにくくなると考えられる．

（9）肺高血圧の診断

ヒトでは，肺高血圧の確定診断には心臓カテーテル検査が不可欠である．ヒトではこの検査は局所麻酔を施すのみで実施できるが，動物では全身麻酔が必要である．しかし，Part 2 で指摘したように，肺高血圧の動物では全身麻酔が躊躇されるため，確定診断に必要であっても，肺高血圧が疑われる動物では心臓カテーテル検査は禁忌である．このため，心臓カテーテル検査よりも信頼性は劣るが，非侵襲的な心エコー図検査が肺高血圧の動物の診断で重要視されるようになった．具体的な診断基準として，肺動脈弁狭窄のような右室流出路狭窄病変が存在しない症例で，三尖弁逆流血流速≧ 2.5 ～ 3.0m/ 秒，肺動脈弁逆流血流速≧ 2.0 ～ 2.5m/ 秒のどちらか，あるいは両者を証明することによって確定診断する．当科では他施設での基準を参考に，

・三尖弁逆流血流速≧ 3.0m/ 秒
・肺動脈弁逆流血流速≧ 2.5m/ 秒

という２つの基準の両者またはいずれかを満たした場合に肺高血圧と判断している．三尖弁逆流血流速は連続波ドプラ法で，そして肺動脈弁逆流血流速はパルスドプラ法で測定する（図 3-49 および 3-50）．三尖弁逆流血流速の測定に適した断層像は，僧帽弁逆流血流速と同様に左側傍胸骨四腔断層像である．肺動脈弁逆流血流速に関しては，右側傍胸骨心基部短軸像（右心室流出路像）が適している．経験的には，肺高血圧の圧倒的多数に高速な

表 3-7　肺高血圧の重症度分類 [73]

重症度	$PG_{RV\text{-}RA}$ 1)	TR_{jet} 2)	PAP 3)
軽度	＜50	3.00～3.54	41～55
中程度	51～75	3.57～4.33	56～80
重度	＞75	＞4.33	＞80

1）右心室－右心房間の圧較差［mmHg］
2）三尖弁逆流血流速［m/秒］
3）収縮期肺動脈圧［mmHg］．右房圧を 5mmHg と仮定

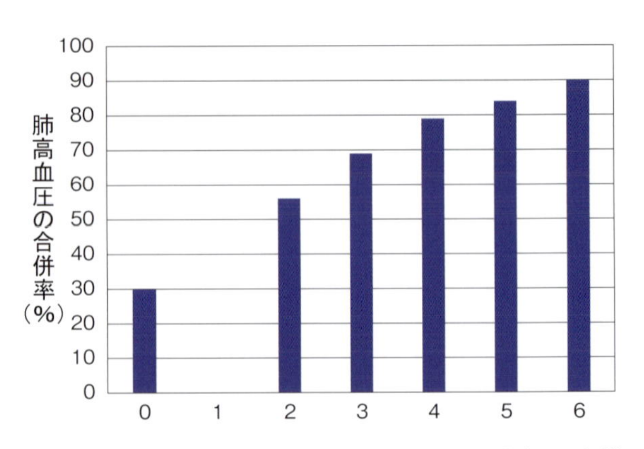

図 3-51　イヌにおける右側胸壁（三尖弁口部）の心雑音の音量（Levine 6 段階分類）および肺高血圧の合併率の関係 [112]

三尖弁逆流血流速が確認されるのに対し，高速な肺動脈弁逆流血流速が見られる症例は比較的少ない．

これらの測定値により，肺高血圧の重症度を分類することもできる．参考までに，現在，当科で採用している肺高血圧の重症度分類基準を表 3-7 に示した [73]．

施設または状況によっては，連続波ドプラ法による三尖弁または肺動脈弁の逆流速を測定できないことがある．このような場合，結果の信頼性は劣るが以下に述べる検査により，肺高血圧を強く疑診することは可能だと思われる．

1）右側胸壁（三尖弁口部）での収縮期雑音

MMVD の症例では右側胸壁，つまり三尖弁口部でも収縮期雑音が聴取されることがある．この原因として，僧帽弁逆流による心雑音が右側胸壁にまで放散した可能性，そして三尖弁逆流も存在し，これに伴う心雑音が聴取された可能性の 2 つが考えられる．しかし残念なことに，いずれも収縮期に発生し，音質は同じ逆流性であることから，僧帽弁逆流による心雑音および三尖弁逆流による心雑音を聴診により鑑別することは不可能である．三尖弁口部での収縮期雑音と肺高血圧の合併の関連性に関して，興味深い知見が報告されている．

図 3-51 は，イヌの三尖弁口部で聴取された収縮期雑音の音量と肺高血圧合併率の関係を示している．音量に関わらず，右側胸壁で心雑音が確認されたイヌは，かなり高い確率で肺高血圧を合併していることが判る [112]．MMVD の症例では診察の都度にこの部位にも聴診器をあてるべきである [26]．

2）胸椎右側への収縮期雑音の放散

聴診器を三尖弁口部から胸椎右側辺縁に移動させて聴診すると，音量はかなり低下するが収縮期雑音が聴取される場合がある（図 3-9 参照）．これは三尖弁逆流が重度であることを示唆する所見である．著者の経験では，この部位で心雑音が聴取される症例は，肺高血圧を合併していることが多い．

3）胸部 X 線写真での肺動脈の拡大

胸部 X 線写真を撮影したら，肺動脈のサイズを評価するのは当然のことである．肺動脈の拡張が認められた場合，その原因として心室中隔欠損や動脈管開存症のような左右短絡を伴う先天性心疾患で見られる肺動脈血流量の増加に加え，肺高血圧を疑うべきである．

4）胸部 X 線写真を用いたモデル式の応用

胸部 X 線写真（側面像）を用いて肺高血

[26] このことから，三尖弁口部で聴取される収縮期雑音の由来は三尖弁であることが多いと推察される．

Score = 3.129 (S−ax>5.2vの有無)+ 2.730 (胸骨接触幅>3.3vの有無) −5.389

$$P' = \frac{1}{1+\exp(-1\times \text{score})}$$

P'>0.5なら肺高血圧ありと判断

精度
予測確率：85.9%
陽性的中率：87.5%
陰性的中率：85.5%

臨床現場での活用法
S−ax > 5.2v & 胸骨接触幅>3.3v
約86%の確率で肺高血圧!!

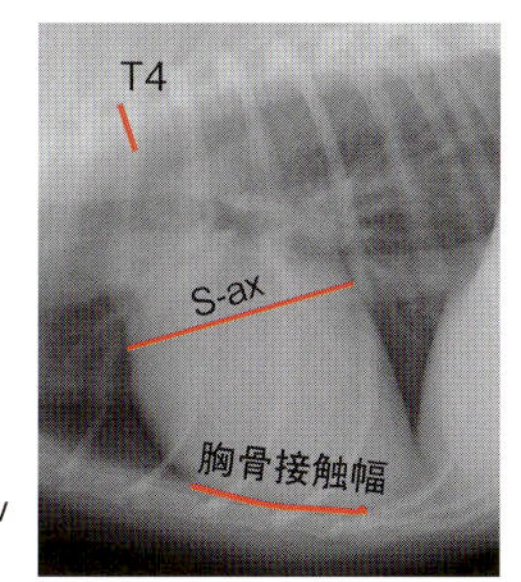

図 3-52　肺高血圧の予測モデル式[100]

圧の有無を予測する方法である．

まず，VHS の短軸（S − ax）を測定する．次に，心陰影と胸骨が接触する幅を測定する．そして，この幅および短軸が第 4 胸椎（T4）から数えて胸椎いくつ分に相当するかを，小数点第一位まで測定する（図 3-52）．そして，短軸が胸椎 5.3 個以上，接触幅が胸椎 3.4 個以上という基準を同時に満たした場合，約 86% の確率で肺高血圧が存在すると判定する[100]．

5）右肺動脈による左心房壁の圧迫像

「2）胸椎右側への収縮期雑音の放散」と同様，これも著者のオリジナルの評価法である．

右側傍胸骨左心室長軸像では，左心房の心基部側に右肺動脈が描出される．これまでに右肺動脈の正常なサイズは動物では検討されていない．しかし，図 3-53 の右肺動脈は左心房壁を圧迫しており，これは明らかに肺動脈の拡大と判断できる異常所見である．既に「3）胸部 X 線写真での肺動脈の拡大」で述べたように，右肺動脈による左心房壁の圧迫像が見られたら，肺動脈が拡張していると判断し，当科ではその原因の一つとして肺高血圧を疑診している．

6）その他

肺高血圧の合併を疑うその他の検査所見として，右肺動脈の伸展性指数（PRAD），三尖弁輪収縮期移動距離（TAPSE）などがあるが，これらの実施法および結果の解釈法を述べることは，本書の目的外なので省略した．興味のある読者は文献[27, 116, 120, 174]を参考にして頂きたい．

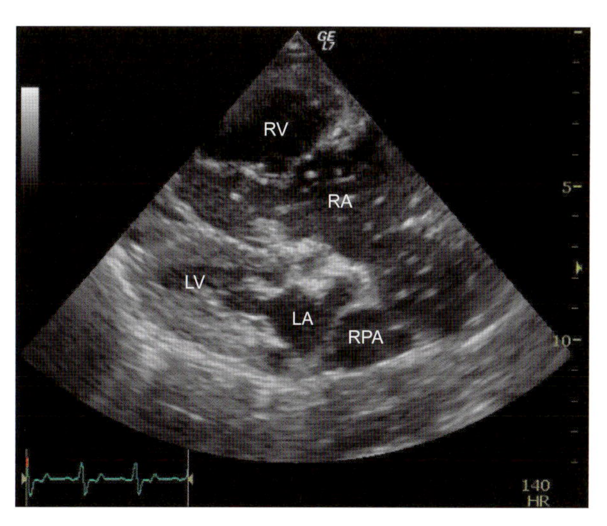

図 3-53　拡大した右肺動脈が左心房壁を圧迫している心エコー図（右側傍胸骨左室長軸像）
右心房内にイヌ糸状虫が認められる．イヌ糸状虫症による肺高血圧と判断された．PRA：右肺動脈，LA：左心房，LV：左心室，RA：右心房，RV：右心室．

8 全身血圧

全身性高血圧は様々な原因で生じるが，ヒトでは基礎疾患を伴わない本態性高血圧の発生頻度が最も高い．これに対して，イヌおよびネコでは本態性高血圧の発生頻度は非常に低く，もっぱら何らかの基礎疾患，例えば副腎皮質機能亢進症，甲状腺機能亢進症，慢性腎臓病（より正確には糸球体疾患），高アルドステロン症，さらにはステロイド剤，甲状腺ホルモン剤などの薬物投与に続発した二次性高血圧が大部分を占める．

全身性高血圧は心臓に対して圧負荷の増大をもたらすばかりでなく，腎臓や網膜といった毛細血管が密集する臓器にも悪影響を及ぼす．このため，MMVD のイヌでも全身血圧の測定は重要であり，全身性高血圧が確認されたら，その原因を可能な限り解明および排除すべきである．

全身血圧の測定に伴う最大の問題は，院内

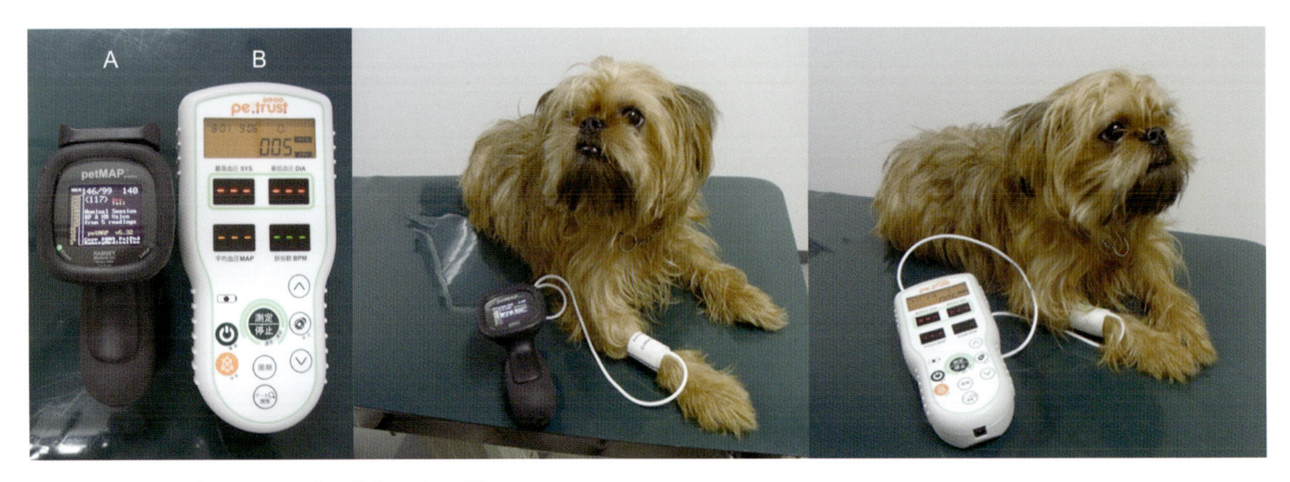

図 3-54　ハンディータイプの動物用血圧計
左写真：petMAP（A）および Pettrust（B）．右写真：petMAP および Pettrust を用いた全身血圧測定．

では安静な状態で全身血圧を測定することが困難な点であろう．自宅では正常血圧だったのに，院内では全身性高血圧の基準を満たすタイプの高血圧を白衣高血圧と呼ぶ．この原因は，院内での血圧測定時の緊張や興奮である．著者はこれまでに様々な対策を試みてきたが良策を見出せなかった．また，アメリカ獣医内科学会（ACVIM）が推奨する方法で全身血圧を測定してきたが[24]，白衣高血圧の影響を除外できない症例が多かった．現状で考え得る最良の打開策は，ハンディータイプの血圧測定計（図 3-54）を家族に貸し出し，自宅で全身血圧を測定して頂くことかも知れない．

現在，当科では安静時収縮期血圧が160mmHg を超えていれば，イヌでもネコでも全身性高血圧と診断しているが，特に「全身性高血圧を治療する・しない」を判断する際には，常に白衣高血圧の影響を考慮しなければならない．

ACVIM が公表した全身性高血圧の診断および治療に関するガイドラインでは，この「治療する・しない」の判断には全身血圧の測定値に加えて，標的器官障害の有無も考慮することを推奨している（図 3-55）[24]．標的器官障害（target organ damage：TOD）とは全身性高血圧による眼（網膜），心臓（左心室）および腎臓（蛋白尿）への悪影響を指す．全身性高血圧になるのは院内だけで，自宅での全身血圧は正常であれば，これらの標的器官障害が生じることはない．しかし，真の全身性高血圧であればその程度に応じて，これらの標的器官障害が確認される．このように，「治療する・しない」は全身血圧の測定値だけでは的確に判断できないため，動物では標的器官障害の存在に基づいて判断することは，現実的で合理的だと思われる．

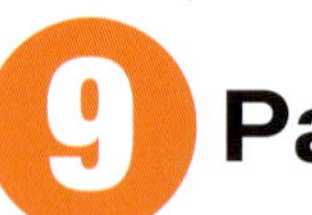

9 Part 3 のまとめ

(1) MMVD の代表的な臨床徴候は発咳，運動不耐性および肺水腫による呼吸障害である．このうち，運動不耐性の有無の判断には的確な問診が不可欠である．この問診では質問を運動または散歩中の状況に集中させず，自宅内や院内の様子も踏まえて判断すべきである．
(2) 発咳は「する・しない」だけでなく，その程度を問診で類推し，イヌや家族の QOL が障害されているか否かを把握する．MMVD に罹患していても，発咳の原因が必ずしも MMVD とは限らないことを忘れてはならない．
(3) イヌが服用している心臓病治療薬の種類によって，問診で確認すべき点は異なる．
(4) 問診では，家族の様子や思いを把握するための努力も惜しんではならない．

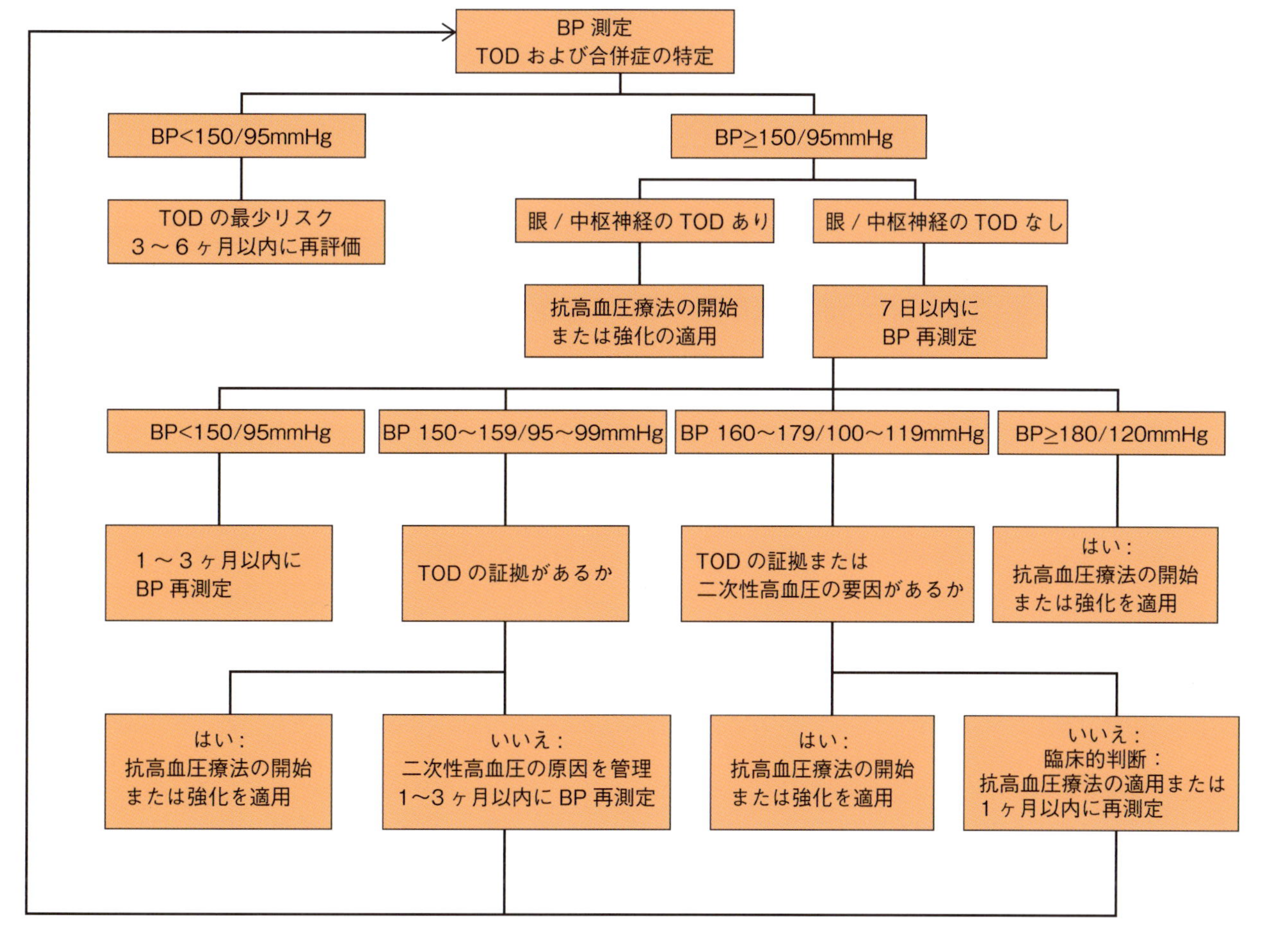

図 3-55　アメリカ獣医内科学会（ACVIM）のガイドラインによる全身性高血圧の治療推奨[24]

推奨される患者の評価法は，信頼できる収縮期血圧（BP）の測定値に基づく．しかし，既に存在する標的器官障害（TOD）の特定および特徴づけ，合併症（特に二次性高血圧を引き起こすもの）の認識，そして将来の TOD のリスク分類が治療決断の基盤となる．

(5) 心臓の聴診では心拍数，そして心雑音および不整脈の有無を必ず評価する．特に心雑音の有無は慎重に判断しなければならない．

(6) ラッセル音は 3 種類に分類されるが，いずれも細気管支の異常を示している．

(7) 心臓バイオマーカーは完全に信頼できる検査ではない．

(8) 胸部 X 線検査では，拡大した左心系が気道を圧迫しているか否かに加え，MMVD 以外の呼吸器疾患を常に探すべきである．

(9) 心エコー図検査に関しては，日頃から十分にトレーニングを積み，動物にかかる検査中のストレスを最小限に留めるため，短時間で終了させるべきである．また，この検査から得られる数値が診断や治療に直結することはない．心エコー図検査といえども他の検査と同様，「結果の一つ」と捉え，得られた所見を総合的に判断しなければならない．

(10) 動物では，肺高血圧の確定診断は心エコー図検査によって下される．しかし，この検査も完全に信頼できるものでなく，また全ての症例でこの検査が実施できるとは限らない．右側胸壁での心雑音の存在，胸部 X 線写真での右心拡大なども肺高血圧の存在を疑わせる重要な所見である．

(11) 全身血圧は血管拡張薬の追加・増量の判断材料になるだけでなく，全身性高血圧を引き起こす各種疾患のスクリーニング検査でもある．

コラム

右心拡大がないにも関わらず頑固な発咳が持続したイヌの１例

図ａは，約３ヶ月にわたって持続している頑固な発咳を主訴に来院したイヌの胸部Ｘ線写真および心エコー図である．身体検査では左側心尖部を最強点とする収縮期逆流性雑音に加え，吸気時に粗い断続音が聴取された．この胸部Ｘ線写真でも心エコー図検査でも左心拡大は認められなかった．同時に，このＸ線写真には発咳の原因になり得る明確な異常が見られなかったため，呼吸器疾患を疑って肺のCT検査を実施した．図ｂに示したように，ほぼ全ての肺葉に慢性肺炎像が確認された．

このことから，「呼吸器の異常は必ず単純Ｘ線写真に写る」と考えるべきではないといえよう．このことは，我々が健康診断時に胸部単純Ｘ線検査に加えてCT検査を追加することがあることを見ても明らかである．加えて，胸部Ｘ線写真に気管支の異常が認められなくても，ラッセル音が発生している以上，気管支の異常は否定できない．この症例では粗い断続音が聴取されたので，気管支内の分泌物貯留が強く疑われる．

この症例にはMMVDの治療は実施せず，低用量（0.25mg/kg １日１回から隔日１回）のステロイド剤により発咳が著しく軽減した．

発咳の性質や発咳時の状況などの問診，身体検査，胸部Ｘ線検査および血液検査の各所見に基づいて発咳の原因を鑑別できる場合もあるが，そのいっぽうでこの鑑別に苦慮する場合も少なくない．本症例では直ぐにCT検査を実施でき，この結果が発咳原因の鑑別に役立ったが，直ちにCT検査を実施できない場合にはどうすべきであろう．この点に関して様々な意見があろうが，イヌが長い間発咳に苦しんでいることを踏まえると，CT検査を実施せずにステロイド剤を試験的に投与することは正当化されると著者は思う．

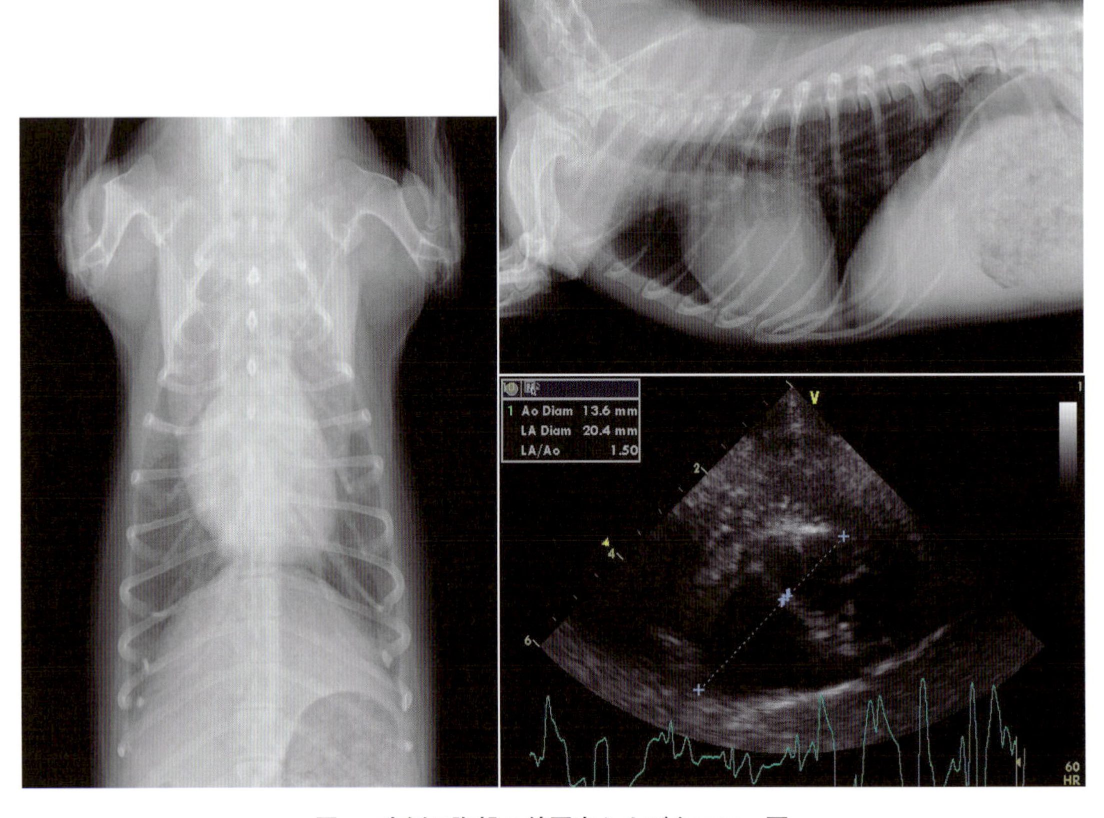

図ａ　症例の胸部Ｘ線写真および心エコー図

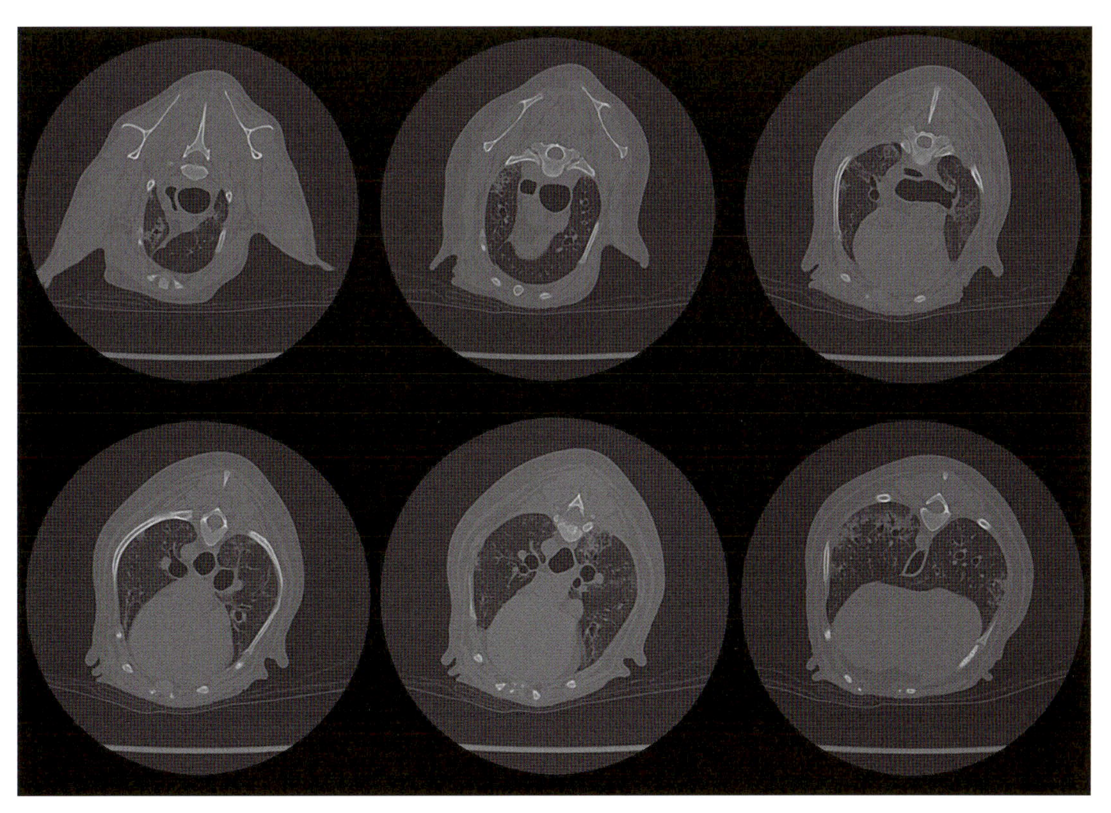

図 b　同症例の胸部 CT 検査画像
全ての肺葉に慢性肺炎像が確認された.

Part 4 管理の理論と実際

このパートでは，最初に僧帽弁閉鎖不全症（MMVD）の内科療法に一般的に用いられる薬剤の特徴，用法および使用時の留意点を整理し，次に重症度に応じた治療法を解説する．加えて，MMVD の治療に不可欠な食事および体重を含む生活管理についても言及する．

1 内科療法の基本原則

僧帽弁閉鎖不全症（MMVD）の悪化に伴い僧帽弁逆流量が増加すると，より大量の血液が左心房から左心室に流入する．この血液量の増加は左心室にとってある種のストレス，つまり容量負荷となり，左心室は拡張によってこのストレスに適応する．左心室の拡張が著しくなると，これに伴い僧帽弁弁輪部が拡大・変形し，僧帽弁逆流量はより増加する．このため，心不全に陥る前の段階，つまりアメリカ獣医内科学会（ACVIM）ステージ B2 から左心室への容量負荷を軽減するための治療が必要になる場合がある[1)]．

ACVIM ステージ B2 以降のイヌの治療目標はより安全な方法で，より長期にわたり左心拡大の進行を抑制し，そして，心不全徴候の発現および悪化を抑制することである．心機能は心拍出量で示され，これは容量負荷，圧負荷，心室の収縮性および心拍数という 4 種類の因子により規定される．したがって，特に ACVIM ステージ C 以降では，この 4 種類の因子を主に薬剤で調節することになる．加えて，MMVD で見られる発咳は，拡大した左心系が気道を圧迫するために発現する．このため，これら 4 種類の因子のうち，特に容量負荷および圧負荷を軽減することにより心臓を小さくし，気道圧迫を軽減することが MMVD による発咳の治療原則になる．

（1）容量負荷の軽減

容量負荷とは，静脈から心臓に還流する血液量と理解すると良い．正常であれば，容量負荷が増大すると心拍出量が上昇することで生体はうっ血を免れることができる．しかし，機能不全に陥った心臓が容量負荷の上昇に直面すると，うっ血徴候（右心不全であれば腹水や肝腫大など，左心不全であれば肺水腫）が出現する[2)]．このうっ血徴候を緩和するために実施されるのが容量負荷軽減療法である．容量負荷を軽減する方法は 2 種類に大別できる．

第 1 に，循環血漿量を低下させる方法である．これは主に利尿剤によって達成される．しかし，極端に循環血漿量を低下（つまり脱水）させると，心拍出量が低下するばかりでなく，これに伴い腎血流量が減少し腎機能低下を招く恐れがある．その反面で，うっ血徴候を短時間で確実に軽減できるというメリットは無視できない．かつては容量負荷を軽減するために飲水制限が実施されたが，これは動物愛護との関連で，現在は全く実施されなくなった．

もう一つの方法は，静脈を拡張させることで，静脈が血液を貯蔵できる容積を増やし，心臓への還流量を低下させる方法である．この目的を達成するために静脈拡張薬または動静脈拡張薬が選択される．利尿剤を用いる場

1) これに対してステージ A および B1 では治療は推奨されていない．その理由はこれらのステージで有効な予防法や治療法がないためである．
2) うっ血徴候を伴う心不全をうっ血性心不全という．

合とは異なり，この方法では動物のQOLを障害する重度な有害反応が発生するリスクは非常に低いが，うっ血徴候の軽減効果は利尿剤よりも明らかに弱く，また効果を発現するまでに長時間を要する．すなわち，肺水腫は主に利尿剤で治療すべきであるのに対し，肺水腫を伴わない症例で容量負荷を軽減したい場合は，血管動脈拡張薬を用いるべきである．

(2) 圧負荷の軽減

圧負荷とは，心室が収縮して動脈に血液を送り出す時に生じる心室の負担のことである．これは主に動脈の緊張度（つまり血管抵抗）により規定される．圧負荷が増大すると心作業能[3]が増大し，心室肥大が促進される．

圧負荷を軽減する方法は，動脈を拡張させる以外にはない．一般に，動脈の収縮には交感神経系の活性化が最も強く影響する．アンジオテンシン酵素変換阻害薬（ACEI）を代表とする動静脈拡張薬，そしてカルシウム拮抗薬を含む動脈拡張薬も圧負荷の軽減を目的に投与される．圧負荷を軽減することにより，血液拍出時のストレスが低下し，僧帽弁逆流量の低下が期待できる．しかし，圧負荷を軽減しすぎると低血圧，そしてこれに伴う頻脈を誘発し，心機能が低下する可能性がある．

MMVDは進行すると肺高血圧を合併することが多い．肺動脈圧の上昇は，右心室の圧負荷上昇を意味する．肺高血圧の治療には肺動脈拡張薬の使用が理想的だが，全身の末梢動脈とは異なり，肺動脈を拡張させる薬剤は極めて種類が少なく，また高額である．このため動物では，左心系（全身動脈圧）と比べると右心系（肺動脈圧）の圧負荷のコントロールは困難な場合が多い．

(3) 収縮性の改善

獣医学領域では，Mモード法心エコー図検査により測定される短縮率（fractional shortening：FS）が心筋の収縮性の指標として広く用いられている．拡張型心筋症では短縮率は高度に低下するのに対して，MMVDでは一般に上昇する．このため，MMVDの症例では収縮性の改善を考慮する必要は通常はない．しかし，病態が進行すると，短縮率は亢進状態から参考範囲内に低下する例が増えてくる．一般に，MMVDではこの状態が収縮性の低下と見なされる．

重度なMMVDで収縮性が低下する機序は正確には解明されていないが，おそらく心室筋組織の器質的変化が関与していると思われる．実際に，MMVDにより長期にわたり左心室の容量負荷が上昇すると，左心室は遠心性に拡張する．これに伴い，左心室の心内膜はびまん性に肥厚する．加えて，多くの症例で冠状動脈の硬化，そして心筋の変性，壊死および線維化が認められる．

収縮性の改善には強心剤が有効である．かつてはジゴキシンが多用されたが，最近ではピモベンダンがより頻繁に使用されるようになった．ジゴキシンとは異なり，ピモベンダンは中毒を起こさず，また腎機能が低下している症例でも，用量を調整せずに安全に使用できるため，当科では強心剤としてはジゴキシンを使用しなくなった[4]．

(4) 心拍数の制御

心機能は1分間に心臓から送り出される血液量，つまり心拍出量[5]で示される．この心拍出量は心拍数と一回拍出量の積によって求められる．MMVDにより心拍出量が低下すると，生体は心機能を維持するために心拍数を上昇させるが，極度の頻脈では一回拍出量が高度に低下し，これに伴い心拍出量も低

---

3) これは心筋酸素消費量で示され，心筋の寿命と反比例する．

4) ジゴキシンは心室拍動数を低下させるため，この薬剤は心房細動や上室頻拍などの頻脈性不整脈に対する抗不整脈薬として現在でも用いられている[149]．

5) 単位はL/分．参考値は動物種を問わず1kgあたり約0.1L/分

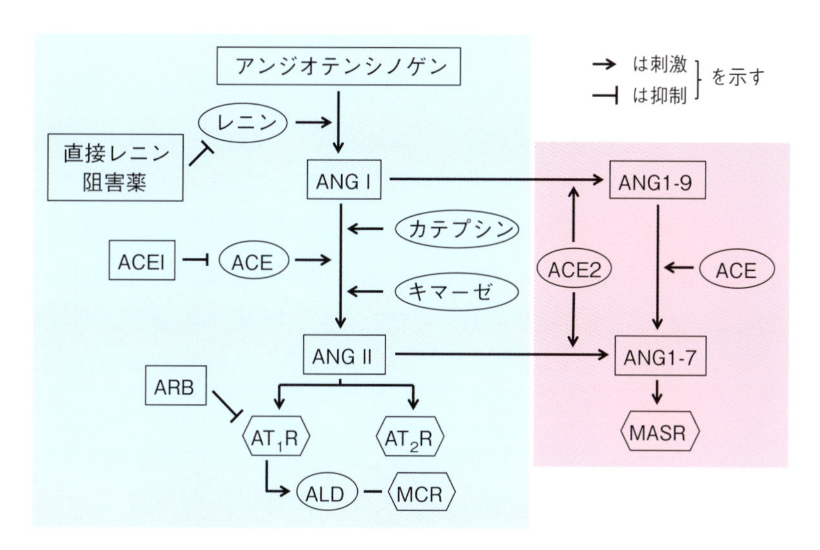

図 4-1　レニン・アンジオテンシン系のカスケード

ANG：アンジオテンシン，ACE：アンジオテンシン変換酵素，ACE2：アンジオテンシン変換酵素 2
ACEI：アンジオテンシン変換酵素阻害薬，ALD：アルドステロン，ARB：アンジオテンシン受容体拮抗薬
AT_1R および AT_2R：AT_1 および AT_2 受容体，MASR：MAS 受容体，MCR：ミネラルコルチコイド受容体

下する[6]．

以上のことから，心拍出量の維持には心拍数の制御も重要であることが判る．また，心拍数を低下させることは，心筋作業量を低下させる，つまり心筋を休ませることにもつながる．このような背景に基づいて，MMVD の治療に β 遮断薬が推奨された時期があった．しかし，この疾患に罹患したイヌでの β 遮断薬の有効性は後述するように不明確で，「β 遮断薬を使用する・しない，使用するとしたら，どの薬剤を，何をきっかけに開始するか」といった使用基準は，施設により異なっているのが現状である．ちなみに当科では現在，治療対象とすべき頻脈性不整脈（例えば心室頻拍）が存在しなければ，β 遮断薬は使用していない．

2 各種心不全治療薬の概要

（1）レニン・アンジオテンシン系とその抑制薬

1）レニン・アンジオテンシン系

レニン・アンジオテンシン系（RAS）とは図 4-1 に示すカスケードのことである．アンジオテンシン I ～ III のうち，最も強力な生理作用を示すのはアンジオテンシン II である．RAS 抑制薬の作用を理解するためには，以下に示すアンジオテンシンの 4 種類の生理作用を理解しなければならない．

- 昇圧作用：アンジオテンシン II は全身の動静脈を強力に収縮し，全身血圧（圧負荷）を上昇させる．
- 体液量増加作用：アルドステロンの放出を刺激することで，尿細管でのナトリウムおよび水の再吸収を促進する．さらに，脳内のアンジオテンシン II は渇欲を刺激し，飲水行動を促進させる．これらの作用により容量負荷が上昇する．
- 心血管系の増殖促進作用：心臓に対しては，心筋細胞の肥大を促進し，収縮力を増大させる．また心筋組織の線維化を促進する作用も示す．
- 陰性変周期作用：これにはおそらく迷走神経系の抑制作用が関与していると推測される．

アンジオテンシン II は，出血や脱水のような低血圧に直面すると直ちに活性化し，低血圧に短時間で対処するためのストレス・ホルモンの一種と位置づけることができる．しか

[6] この状態は「心臓の空打ち」と俗称されている．

し，RASが長期間にわたり持続的に活性化すると，心負荷（容量負荷および圧負荷の両者）を増大させ，心筋の線維化を促す有害因子となる．

アンジオテンシンⅠからⅡへの変換には，ACE以外の2種類の酵素，つまりカテプシンおよびキマーゼも関与する（図4-1）．すなわちACEIを投与することにより，アンジオテンシンⅡの生成は完全には抑制できない．カテプシンおよびキマーゼは，後述するアルドステロン・ブレークスルーの発生機序を考える上で重要な酵素である．

最近になって新たなカスケードがRASに存在することが明らかとなった(図4-1)[132]．アンジオテンシンⅠおよびⅡにACEとは異なるACE2という酵素が反応すると，アンジオテンシン1-9および1-7というペプチドがそれぞれ生成される．アンジオテンシン1-7はアンジオテンシンⅡよりもアミノ酸が1個少なく，7個のアミノ酸から構成される．このアンジオテンシン1-7がMAS受容体と結合すると，上昇したアンジオテンシンⅡの作用と正反対の作用を発揮する．

2) アンジオテンシン変換酵素阻害薬（ACEI）

(i) 概要

ACEIはアンジオテンシン変換酵素(ACE)の活性を阻害する．ACEはアンジオテンシンⅠからアンジオテンシンⅡへの変換過程を触媒する酵素なので，ACEIはアンジオテンシンⅡの生成を阻害する薬剤といえる．

ACEIの代表的な有害反応として空咳，低血圧および高窒素血症が挙げられる．このうち，空咳はヒトで頻繁に見られるが，動物では全くといって良いほど見られない．低血圧は動物でも非常にまれに見られる有害反応で，経験的には，初めてACEIを服用した直後に見られることが多い．ACEI療法中の症例で低血圧を思わせる徴候が問診で明らかになったら，ACEIの投与時刻とその徴候の発現時刻を関連づけることでACEIと徴候の因果関係を類推する手掛かりとなる（後述）．

ACEIは代表的な心臓病治療薬の一つだが，それは主に以下の理由による．

- イヌでは，MMVDを代表とする心臓病での有効性を裏付けるエビデンス，特に前向き多施設二重盲検試験のデータが蓄積されており，ACEIは初期段階のMMVDから進行した心不全症例までの全てのステージで推奨されている[6]．
- ACEIは動脈および静脈の双方を拡張する血管拡張薬であり，容量負荷および圧負荷の両者を軽減する．
- 全ての血管ではなく，アンジオテンシンⅡの作用を受けて収縮した血管のみに作用するため，ACEIの降圧効果はマイルドで，低血圧の発生リスクが非常に低い．
- ACEIは迷走神経の緊張を促すことで心拍数を低下させる作用も発揮する（図4-2）[36]．

(ii) 当科でのACEIの使用法とその根拠

i）無徴候のMMVDでのACEI療法

獣医心臓病学の領域では，これまでに様々な臨床試験が実施されてきた．このうち，無徴候のMMVDでの治療効果に関して3つの試験結果が報告されている．以下に，その概要を発表順に要約する．

2002年に報告されたのがSVEP(Scandinavian veterinary enalapril prevention trial)試験である[83]．

無徴候のMMVDと診断された229頭のキャバリア・キング・チャールズ・スパニエル（CKCS）を対象に実施された対照群を設けたこの二重盲検試験では，0.25～0.5mg/kgのエナラプリルまたはプラセボを投与している．観察期間は約3年間で，エンドポイントはNYHAクラスⅢへの悪化に設定された．その結果，プラセボ投与群とエナラプリル投与群の試験継続頭数には有意差が見られなかった．換言すると，NYHAクラスⅢへの移行にエナラプリルは有益な効果をもたらさなかった．

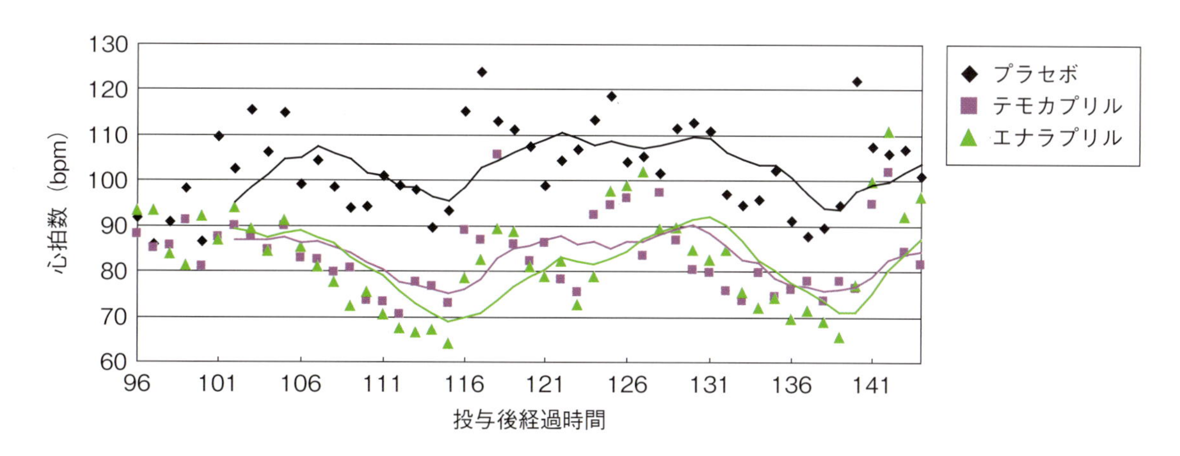

図 4-2　ACEI が犬の心拍数に及ぼす影響

健康犬にプラセボ，テモカプリル（0.1mg/kg，1 日 2 回）またはエナラプリル（0.5mg/kg，1 日 2 回）を 1 週間投与した後の心拍数の比較．対象と比較して，テモカプリルまたはエナラプリルの投与により，全ての時間帯で心拍数の低下が見られた．

この試験に関しては，CKCS という犬種のみが試験対象になっていること，エナラプリルの投与量が少なかったこと，そして試験期間を 3 年以上に設定すれば，有効とする結果が出た可能性があるなどの問題点が指摘されている．

次に，2007 年に報告されたのが，VETPROOF（Veterinary enalapril trial to prove reduction in onset of heart failure）試験である[8]．

スポンサーのないこの研究は，うっ血性心不全が発現する前に開始した長期間にわたるエナラプリルの投与が，自然発症した重度な僧帽弁逆流のイヌの生存期間に及ぼす作用を明らかにするために計画された．

研究対象には 96 頭のイヌ（エナラプリル投与群 49 頭，対照群 47 頭）が組み込まれ，これらのイヌは，VETPROOF 試験のプロトコルを完了し（うっ血性心不全または死亡のエンドポイントに達した，あるいは観察終了日まで試験に参加していた），オリジナルの研究後に最低でも 1 回は追跡情報があり，オリジナルの研究に参加してから 7 年以内に死亡した症例だった．VETPROOF はプラセボ対照群を設けた二重盲検試験で，僧帽弁逆流は重度なものの，心不全徴候はまだ発現していないイヌにおいて，エナラプリル（1 日平均用量：0.47mg/kg）によるうっ血性心不全の発症遅延効果を調査したものである．この試験に組み込まれたイヌは，非盲検で平均 3.5 年間にわたりエンドポイント（全ての原因による死亡およびうっ血性心不全を原因とする死亡）に達するまで追跡された．うっ血性心不全の発現後は治療を制限しなかったが，全てのイヌが VETPROOF をきっかけに生涯を通じてエナラプリルを投与された．これ以外の治療は，症例を管理する専門家により指示された．イヌは生存期間のエンドポイント期（phase）に関してトータルで 82 ヶ月間モニタされ，総観察期間は 8.5 年間であった．エンドポイントを全ての原因による死亡およびうっ血性心不全を原因とする死亡に設定し，Kaplan-Meier 生存曲線の危険率を log rank test を用いて解析した．

全ての原因による死亡までの日数は，エナラプリルを投与されたグループで有意に延長した（試験開始から死亡まで 995 vs 724 日）．興味深いことに，この効果はエンドポイントをうっ血性心不全による死亡に設定すると失われた．

以上の結果から，うっ血性心不全が発現する前に慢性的なエナラプリル療法を開始することにより，僧帽弁逆流が重度なイヌの全ての原因による死亡を有意に低下させることが明らかになった．

SVEP 試験および VETPROOF 試験は前

向き試験だったのに対し，次に述べるフランスの研究グループが2008年に発表した論文は後ろ向き試験だったために，この2者のエビデンスよりもインパクトは弱いが，それでも興味ある結果を報じている[7), 122].

この試験では，ISACHCクラスIaというまだ心拡大すら来していない最も軽度のMMVD罹患犬を対象にした．141頭のイヌが用いられ，66頭がベナゼプリル投与群（投与量：0.30 ± 0.13mg/kg），そして75頭が対照群に割りあてられ，心臓イベント（心臓死またはうっ血性心不全の発現）に達するまでの期間を比較した．その結果，ベナゼプリル群では心臓イベントに到達するまでの時間は中央値で6.4年，そして対照群では4.8年と両群間に有意差は見られなかった．しかし，試験対象となったイヌの集団からCKCSを除外して解析し直すと，ベナゼプリル群では6.4年だったのに対し，対照群では3.7年と有意に短かった．

この結果は2つの点で重要だと思われる．

まず，CKCSを対象集団から除外しないと両群に有意差は出なかったが，これを除外すると明らかな差が出た点である．このことは，同じ無徴候のMMVDであっても，CKCS以外の犬種であれば治療対象になり得ることを示している．同時に，無徴候のCKCSにはACEI療法を実施しても明白な効果は期待できないということも示している．

さらに重要なのは，この試験の対照となったイヌは最も軽度のMMVD（つまりISACHCクラスIa）だったということである．ISACHCクラスIaの特徴は，心雑音は聴取されるものの心不全徴候や心拡大は見られないことである（表2-4参照）．但し，この試験に用いられたイヌの心雑音の音量はLevine3～4と，このクラスにしては大きいので，試験開始時には心臓は拡大してなかったとしても，近い将来，心臓は拡大する運命にあったと考えられる．したがってこの試験データを，CKCS以外の犬種に関しては，心拡大の有無に関係なく心雑音が確認されたらACEIを処方するべきだ，と理解すべきでない．CKCS以外の犬種では，心臓が拡大していなくても，比較的大きな心雑音が確認された症例ではACEIの投与が有効だ，と解釈しなければならない．

現段階では，無徴候のCKCSに対する治療の有効性を証明したエビデンスは存在しない．この点に関して，当科ではLordらが2010年に発表した論文を重視している[91].

扱った頭数が24頭と少ないが，この論文は無徴候のMMVDのCKCSでは，うっ血性心不全が発現する1年前からVHSの増加率が急上昇すると報じている．

この例を表4-1に示した．2頭のCKCSが18ヶ月前から6ヶ月毎に胸部X線検査を受けており，それぞれのVHSを示したものである．これらの値から1ヶ月あたりのVHS増加率を求めると，症例1では本日の検査でVHS値が急上昇している．これに対し，症例2ではVHS値は漸増しているものの，増加率は一定である（図4-3）．Lordらのデータに基づくと，症例1では心不全の発現が差し迫っていると判断できる．CKCSでは，この段階が治療開始適期であると著者は考えている．

過去のVHSを振り返る時に，カルテに記入された値だけを見て判断する傾向が強いが，VHSはこのように増加率でも評価する必要があることを認識すべきである．なお，Lordらの調査で用いられた犬種はCKCSのみである．このため，他の犬種でもVHSの増加率によりうっ血性心不全の発生を予測できるか否かは厳密には不明である．

ii）発咳を伴う症例には高用量・高頻度で使用する．

図4-4に外科的に作出した僧帽弁閉鎖不全モデル犬にエナラプリル（0.25～0.75mg/kg）を1回投与した後の左心房圧の指標である肺動脈楔入圧の減少率を示した[15]．こ

7) この臨床試験には名称はつけられていない．

表 4-1　2頭のキャバリア・キング・チャールズ・スパニエルのVHS値の推移（例）

Case	18ヶ月前	12ヶ月前	6ヶ月前	本日
症例1	9.8	9.7	9.7	10.7
症例2	9.5	9.7	9.9	10.1
症例1 増加率/月	–	−0.02	0.00	0.17
症例2 増加率/月	–	0.03	0.03	0.03

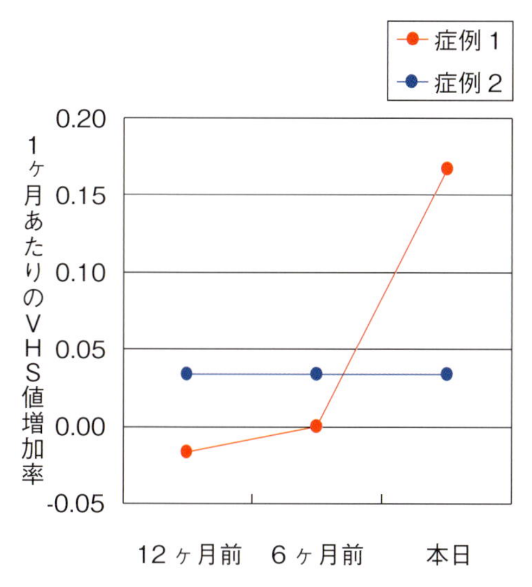

図 4-3　2頭のキャバリア・キング・チャールズ・スパニエルの1ヶ月あたりのVHS値増加率

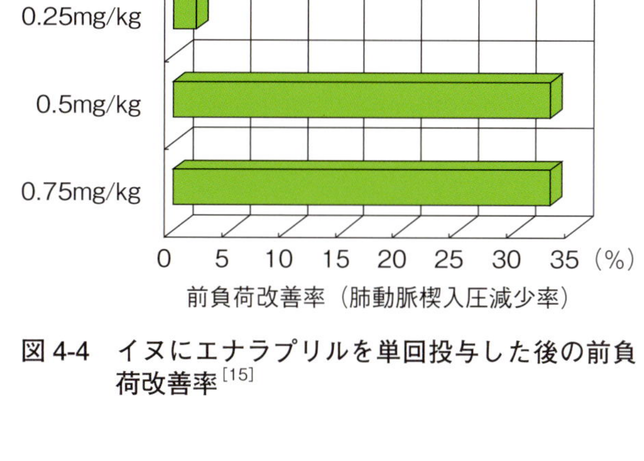

図 4-4　イヌにエナラプリルを単回投与した後の前負荷改善率[15]

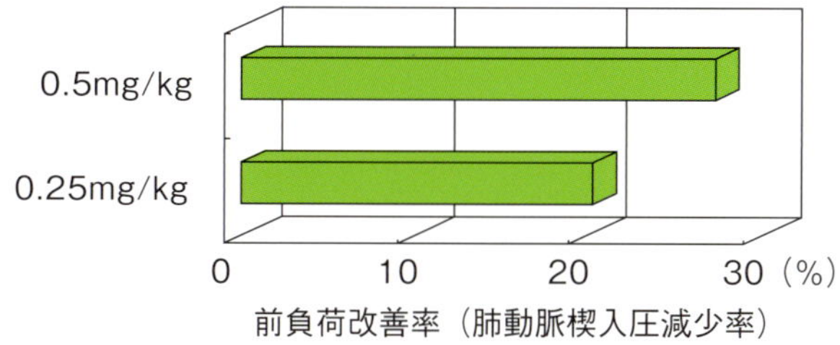

図 4-5　イヌにエナラプリルを21日間投与した後の前負荷改善率[15]

れによると，0.25mg/kgであっても容量負荷が軽減しているが，用量を2倍にすると，容量負荷減少率は10倍以上になる．エナラプリルの推奨薬用量は0.25～0.5mg/kgだが，用量が0.25と0.5mg/kgとでは，心負荷軽減率がこれだけ異なることを忘れてはならない．この現象は1回投与した場合に限らず，21日間にわたりエナラプリルを投与した場合でも同様である（図4-5）[15]．しかし，左心房圧を実験的に十分に上昇させたイヌの実験では，ACEIのみでは左心房圧は適切に低下しなかった[145]．このため，ACEIを十分な量で投与しても左心拡大による発咳を抑制できない場合には，作用機序が異なる血管拡張薬の追加を考慮すべきである．

表4-2に我が国で発売されている5種類の動物用ACEIの推奨薬用量および投与回数を示した．これらの推奨は各製薬会社が独自に実施した臨床試験の結果，あるいは文献の記載に基づいて決められたはずである．しかし，アメリカで出版されている最新の薬用量マニュアルには，投与量（投与回数）はエナラプリルで0.5mg/kg（1日2回），そしてベナゼプリルで0.25～0.5mg/kg（1日1～2回）と記載されている[119]．これは，おそらくこれらのACEIが発売されてから，より多くの症例で投与される中でより適正な投与量および投与回数が見出されたためと著者は想像

表 4-2　各種 ACEI の投与法（イヌ）

ACEI	用量（mg/kg）	投与回数
エナラプリル	0.25 ～ 0.5	q12 ～ 24h
ベナゼプリル	0.25 ～ 1	q24h
ラミプリル	0.125 ～ 0.25	q24h
テモカプリル	0.1 ～ 0.2	q24h
アラセプリル	1 ～ 3	q12 ～ 24h

している．以上の理由から，著者は発咳が原因で QOL が障害されている症例では，どの ACEI であっても投与量は推奨範囲の上限に，そして投与回数は 1 日 2 回に設定している．

iii) ジェネリックを第 1 選択薬とすることは好ましくない

著者らは，健康犬に動物用エナラプリル（エナカルド錠）またはジェネリックのエナラプリル製剤を投与し（いずれも 0.5mg/kg，1 日 2 回），血圧テレメーター・システムを用いて血圧変動を無麻酔・無拘束で記録し，比較・解析したことがある．得られた収縮期血圧の未発表データを図 4-6 に示した．

対照群の血圧変動とジェネリックのエナラプリルのそれを比較すると，両者の間に有意差は認められなかった．これに対して，動物用エナラプリルを投与した際の血圧変動は，対照群およびジェネリックのエナラプリル投与中のそれらと比較して有意に低下した．

わずか 3 頭の健康犬で実施したこの実験結果から，明確な結論は何ら導けないだろうが，少なくとも同じエナラプリル製剤であっても，ジェネリックのエナラプリル製剤はイヌでは降圧作用を発揮しない場合があるという結論は導けると思われる．このため，動物用 ACEI を第 1 選択薬にすべきだと思われる．また，様々な理由によりジェネリックの ACEI で治療している症例であっても，治療反応が芳しくないと判断される場合には，動物用 ACEI への変更を考慮すべきであろう．

iv) 動物用 ACEI の体内動態・効果は同等である

現在，我が国で発売されている 5 種類の ACEI のうち，どの薬剤が最も効果的なのか，言い換えるとどの薬剤を第 1 選択薬とすべきか，という問題は現在も解決されていない．それどころか，永久に解決されないのではとさえ著者には思えるのだが，その最大の理由は，そもそもこの 5 剤の作用機序は同一で，効果の違いが明確には現れにくいと考えられるためである．

このような状況にあっても，これまでにいくつかの研究がイヌでの ACEI の効果を比較している．

Hamlin ら（1998）は 5 頭の健康なビーグルにベナゼプリル（0.5mg/kg），カプトプリ

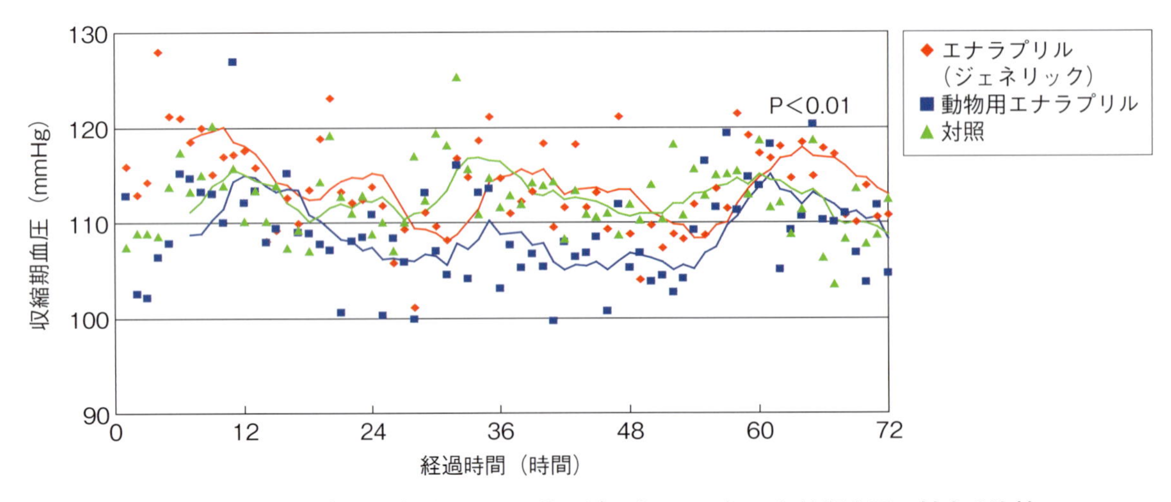

図 4-6　エナラプリル（動物用 vs 人体用ジェネリック）の収縮期血圧に対する比較

表 4-3　各 ACEI の活性代謝産物の血中濃度到達時間

ACEI（活性型）	Tmax
テモカプリラート	27 分
ラミプラリラート	1.2 時間
ベナゼプリラート	2.5 時間
エナラプリラート	2 ～ 3 時間
カプトプリル	0.5 ～ 1 時間

ル（2.0mg/kg），エナラプリル（0.5mg/kg）およびラミプリル（0.25mg/kg）を 1 回経口投与し，投与後の血清中 ACE 活性の抑制を比較検討した[59]．その結果，被検薬の中でカプトプリルの血清中 ACE 活性の抑制効果が最も弱かった[8)]．これに対して，その他の ACEI はほぼ同様の血清中 ACE 活性抑制パターンを示した．すなわち，投与 1.5 ～ 3 時間後に血清中 ACE 活性は最も強力に抑制され，その後は経時的に回復した．

ACEI が体内に吸収されると，主に肝臓で活性代謝産物に変換される．例えば，エナラプリルはエナラプリラート，ベナゼプリルはベナゼプリラート，ラミプリルはラミプリラート，そしてテモカプリルはテモカプリラートに代謝され，これらが実際には生体内で ACE を阻害する．ACEI を投与してからこれらの活性代謝産物の血中濃度が最大に達するまでの時間（Tmax）も，それぞれの ACEI の特徴を理解する上で貴重な情報になり得る．

表 4-3 は国内で発売されている 5 種類の ACEI のイヌにおける Tmax を比較したものである．これらの数値は先に紹介した Hamlin ら（1998）のデータ[59]と概ね一致する．テモカプリルの活性代謝産物の Tmax が最短で，エナラプリルが最長である．理論的には活性代謝産物の Tmax と一致して血管拡張作用が最も強く発現すると推察される．しかし，この程度の違いは，MMVD の治療に大きく影響しないと著者は考えている．このことよりも，各施設で第 1 選択薬としている ACEI の活性代謝産物の Tmax を知っておくことの方が重要だと思われる．その理由は，ACEI を初めて服用するイヌの家族に対し，理論的に有害反応が最も起こりやすい時間帯を予め指摘しておき，その時間帯に特に低血圧に関連した徴候[9)]の有無を観察するよう助言できるからである．加えて，家族から「ACEI を服用し始めたら具合が悪くなった」とか，「嘔吐するようになった」といった報告を受けることがあるが，この場合も Tmax を念頭におき，投薬時刻と問題になっている徴候の発現時刻の関連性を確認すれば，原因の追求に役立つであろう．

経験的には，5 種類の ACEI の有害反応の発生率はいずれも極めて低い．低血圧および高窒素血症の出現または悪化を経験するが，これらの発生率も低い．低血圧に関しては，ACEI を服用し始めた当日または翌日に見られ，発現する時間帯は上述の Tmax に一致することが多い．高窒素血症に関しては，日頃から十分に飲水できるよう生活環境を整え，脱水を防ぐようアドバイスすることで重篤な状態には至らないことが多い．

著者らは健康犬に様々な動物用 ACEI を投与し，その後の血圧変動を無麻酔・無拘束で記録および解析したことがある（図 4-7，未発表データ）．対照群と比較すると，エナラプリル（0.5mg/kg，1 日 2 回）またはテモカプリル（0.1mg/kg，1 日 2 回）の投与中は収縮期血圧が有意に低下した．しかし，この

8) アラセプリルは体内でカプトプリルに代謝される．本文のデータだけを見ると，アラセプリルの作用は極めて弱いと想像される．しかし，この製剤を扱う企業は，アラセプリルは容量依存性に容量負荷および圧負荷を軽減することをイヌで確認している．このことから，血清中 ACE 活性のみでは ACEI の作用強度を推定できない可能性があると考えられる．

9) 経験的には不安な表情を示す，落ち着かない様子で歩き回ったりうずくまる，暗所に頭部を突っ込みボーッと起立しているという状態に遭遇する．

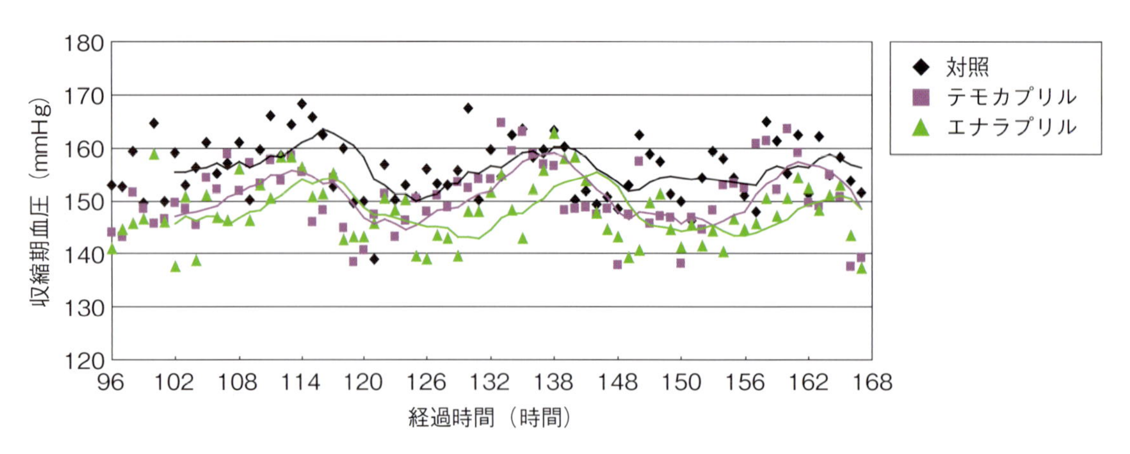

図 4-7　同じ動物用 ACEI でも降圧作用が異なる場合がある

両剤の投与中の収縮期血圧の変動を比較すると，有意差は検出されなかったことから，この両剤の収縮期血圧に及ぼす影響は同等と考えられた．しかし，テモカプリルの投与中の収縮期血圧の変動よりもエナラプリルを投与している際のそれの方が多くの時間帯で下回っており，どちらかというとこの実験犬ではエナラプリルの方が有効なのかも知れない．しかし，別な実験犬ではこの傾向が逆転する現象が認められ，より有効な ACEI は個体毎に異なる可能性があると考えられた．

ACEI で治療している症例に対して ACEI の銘柄を変更すると，それだけで発咳や運動不耐性が明らかに改善する場合がある．

13 頭の MMVD のイヌを対象に ACE をコードする遺伝子の異常の発生頻度を調査した研究では，実に約 4 割ものイヌにこの遺伝子の異常が見られた[98]．以下に述べることは，著者の根拠のない想像だが，このような ACE をコードする遺伝子に異常が見られるイヌでは，その異常に応じて様々な分子形状の ACE が生成されているのかも知れない．同時に，ACE と結合する部位は ACEI によって異なるのかも知れない．この 2 つの想像が事実なら，ACEI の効果が個体によって異なったり，銘柄の変更で心不全徴候や発咳が軽減することを説明できる．この意味においても，最も有効な ACEI はどれかという疑問を解決することは不可能だと著者は考えている．

最後に，外科的に作出した僧帽弁逆流モデル犬に各種 ACEI を投与し，その後の左心房圧や心拍数の変化を比較検討した研究は，アラセプリルが他の ACEI よりも有意に心拍数を低下させたことを報じている[69], 10)．

v)　慢性腎臓病を随伴した症例には腎保護効果も期待できる

MMVD に罹患するイヌは中年期以降であることが多く，このような症例では，腎機能が慢性的に低下していることが多い．

ACEI は慢性腎臓病にも有効とする記載があるかと思えば，ACEI の有害反応として腎機能低下を挙げる記述もあり，一部の一般臨床家は混乱しているようである．さらに，慢性腎臓病を随伴した MMVD の症例に ACEI を使うべきなのか，控えるべきなのか，そして使うとしたらその際の留意点などの実際面での問題を明快に整理した記載や情報は著者の知る限り少なく，このことも一般臨床家を混乱させる原因となっているようである．これらの問題を整理するためには，最初に慢性腎臓病の進行プロセスの概要，そして病態を促進する要因を理解する必要がある．

慢性腎臓病に関する詳述は他書に譲るとして[101]，以下に要点を示す．

・慢性腎臓病，より正確には糸球体疾患が原

10) アラセプリルが心拍数を低下させる機序は，この薬剤の項で述べた．

因で高度な蛋白尿が持続的に排泄されている場合，ACEIは食事療法（腎臓病用療法食）と共に積極的に用いるべきである．糸球体疾患では，全身性高血圧が高率に合併するが，ACEIはこの合併症の管理にも有効である．

・糸球体疾患以外の慢性腎臓病，つまり高度な蛋白尿や全身性高血圧を伴わない慢性腎臓病に関しては，ACEIを使用せず，食事療法のみを実施することが推奨されている[101]．

・要約すると，ACEIの投与を必要とする慢性腎臓病と必要としない慢性腎臓病の鑑別は，糸球体病変に由来する高度で持続的な蛋白尿，そして全身性高血圧の有無に基づくということである[11)]．

vi）ACEIの有害反応と禁忌

ACEIの有害反応として，低血圧，高窒素血症，そしてスピロノラクトンと併用した際には特に高カリウム血症が重要である．

高窒素血症に関しては，脱水が合併していなければ，ACEIの投与は問題ないようである．スピロノラクトンと併用しても高カリウム血症が生じる頻度は極めて少ないと考えられる（Part 3参照）．ACEIを投与中の症例では，低血圧および脱水に注意する必要がある．

低血圧に関しては，全身血圧を測定するのが最良だろうが，大腿動脈の強度を触診で評価するだけで十分だと思われる．脱水に関しては，当科ではいわゆる皮膚つまみ試験に加え，口腔粘膜の湿潤度も評価項目に含めている．

(iii) 我が国で発売されている動物用ACEIの特徴

我が国では現在，5種類の動物用ACEIを利用することができる．以下にこの5種類の動物用ACEIの特徴を各社が臨床獣医師向けに配布しているパンフレットの内容，様々なエビデンスに加え，著者の個人的意見や経験を交えて述べる[12)]．

i）エナカルド錠

世界で初めて開発された動物用ACEIである．エナラプリルを1, 2.5, 5または20mg含有する錠剤が発売されている（図4-8）．

イヌおよびネコの慢性心臓病および慢性腎臓病に古くから用いられており，動物用ACEIの中でも最も学術情報が充実している．エナカルド錠の最大の特徴は，この豊富な情報に加え，イヌを用いた用量設定試験により推奨投与量が明確に設定されていることであろう．

エナカルド錠を0.25，0.5および0.75mg/kgを1回投与した場合，左心房圧の指標である肺動脈楔入圧の低下率は，0.25mg/kgでは約2%だったが，0.5mg/kgでは約33%にまで有意に増大する[15]．このことから，十分な効果を期待する場合には，エナカルド錠の1回投与量は0.5mg/kgに設定すべきである．しかし，用量を0.75mg/kgにしても，肺動脈楔入圧の減少率は0.5mg/kgの場合と同等であった．このことから，エナカルド錠は0.5mg/kgを超える用量で投与しても，さらなるメリットは期待できないことが判る（図4-4参照）．

また，エナカルド錠を0.25および0.5mg/kgの用量で21日間投与した際の肺動脈楔入圧の減少率を見ると，0.25mg/kgでは約11%

11) 糸球体疾患は蛋白漏出性腎症とも呼ばれ，イヌに多発する傾向がある．これに対して，ネコでは間質性腎炎が多発傾向にある．後者では高度な蛋白尿は発現せず，また全身性高血圧の合併率は糸球体疾患ほど高くないと思われる．すなわち，同じ慢性腎臓病であっても，イヌではACEIが適応になることが多いのに対し，ネコでは不適応であることが多い．このことはACEIのみならず，アンジオテンシン受容体遮断薬にもいえることである．

12) バソトップP，エースワーカー錠およびアピナック錠に関する解説は，各薬剤の技術資料を参考に執筆した．

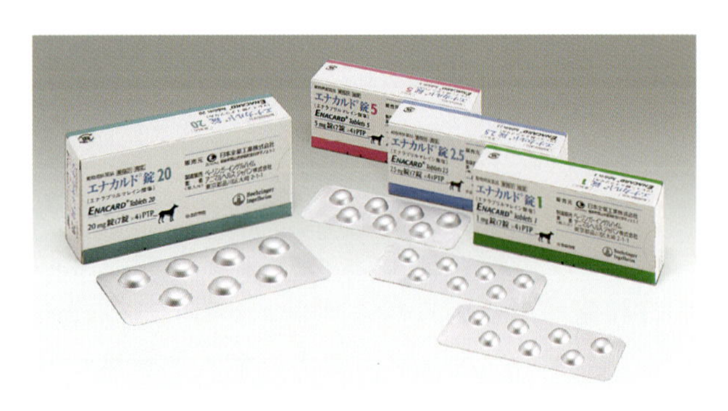

図 4-8　エナカルド錠（エナラプリル製剤）

だったのに対し，0.5mg/kg では約 2 倍に有意に上昇した．同様に，末梢血管抵抗減少率を指標に後負荷改善率に対する効果を検討したところ，0.25mg/kg では 10% だったのに対し，0.5mg/kg では約 14% の改善を見たという（図 4-5 参照）[15]．これらの結果から，エナカルド錠は容量負荷（つまり左心房圧または肺動脈楔入圧）に対しては，用量依存性に改善効果を明確に発揮するものの，圧負荷（つまり末梢血管抵抗）に関しては，用量に依存せずにマイルドな効果を発現することが判る．

エナカルド錠については，我が国でも慢性心不全犬 136 頭を対象とした多施設（大学病院 2 および開業病院 18 施設）での治療試験が実施されている[107]．この試験では，慢性心不全と診断されたイヌを対照群およびエナカルド錠投与群に無作為に割りあて，エナカルド錠投与群では 0.25 ～ 0.5mg/kg の用量でエナカルド錠を投与した．また，担当医の判断でフロセミドおよび / またはジゴキシンが投与された．治療開始 28 日後に心不全重症度，活動性，運動能力，食欲，発咳，呼吸状態および肺水腫の各項目を評価したところ，いずれにおいてもエナカルド錠投与群での改善率が高値であった．

NYHA クラスⅡの MMVD のイヌ 13 頭に対し，エナカルド錠のみを 0.25 ～ 0.5mg/kg（1 日 1 回）の用量で 28 日間投与したところ，1 例が NYHA クラス 1 に改善し，活動性，運動能力，食欲，呼吸状態および発咳に関するスコアが悪化した症例はなかった．これに対して対照群（10 頭）では，4 頭で NYHA クラスⅢへの悪化が見られ，7 頭で観察項目のいずれか 1 つ以上が悪化した[78]．以上のことから，エナカルド錠は NYHA クラスⅡの MMVD の臨床状態の改善にも有効であるといえる．

NYHA クラスⅢ～Ⅳの MMVD のイヌ 67 頭を対象に，エナカルド錠による延命効果がアメリカで調査されている（LIVE[Long-term investigation of veterinary enalapril]試験）[38]．対照群（34 頭）およびエナカルド錠投与群（33 頭）の両群に対して，標準的な心不全療法（フロセミド単独，あるいはフロセミドおよびジゴキシン）が実施され，さらにエナカルド錠投与群にはエナカルド錠が 0.5mg/kg の用量で 1 日 1 ～ 2 回投与された．エンドポイントは供試犬の死亡，あるいは治療無効（追加治療が必要と判断される程度の臨床徴候の悪化）に設定された．その結果，対照群およびエナカルド錠投与群の生存期間はそれぞれ 77.0 および 157.7 日と，エナカルド錠投与群の生存期間が有意に延長した．また，観察開始後の非脱落症例の割合を比較すると，エナカルド錠投与群の割合が有意に高かった．

Atkins ら（2002）は重度な代償性 MMVD のイヌ 139 頭に，エナカルド錠を 0.5mg/kg（1 日 1 回）の用量で長期間投与した際の腎機能に対する影響を調査した[7]．腎機能に関する適切な情報が得られた 132 頭に関しては，0.5 ～ 26 ヶ月（中央値 12 ヶ月）にわたり追跡した．その結果，エナカルド錠を投与されたイヌとプラセボを投与されたイヌとの間に，いずれの時点においても BUN および血清クレアチニン値に有意差は認められなかった．以上のことから，長期間にわたるエナカルド錠の投与は，MMVD のイヌの腎機能に有害な影響を及ぼさないことが確認された．

加えて，慢性腎臓病のイヌに対するエナカルド錠の有効性および安全性に関する検討結果も報告されている[51]．この試験では，糸球体腎炎に罹患した 29 頭のイヌを無作為にエナカルド錠投与群および対照群に割りあてた．試験開始時の両群間の血清クレアチニン値，収縮期血圧および糸球体腎炎の組織所見スコアは同等であったが，尿蛋白 / クレアチニン比はエナカルド錠投与群の方が有意に高値であった．エナカルド錠投与群では，エナカルド錠を 6 ヶ月にわたり 0.5mg/kg の用量で 1 日 1 または 2 回投与した．その結果，エナカルド錠投与群の尿蛋白 / クレアチニン比，糸球体濾過量および収縮期血圧に有意な低下が見られた．

この結果に関して，エナカルド錠の投与により糸球体濾過量が有意に低下した点が気になるかも知れない．しかし，糸球体腎炎では一般に糸球体濾過量は上昇し，過剰濾過の状態が持続することが知られている．この過剰濾過は糸球体の硬化および壊死に直結する．すなわち，この糸球体濾過量の低下は糸球体の負担を減じる効果，言い換えると糸球体保護効果と見なすことができる．

ii）フォルテコール錠

ベナゼプリルを 2.5 または 5mg 含有する錠剤が発売されている（図 4-9）．臨床的な視点からすると，フォルテコール錠の最大の特徴は，投薬コンプライアンスを考慮してフレーバーが添加されていることであろう．著者の印象でも，この添加により家族にとって毎日の投薬が容易になり，コンプライアンスの改善に貢献している．そのいっぽうで，当初は投薬コンプライアンスが良好でも，やがて与薬しにくくなるイヌもいる．このようなイヌは，フレーバーに飽きたのではないかと想像される．

イヌの体重に合わせて投与量を調整できるよう，錠剤には切り目が入っている．イヌでの推奨投与量は 0.25 ～ 1.0mg/kg で，投与回数は 1 日 1 回である．

フォルテコール錠の特徴はエナカルド錠と同様，イヌでの学術データが豊富なことであろう．イヌの慢性心臓病に対するフォルテコール錠の有効性および安全性に関する研究

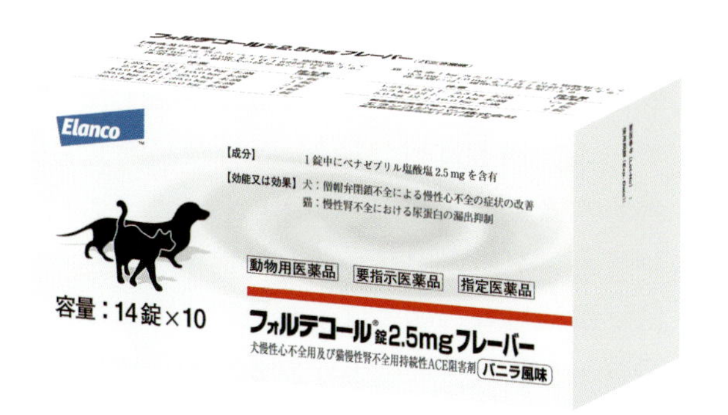

図 4-9　フォルテコール錠（ベナゼプリル製剤）

の中では，1999 年に発表された BENCH（Benazepril in canine heart disease）試験のインパクトが最も強い[14]．

この試験はフランス，イタリア，スイスおよびイギリスの 16 施設で実施された対照群を設けた無作為化二重盲検試験である．ISACHC クラスⅡまたはⅢと診断された MMVD125 例および拡張型心筋症 37 例のイヌがこの試験に登録された．これらの症例は無作為に対照群またはフォルテコール錠投与群に割りあてられ，それぞれにプラセボまたはフォルテコール錠（最低用量 0.25mg/kg，1 日 1 回）が最長で 34 ヶ月間にわたり投与された．さらに，担当医の判断で標準療法（ジゴキシン，利尿剤，抗不整脈薬の単独療法または併用療法）が追加された．エンドポイントは慢性心臓病の悪化，あるいは何らかの理由による試験からの脱落に設定された．

その結果，エンドポイントに達するまでの平均期間は対照群では 158 日だったのに対し，フォルテコール錠投与群では 428 日と有意（2.7 倍）に延長していた．また，1 年後の生存率は対照群では 20% だったのに対し，フォルテコール錠投与群では 49% だった．また，ISACHC クラスⅡからフォルテコール錠で治療を開始した場合，ISACHC クラスⅢに悪化するリスクは有意に低下した（リスク低下率 46%）．ISACHC クラスⅡからⅢに悪化するまでの平均日数は対照群では 209 日だったのに対し，フォルテコール錠投与群では 394 日と有意に延長した．なお，この試

験では投与開始7，28および56日後に運動耐性および全体的な臨床状態を評価しているが，この両者は投与開始28日後に有意に改善したという．最後に，BUNおよび血清クレアチニン値の上昇，そして血清カリウムの低下が見られた頻度は，対照群よりもフォルテコール錠投与群の方が低かった．

ベナゼプリルの活性代謝産物であるベナゼプリラートをイヌに静脈内投与し，その後の排泄経路とのその割合を比較した試験では，胆汁排泄および尿中排泄の割合は50：50であった[176]．また，ベナゼプリルを経口投与した場合，この比率は90：10であった．以上のことから，この薬剤の主要排泄経路は胆道系であることが判る[88]．

Kitagawaら（2000）は，実験的に作出した腎機能障害（1/4腎）モデル犬にベナゼプリルを経口投与し，その後の血漿中ベナゼプリラート濃度を測定することで，腎機能が障害されている際のこの薬剤の安全性を調査した[79]．

ベナゼプリルを5頭のイヌには通常量（0.5mg/kg）で，そして4頭のイヌには高用量（10mg/kg）で1日1回，15日間連続投与した．その結果，BUN，血清クレアチニン値，腎血漿流量および糸球体濾過量はいずれの投与群でも有意な変化は見られなかった．0.5mg/kg投与群では，各投与後2時間で血漿中ベナゼプリラート濃度が約20から約340ng/mLに上昇したが，対照群のイヌと比較してこの値に有意差は認められなかった．10mg/kg投与群では，個体によって血漿中ベナゼプリラート濃度は変動したが，投与日毎に上昇する傾向，つまり蓄積性は見られず，また対照群と比較しても有意差は見られなかった．最終投与日に血漿中ベナゼプリラート濃度の濃度曲線下面積（$AUC_{0\text{-}24}$）を評価したところ，いずれの投与群においても対照群との間に有意差は見られなかった．以上の結果から，ベナゼプリルは軽度～中程度の腎機能障害犬でも安全であり，投与量の調整は必要ないと結論された．なお，フォルテコール錠は日本で発売されている動物用ACEIの中で唯一，ネコの慢性腎臓病の治療薬としても承認されている[13)]．

iii）バソトップP

ラミプリルを1.25または2.5mg含有する錠剤が販売されている（図4-10）[14)]．

16頭のビーグルにラミプリルを0.25mg/kgの用量で1日1回，8日間にわたり連続投与し，この間の血清中ACE活性を調査したデータがこの薬剤の技術資料に紹介されている．

それによると，ラミプリルを投与した24時間後から血清中ACE活性は既に低値を示し，この傾向は投与終了時点まで持続した．血清中ACE活性の抑制効果は，ラミプリルを投与して20分後には認められることから，ラミプリルはイヌの体内で速やかに活性代謝産物であるラミプリラートに変換され，投与後は速やかに血清中ACE活性を抑制し，この抑制効果は長期間にわたり持続することが明らかになっている．なお，血漿中ラミプリラート濃度がピークに達するのは，ラミプリルを投与して1時間後であった．

^{14}Cでラミプリルを標識して，これを2mg/kgの用量でイヌに経口投与し，その後の排泄経路に関する実験も行われている．投与直後から96時間後までの尿中および糞便中の排泄割合は20：80であったことから，バソトップの主要排泄経路は胆道系であるといえる．

ラミプリルの最大の特徴は，持続的なナト

---

13) この項の目的は各種ACEIを解説することであるため，アンジオテンシン受容体遮断薬に関しては記述を避けた．アンジオテンシン受容体遮断薬の一つであるテルミサルタンもネコの慢性腎臓病の治療薬として承認されていることを付記しておく．

14) 我が国では，バソトップPの販売は2018年8～11月頃に中止になる予定である．

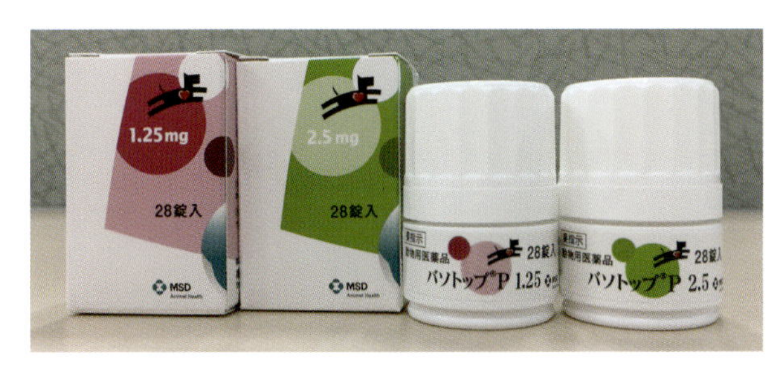

図 4-10　バソトップ P（ラミプリル製剤）

リウム利尿作用も発揮することであろう[113]．この利尿作用は投与量が 0.1mg/kg 以上で発現する．慢性心不全に加えて高窒素血症が見られるイヌ（7/69 例）にバソトップを投与したところ，全例で慢性心不全が改善し，6 例では高窒素血症は不変だったか，あるいは大幅に改善した（1 例では BUN が上昇した）．以上のことから，バソトップの利尿効果は腎機能が低下しているイヌの高窒素血症をさらに悪化させるほど強力でないと考えられる．しかし，バソトップをフロセミドと併用すると，利尿効果が相乗的に増強するため，フロセミドの用量を調整する必要が生じる場合があるかも知れない．なお，バソトップは利尿作用に加えて腎血流量の増加作用も発揮することが判っている．

ラミプリルを通常量の 10 倍に相当する 2.5mg/kg を 1 日 1 回，12 ヶ月にわたりイヌに経口投与した結果，死亡した症例，あるいは一般臨床所見，各種臨床検査所見および病理学的検査所見に異常を認めた個体はなかった．

イヌの臨床例に対する有効性に関しては，3 つの臨床試験が実施されている．

一つは，ヨーロッパにおいて 110 頭の慢性心不全犬を対象に，0.125mg/kg の用量でバソトップを 1 日 1 回，56 日間連続投与した臨床試験である．その結果，バソトップに関連した死亡例または異常徴候を認めた症例はなく，電解質異常や腎機能に有害反応を認めた症例もなかった．

ドイツで慢性心不全犬 66 例（拡張型心筋症 41 例；追跡期間 2.5 年，MMVD19 例；追跡期間 1.5 年）を対象に，0.125 ～ 0.25mg/kg/ 日の用量でバソトップを投与した臨床試験が実施されている．その結果，バソトップの長期投与に関連した有害反応は認められず，心不全の悪化抑制および QOL の改善に良好な作用が認められた．

我が国においても，慢性心不全犬を対象に実施されたラミプリルの有効性に関する調査が実施されている[166]．

対象犬に 0.125 ～ 0.25mg/kg（但し，体重 2kg の小型犬のみ 0.313mg/kg）のバソトップを 1 日 1 回，28 日間連続投与し，投与前後の活気，運動不耐性，発咳，呼吸困難および NYHA の心機能分類を指標にこの薬剤の効果を判定した．

その結果，観察項目が 1 つ以上改善したのは 60/69 症例であった（有効率 87.0%）．観察項目別にみると，活気および呼吸困難の改善率が最も高かった．加えて，投与開始前は NYHA クラスⅡおよびⅢの症例が大部分であったが，試験終了時には大部分がクラスⅠまたはⅡに改善していた．この 69 症例のうち，5 症例で 1 ～ 2mg/kg/ 日のフロセミドが併用されていたが，いずれの症例にも有害反応は認められなかった．

フォルテコール錠と同様，バソトップに関しても腎機能が低下していても用量を調整する必要はないとする実験結果が発表されている．

Lefebvre ら（1999）は，10 頭のイヌを用いてラミプリルおよびラミプリラートの体内動態に対する腎機能障害の影響を検討している[87]．ラミプリラートを 0.25mg/kg の用量で 1 回静脈内投与し，2 週間の休薬期間を経て，ラミプリルを 0.25mg/kg の用量で 1 日 1 回，8 日間連続的に経口投与した．片側腎臓摘出および腎組織の電気的凝固の併用により，供試犬の糸球体濾過量は平均 58% 低下した．腎障害の有無に関わらず，ラミプリルの投与開始日および 8 日後の血清生化学検査所見に有意な変化は見られなかった．ラミプリラートを静脈内投与した後に腎障害のイヌで認められた唯一の変化は，血清中遊離ラミプリラートの除去率の有意な低下（49→14%）だった．ラミプリルを反復経口投与した後の体内動態は，腎機能障害の有無に関わらず同様であった．以上の事実に基づき，この研究グループは，腎機能障害が中程度に障害されたイヌではラミプリルの用量を調整する必要はないと結論した．

iv）エースワーカー錠

テモカプリルを0.5，1または2mg含有する錠剤が発売されている（図4-11）．

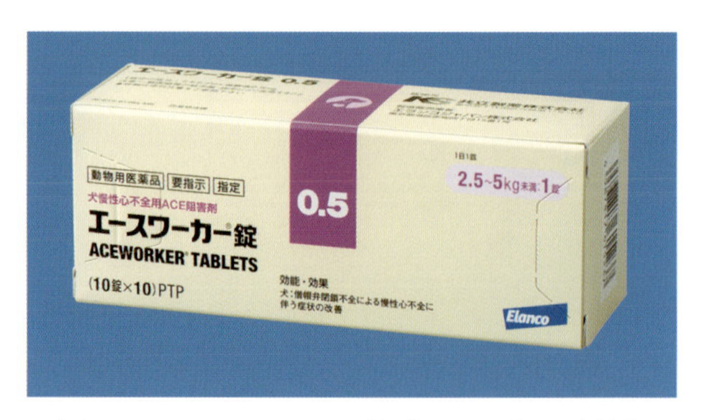

図4-11　エースワーカー錠（テモカプリル製剤）

テモカプリルの特徴として，まずこの薬剤の各臓器における加水分解活性が高いことを挙げることができる．ラットの各臓器におけるテモカプリルの加水分解活性がエナラプリルのそれと比較されている[47]．テモカプリルの加水分解活性は腎臓，肝臓，血漿，肺の順で高く，これらの臓器での活性はエナラプリルのそれよりも明らかに高かった．このことは，エナラプリルと比較するとテモカプリルの作用発現の方が速やかであることを示している．残念ながら，イヌでは肝臓，小腸および血漿でしか両者の加水分解活性が比較されていないが，特に肝臓でテモカプリルの活性が明らかに高かった点は注目すべきであろう．

自然発症したMMVDのイヌ45例をエースワーカー錠投与群（38例）および対照群（7例）に割りあて，前者にエースワーカー錠を0.05，0.1および0.2mg/kgの用量でそれぞれ1日2回投与し，投与前，投与7，14および21日後の各種臨床所見を評価することで，エースワーカー錠の用量を検討した臨床試験が実施されている．その結果，0.05mg/kgでは呼吸困難，運動耐性，食欲，発咳および活動性の各スコアは改善しなかった．これに対して，0.1および0.2mg/kgでは各スコアの改善が見られたことから，エースワーカー錠の用量は0.1～0.2mg/kgに設定された．0.1および0.2mg/kgの両者において，投与日数が経るに従い段階的に発咳スコアが明らかに改善した．

テモカプリルを0.02，0.05，0.1，0.2および0.5mg/kgの用量でイヌに投与し，その後の血清中ACE活性抑制率を経時的に観察したところ，0.02mg/kgと比較するとこれを超える用量を投与した方が明らかに血清中ACE活性抑制率は高値を示した．しかし，0.1，0.2および0.5mg/kgの間ではこの抑制率に明確な差は見られなかったことから，おそらくエースワーカー錠の投与量の上限は0.2mg/kgと推察される．

^{14}Cで標識したテモカプリルをイヌに経口投与し，その後の排泄経路を調査したところ，約90%が糞便中に排泄されたという．イヌのテモカプリルの生体有効利用率は47.3%であることから，テモカプリラートの80%以上が胆汁を介して排泄されると考えられる．さらにラットを用いた実験では，腎不全モデル（1/6腎）にテモカプリルを投与した後の血漿中テモカプリラート濃度の減衰曲線は，腎機能が正常なラットのそれと差がなかった．

胆管を結紮した肝不全モデルラットに^{14}C-テモカプリルを投与し，投与72時間の尿および糞便中の放射性活性を測定したところ，投与24時間後までに総投与量の92.7%が尿中から排泄されたという．このことは，テモカプリルは胆道系が正常な場合には胆汁排泄されるが，胆汁排泄が障害された場合には主要排泄経路が腎臓に切り替わることを示している．

我が国で91例のMMVD犬を対象に実施された臨床試験の結果を見ると，NYHAクラスII群およびNYHAクラスIII～IV群の両者において，投与前と比較すると投与開始4週間後に呼吸困難，発咳，運動耐性，活動性および食欲が改善した．さらに，投与前および投与28日後のVHSを比較すると，NYHAクラスII群では低下しなかったが，NYHAクラスIII～IV群ではVHSが有意に低下した．この作用がエースワーカー錠の最大の特徴であろう．また，肺野のスコアでは，NYHAクラスII群で有意な改善効果が見られた．

v）アピナック錠

アラセプリルを12.5または25mg含有する錠剤が発売されている（図4-12）．

アセラプリルの最大の特徴は，ACE活性の抑制に留まらず，交感神経系（ノルエピネフリンの放出）をも抑制することであろう．他の動物用ACEIと比較して，有意な陰性変周期作用を示すことがイヌで確認されていることは既に述べた．

アラセプリルは経口投与後に脱アセチル化によりSH基を有するデアセチルアラセプリルに変換され，次にこれが脱フェニルアラニン化により同じくSH基を有するカプトプリルに変換される．デアセチルアラセプリルは動脈壁に良好に移行し，末梢交感神経に作用してノルエピネフリンの放出を抑制することで血管拡張作用を発揮する．なお，デアセチルアラセプリルもACE活性抑制作用を示すが，カプトプリルの阻害活性の1/350といわれている．

アセラプリルを5.6mg/kgの用量で，全身血圧が正常なビーグル（7頭）に単回投与すると，アンジオテンシンIIによる昇圧反応が抑制され，この抑制は投与1時間後に見られることが判っている．

慢性心不全モデル犬9頭にアセラプリルを1，3および10mg/kgの用量で単回投与し，左心房圧の指標である肺動脈楔入圧（つまり

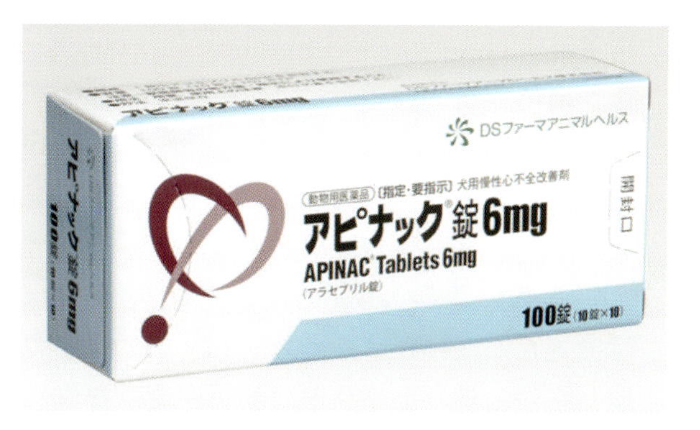

図4-12　アピナック錠（アセラプリル製剤）

容量負荷）および全身末梢血管抵抗（つまり圧負荷）を指標とした用量設定試験が実施されている．いずれのパラメータも1mg/kgで低下した．さらに3および10mg/kgとでは同程度の低下が認められた．以上の結果から，アピナック錠の至適投与量は1～3mg/kgに設定された．全身末梢血管抵抗の低下率はいずれの投与群でも投与5時間後よりも1時間後の方が高かったのに対し，肺動脈楔入圧のそれは投与1時間後よりも5時間後の方が高かった．

アラセプリルはSH基を持つACEIである．SH基を有するACEIでは，ACE活性の抑制に加え活性酸素の除去活性が見られる．また，実験的に冠状動脈を閉塞させた後に再灌流させた実験モデルでは，アラセプリルおよびカプトプリルの両者が心室性不整脈の発生を抑制するが，SH基を持たないACEIはこのような作用を示さないという．

一般に，イヌでは冠状動脈の血流障害の発生率は低いとされてきた．心室性不整脈はイヌでは最も一般的に見られる不整脈であるが，その原因は明確にできない場合も少なくない[149]．イヌでは十分な検討はなされていないが，以上の実験データ，特に交感神経系および心室性不整脈の抑制作用に基づくと，アピナック錠は頻脈性不整脈または心室性不整脈を伴うMMVDで特に優れた効果を発揮するのかも知れない．

MMVDによる慢性心不全と診断されたイヌ78頭に，アピナック錠を1～3mg/kgの

用量で１日１～２回，４週間にわたり投与し，投与前後の各種臨床所見（一般検査，身体検査，胸部Ｘ線検査，心電図検査）および心不全重症度をスコア化し比較したところ，有効率は98.7％と極めて高かった．

以上５種類の動物用ACEIの有効性はほぼ同等だと既に述べた．しかし，繰り返し説明している通り，アラセプリルが有意な陰性変周期作用を示すことは，５種類の動物用ACEIの使い分けを考える上で参考になるであろう．

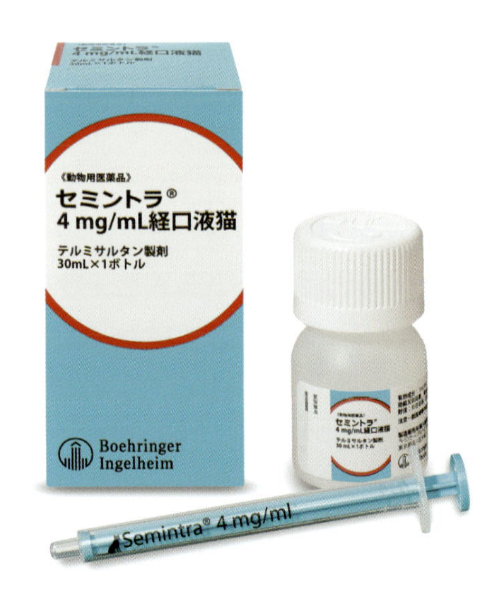

図 4-13　動物用テルミサルタン（セミントラ経口液猫）

3）アンジオテンシンⅡ受容体遮断薬（ARB）

様々な種類のアンジオテンシンⅡ受容体遮断薬（ARB）が人体薬として発売されている．このうち，我が国では動物薬として利用できるのはテルミサルタン（図 4-13）のみで，この薬剤はネコの慢性腎臓病の治療薬として認可されている[15]．

ACEIと同様，ARBも降圧剤の一種で，アンジオテンシンⅡ受容体と特異的に結合し，アンジオテンシンⅡの生理作用である血管収縮作用，体液貯留作用，交感神経刺激作用などを抑制する（図 4-1 参照）．ACEIとは異なり，ARBはキニンの分解を阻害しないため，ヒトでは発咳，発疹，血管神経浮腫といったACEIで問題となる有害反応の発生率が非常に低い．ACEIはACE活性およびキニンの分解を抑制するだけでなく，心血管系に作用するエンケファリン類，サブスタンスＰおよびその他のペプチドの分解も抑制するのに対し，ARBはこれらの作用は示さない（図 4-14）．したがって，ACEIとARBの作用は同じと考えるべきではない．このような観点から，ヒトの高血圧療法でのACEIの意義や有効性を改めて評価する専門家もいる[70]．

イヌではARBの使用法は厳密には検討されていない．著者はイヌでの慢性および急性毒性実験のデータ，そしてヒトでの投与量から判断して，カンデサルタンを0.2mg/kg（1日１回）で使用している．同様に，テルミサ

[15] 施設によってはカンデサルタンというARBも用いているが，これは動物薬としては認可されていない．

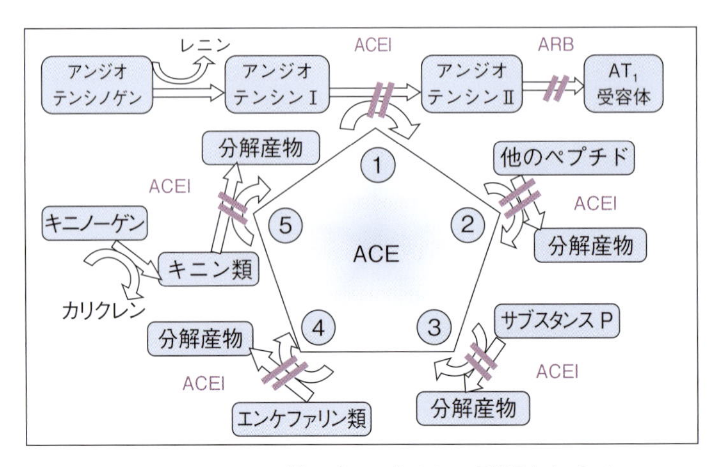

図 4-14　ACEは様々なペプチドに影響を与える

ルタンもイヌでは用量設定試験が行われていないが，現状ではネコと同じ使用法で用いている施設が多いと思われる．

これらのARBがMMVDのイヌに積極的に投与されるようになるためには，用量設定試験，臨床試験などいくつかの検討が不可欠である．このため当科では，MMVDの症例にARBを積極的には使用しない方針をとっている．ACEIをどうしても服用しない（できない）イヌには例外的にテルミサルタンをネコでの推奨量で用いている．その理由は，セミントラ経口液猫は液状の薬剤だからである．錠剤をそのまま，あるいは分割しても服用できないイヌのうち，著者の経験では液状の薬剤であれば服用できることが少なくない[16)]．

4）アルドステロン・ブレークスルー

(i) 概要

レニン・アンジオテンシン系（RAS）のカスケードについては，既に図示した通りである（図4-1参照）．ACEIを投与して血清中ACE活性が抑制されれば，理論的にはアンジオテンシンⅡの生成も低下し，そのためアルドステロンの分泌も抑制されるはずである．しかし，ACEI投与後にアルドステロンの分泌が抑制されない個体が存在し，このような現象をアルドステロン・ブレークスルーという．

アルドステロン・ブレークスルーの発生率はヒトでは10～53%と報告されている[17]．イヌでの発生率は8～65%と報告されており[3, 4, 81, 131]，ヒトと同様，この高い発生率は臨床的に無視できない．発生率に幅があるのは，アルドステロン・ブレークスルーの定義，つまり診断基準が統一されていないためと考えられる．

16) ARB製剤のうち，テルミサルタンがイヌで最も有効だということではない．カンデサルタンは錠剤なので，ACEIを服用できない動物はカンデサルタンも服用できないであろうから，この場合にはセミントラ経口液猫が選択薬になる．

この現象の発生機序は完全には解明されていないが，アンジオテンシンⅠからⅡへの生成を触媒するのはACEだけでなく，カテプシンやキマーゼも関与していることが，この機序の一つと考えられる（図4-1参照）．

アンジオテンシンⅡの生成に対するACEとキマーゼの関与の割合は動物種によって異なり，イヌではACE：キマーゼ≒3：7といわれている[103]．このため，ACEを投与してもアンジオテンシンⅡの生成は完全には抑制できず，イヌによってはアルドステロン・ブレークスルーが生じると考えられる．

ARBはキマーゼやカテプシンを抑制せず，アンジオテンシンⅡ受容体を直接遮断するため，理論的にはARBはアルドステロン・ブレークスルーを引き起こさないと考えられる．しかし，実際にはARBでもアルドステロン・ブレークスルーが発生することがヒトおよびイヌで確認されている[81, 135]．このことから，アルドステロン・ブレークスルーに関与しているのはカテプシンやキマーゼだけでないと考えられる．

(ii) イヌでの知見

アルドステロンは体内の水，ナトリウムおよびカリウムの均衡を保つ作用だけでなく，心臓，血管，腎臓などを障害する作用も示す（図4-15）[143]．このため，アルドステロン・ブレークスルーは生命予後に悪影響を及ぼすことがヒトでは確認されている[17, 143]．疾患に罹患してACEIやARBを服用する期間はヒトでは長ければ数十年に及ぶが，イヌではせいぜい10年程度であろう．このため，アルドステロンに曝露される期間がヒトよりも明らかに短いイヌでは，アルドステロン・ブレークスルーが生命予後を障害するか否かは最近まで不明だった．しかし，MMVDのイヌから得られた最近の3つの知見に基づくと，ヒトと同様，アルドステロンはイヌの生命予後にも悪影響を及ぼすと考えるべきである．以下にこの3つの知見の概要を紹介する．

最初に，2010年に発表されたBernayらの

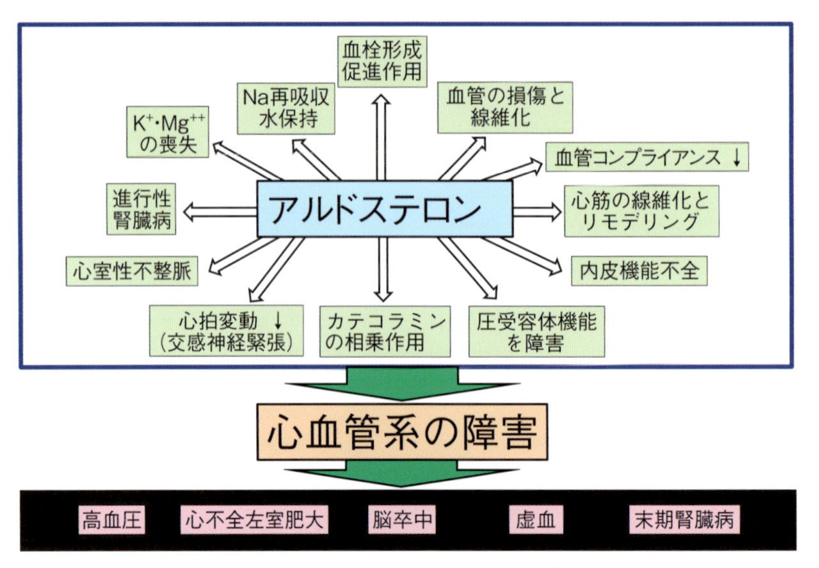

図 4-15　アルドステロンの作用[143]

論文である[16]．彼らは212頭のMMVD罹患犬（ACVIMステージCまたはD）を無作為に2群に分け，片方の群に従来の治療にスピロノラクトン（2mg/kg，1日1回）を追加した．その結果，複合エンドポイント（心臓死，僧帽弁逆流の悪化による安楽死および僧帽弁逆流の悪化）に到達したイヌの割合，そして心臓関連死（突然死または心臓関連安楽死）したイヌの割合の両者は，スピロノラクトンを併用された群で有意に少なかった．ちなみに，2011年にSchullerらはスピロノラクトンの用量を中央値0.52（範囲：0.49～0.8）mg/kg，1日1回で同様の試験を行った[137]．その結果，スピロノラクトンの追加は有効でなかったと結論づけている．スピロノラクトンの臓器保護効果は低用量では期待できないといえそうである．

第2に，2017年にHezzellらの研究グループが発表した論文である[64]．彼らは，無徴候のMMVDのイヌ（ACVIMステージB2，n=20）でのスピロノラクトンの臓器保護効果を調査した．スピロノラクトン（2mg/kg，1日1回）の投与期間は6ヶ月だった．当初はスピロノラクトンのみを投与したが，うっ血性心不全などが発現した場合には必要に応じて他の心臓病治療薬を追加した．その結果，左心房内径大動脈根内径比（LA/Ao）および体重で標準化した拡張期左心室内径（LVIDDN）の両者は，対照群では上昇傾向を示したのに対し，スピロノラクトン投与群では不変だった[17)]．この結果に基づきこの研究グループは，イヌの頭数を増やすことで，有意差が出るはずと考察し，現在，本格的な臨床試験を進めているという[18)]．

最後は2017年にChetboulらが発表した論文である．

詳細はこのPartで後述するが，当科ではMMVDによる肺水腫が解消できた後は，利尿剤の用量を漸減し，可能な限り休薬するようにしているが，中には利尿剤を常用しないと，肺水腫を予防できない症例がある．この予防療法には，フロセミド単独よりもスピロノラクトンを併用した方がもっと良いのではないか，という仮説を前向き無作為化単一盲検試験で検証したのがChetboulら（2017）である[31]．

TEST（The short-term efficacy and safety of torasemide compared to furosemide）試

[17)]LVIDDNの算出法については，Part4のピモベンダンの項で述べた．

[18)]このHezzellらのデータはパイロット試験，つまり予備試験から得られたものなので，確固たる結論を下すことはできないが，著者は本試験の結果に大いに期待している．

験と名付けられたこの臨床試験では，合計366頭のMMVDのイヌが対象となった．ACVIMステージCのMMVDのイヌを無作為に2群に分け，片方の群には通常の心不全療法に加えフロセミド（1～5mg/kg，1日2回）を追加した．残りの群にはトラセミド（0.1～0.8mg/kg，1日1回）を追加した．その結果，複合エンドポイント（心臓病による自然死または安楽死，ないしは心不全クラスの悪化）に達するリスクは，フロセミド追加群と比較してトラセミド追加群では有意に約2倍低下した．

トラセミドという薬剤は，フロセミドのようにヘンレ係蹄に作用するだけでなく，スピロノラクトンと同様の作用も発揮する．すなわち，この2群間の結果の差はスピロノラクトンの作用の有無を示している．

以上の3つの知見を要約すると，ACVIMステージB2のMMVDでは，スピロノラクトンには左心拡大の進行抑制効果が期待できる．ACVIMステージCおよびDの症例では，生命予後や心臓死の有意な抑制作用が期待でき，さらには肺水腫の予防療法でも同様のことがいえる．これらの有益な効果はスピロノラクトンの利尿作用ではなく，抗アルドステロン作用に起因することはいうまでもない．

(iii) 臨床現場での問題点

ここでアルドステロン・ブレークスルーの問題点を臨床現場の観点から述べておく．

既に述べたように，アルドステロン・ブレークスルーの診断基準は統一されていないが，血清中または尿中アルドステロン濃度を指標にしているという点では共通している．問題は，動物から得たサンプル中のアルドステロン濃度の測定を受注する検査センターがないことである．測定を引き受ける検査センターが仮にあったとしても，測定費はかなり高額になる．すなわち，動物でアルドステロン・ブレークスルーが発生しているか否かを確認する方法はないのである．さらに，現状ではアルドステロン・ブレークスルーの発生を前もって予測できないことも問題である．

アルドステロン・ブレークスルーの発生率は高く，イヌの生命予後に悪影響を及ぼすものの，この現象の有無を検査で確認・予測できないのが現状である．この状況に鑑みて，アルドステロン・ブレークスルーの対応策として考えられたのがスピロノラクトンの併用療法である．この薬剤は安価で，家族に経済的な負担をかけることは多くの場合でないであろうから，今後，スピロノラクトンは動物の心臓病治療薬または臓器保護薬の要になると思われる．

(2) ピモベンダン

1) 作用機序，体内動態および心血管系への作用

ピモベンダンの主な作用は心筋の収縮性の増強および血管拡張である．収縮性の増強作用は，ピモベンダンが心筋細胞内のカルシウムに対するトロポニンという収縮蛋白の感受性を増強させることで発現する．これに対して，血管拡張作用はフォスフォジエステラーゼⅢという血管収縮に関与する酵素を抑制することで発現する．この血管拡張作用は肺を含む全身の動脈および静脈の双方で認められる．加えて，ピモベンダンは拡張能の改善効果も発揮する[19), [173]]．

ピモベンダンを経口投与した後，腸管からの吸収は速やかで，投薬1時間以内に血漿濃度はピークに達する．経口投与後の生物学的利用率は60～65％前後だが，消化管内に食物が存在すると減少する．このため，理論的

[19)] 拡張能が障害された状態を拡張不全と呼ぶ．この拡張不全は様々な原因によって生じるが，動物では左心室肥大に伴って生じることが一般的である．このため，イヌが拡張不全に陥ることはあまりない．これに対して，ネコでは肥大型心筋症や拘束型心筋症の発生が多く，これらは拡張不全を特徴とする疾患である．このため，ネコの心臓病では拡張能の改善が大きな治療目標となる．当科では，心臓病のネコにもピモベンダンをたびたび使用するのはこのためである[150]．

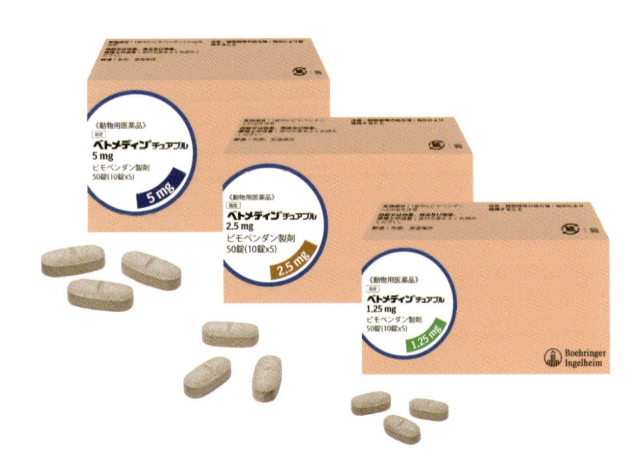

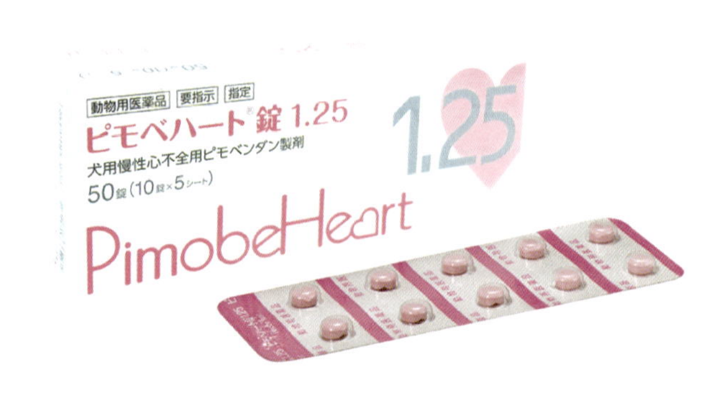

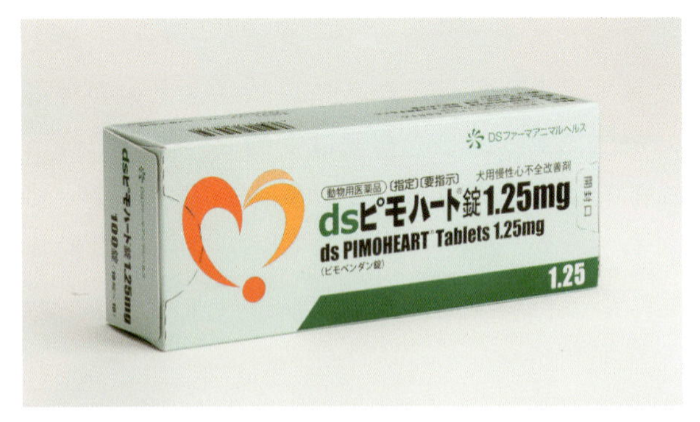

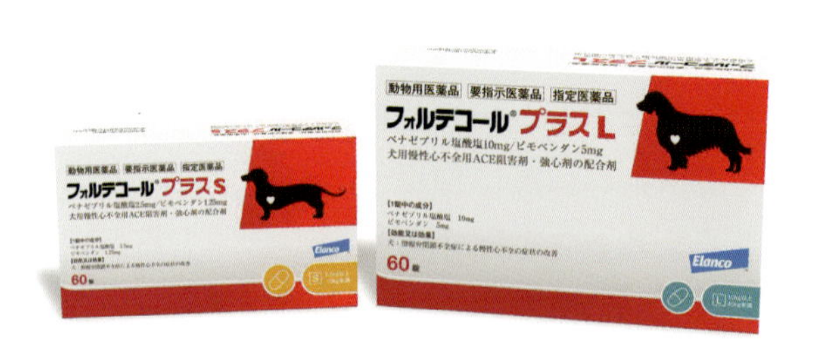

図 4-16　動物用ピモベンダン製剤

には空腹時に投与した方がより有効だと考えられるが，家族の利便性を考慮して，当科では原則として食事と混合して投与するようアドバイスしている．また，ピモベンダンは胆汁を介して糞便中に排泄されるため，糸球体濾過量に応じて用量を調整する必要はない．

これまでに，MMVDのイヌを対象としたピモベンダンの臨床試験の結果がいくつか報告されている．このうち，前向き対照二重盲検試験という最も信頼性の高い臨床試験から得られた結果に加え，一般臨床家にとって重要な結果を報じた論文を紹介する．なお現在，我が国ではACEIとの合剤を含めると4種類の動物用ピモベンダン製剤が利用できるが（図 4-16），これまでに報告されているピモベンダンを用いた全ての臨床試験で試験薬として用いられたのはベトメディンまたはベトメディンチュアブルである．

2006年にLombardらが報告したVetSCOOPE（Veterinary study for the confirmation of pimobendan in canine endocardiosis）試験では，三尖弁閉鎖不全を合併した，あるいはしていないMMVDのイヌ76頭が対象となった[89]．MMVDの重症度はISACHCクラスⅡ～Ⅲbだった．これらの症例を無作為にピモベンダン投与群（0.2～0.3mg/kg，1日2回）またはベナゼプリル投与群（0.25～0.5mg/kg，1日1回）に割りあて，各試験薬を56日間投与した．その結果，ベナゼプリル投与群と比較してピモベンダン投与群では運動耐性，全身状態および努力性呼吸のスコアが有意に改善または軽減した．さらに，ピモベンダンを投与して7日後に55%のイヌで臨床徴候が消失し，この割合は56日後には74%にまで上昇し，この改善効果はベナゼプリル投与群より有意に高かった．また，生存期間（中央値）はベナゼプリル投与群では128日だったのに対し，ピモベンダン投与群では415日と有意な延長が認められた．さらに，1日あたりのフロセミドの投与量を投与開始時および開始56日後で比較すると，ベナゼプリル投与群では0.50mg/kg増加していたのに対し，ピモベンダン投与群のそれは0.32mg/kg 減少しており，両群の間に有意差が認められた．

2013年にHäggström らが発表したQUEST（The quality of life and extension of survival time）試験も，VetSCOOPE 試験とほぼ同様の方法で実施された[56]．すなわち，自然発症したMMVD のイヌ 240 症例を無作為にピモベンダン投与群（0.4 ～ 0.6mg/kg/ 日）またはベナゼプリル投与群（0.25 ～ 1mg/kg/ 日）に分類した．QUEST 試験では様々な組み込み基準が設けられ，試験対象となったイヌはこの全ての基準を満たさなければならなかった．これらの組み込み基準を詳述することは本書の目的でないので省略するが，初診時に肺水腫が見られたか，過去に肺水腫に罹患しフロセミドによる治療を受けたイヌ，すなわち ACVIM ステージ C のイヌが試験対象になった点は指摘しておきたい．

その結果，QOL に関するスコアには差は認められなかった．MMVD の悪化，つまり心臓病治療薬を強化した日までの日数（中央値）を比較すると，ベナゼプリル投与群では59 日だったのに対し，ピモベンダン投与群では 98 日と有意に長かった．加えて，ピモベンダン投与群では VHS，そして拡張期および収縮期左心室内径の有意な縮小が認められた．不整脈の発生率には差はなかった．

ACVIM ステージ C の症例にピモベンダンを使用した場合，そしてピモベンダンをACEI と併用した場合とで，臨床徴候，QOL または生存期間にどのような違いがあるのかは，これらの臨床試験の結果から類推することはできない点には注意が必要である．

ACVIM ステージ C 以上の症例にはピモベンダンが有効であることは証明されたが，ACVIM ステージ B の症例には，これまでピモベンダンは積極的には使用されてこなかった．その大きな理由は，2007 年に Chetboul らがイヌにピモベンダン（0.25mg/kg，1 日1 回）を 512 日間にわたって連続投与したところ，僧帽弁の粘液腫様変性が発生または悪化したことを確認し，ピモベンダンの長期投与により血行動態が悪化する可能性があることを示したからである[30]．しかし，ACVIM ステージ B の MMVD のイヌにピモベンダンを長期投与し，その影響を実際の症例で調査した研究は最近まで行われていなかった．そして，この点を明らかにしたのが次に述べる EPIC（Evaluation of pimobendan in dogs with cardiomegaly caused by preclinical mitral valve disease）試験である．

この EPIC 試験は，左心拡大が著しい無徴候の MMVD のイヌを対象に，ピモベンダン（0.4 ～ 0.6mg/kg/ 日）を投与することで，うっ血性心不全の徴候が発現するまでの日数，あるいは心臓に関連した死亡または安楽死までの日数が有意に延長する，という仮説を検証するために実施された[21]．なおこの試験では，うっ血性心不全の悪化に加え，MMVD が関連した死亡または安楽死を主要エンドポイントに設定した．

この試験でもいくつかの組み込み基準が設定されているが，このうち左心拡大に関しては表 4-4 に示した基準を全て満たさなければ試験対象にならなかったことには触れておく[20]．この表 4-4 にある VHS および LA/Ao については既に述べた．3 つ目の LVIDDN とは，心エコー図検査（M モード法）で測定した拡張期左心室内径（LVIDD）を以下の式を用いて体重で補正したパラメータである．

$$\mathrm{LVIDDN} = \mathrm{LVIDD} \div 体重^{0.294}$$

表 4-4　EPIC リモデリングの基準[21]

3 つの基準を全て満たすこと
VHS>10.5
LA/Ao ≧ 1.6
LVIDDN ≧ 1.7

VHS：椎骨心臓スケール
LA/Ao：左心房内径大動脈根内径比
LVIDDN：体重で標準化した拡張期左心室内径

20) この表は Part1 に示した表 1-3 と同じものである．

表 4-5 LVIDDN からの LVIDD の換算表

BW	LVIDD	BW	LVIDD	BW	LVIDD	BW	LVIDD	BW	LVIDD	BW	LVIDD
1.0	1.70	2.4	2.20	3.8	2.52	5.2	2.76	6.6	2.96	8.0	3.13
1.1	1.75	2.5	2.23	3.9	2.54	5.3	2.78	6.7	2.97	8.1	3.14
1.2	1.79	2.6	2.25	4.0	2.56	5.4	2.79	6.8	2.99	8.2	3.16
1.3	1.84	2.7	2.28	4.1	2.57	5.5	2.81	6.9	3.00	8.3	3.17
1.4	1.88	2.8	2.30	4.2	2.59	5.6	2.82	7.0	3.01	8.4	3.18
1.5	1.92	2.9	2.32	4.3	2.61	5.7	2.84	7.1	3.02	8.5	3.19
1.6	1.95	3.0	2.35	4.4	2.63	5.8	2.85	7.2	3.04	8.6	3.20
1.7	1.99	3.1	2.37	4.5	2.65	5.9	2.86	7.3	3.05	8.7	3.21
1.8	2.02	3.2	2.39	4.6	2.66	6.0	2.88	7.4	3.06	8.8	3.22
1.9	2.05	3.3	2.41	4.7	2.68	6.1	2.89	7.5	3.07	8.9	3.23
2.0	2.08	3.4	2.44	4.8	2.70	6.2	2.91	7.6	3.09	9.0	3.24
2.1	2.11	3.5	2.46	4.9	2.71	6.3	2.92	7.7	3.10	9.1	3.25
2.2	2.14	3.6	2.48	5.0	2.73	6.4	2.93	7.8	3.11	9.2	3.26
2.3	2.17	3.7	2.50	5.1	2.74	6.5	2.95	7.9	3.12	9.3	3.27

BW：体重［kg］，LVIDD：拡張期左心室内径［cm］
LVIDD が表内の値以上になると「LVIDD ≧ 1.7」と判断する。

ちなみに，LVIDD の単位は cm，そして体重の単位は kg である．LVIDDN の参考範囲は 1.27 ～ 1.85 である．診察中にこの計算をすることは煩雑であるため，表 4-5 のような一覧表を用意しておくと良いであろう．

さて EPIC 試験の結果だが，上述した主要エンドポイントに達するまでの日数(中央値)は対照群では 766 日だったのに対し，ピモベンダン投与群では 1,228 日と有意に延長していた．加えて生存期間（中央値）を比較すると，対照群では 902 日だったのに対し，ピモベンダン投与群では 1,059 日と有意に延長していた．なお，有害事象の発生率は両群で同等だった．

以上のことから，無徴候の MMVD のうち，EPIC 試験の組み込み基準，特に表 4-4 に示した左心拡大の基準を全て満たすイヌは，ピモベンダンの適応となることが明らかになった[21]．

EPIC 試験の結果は，先に紹介した Chetboul が報じた結果[30]と矛盾するようにも見える．この点に関して，著者は何らかの追加検証が必要だと考えているが，現状では，ピモベンダンにより生じるかも知れない僧帽弁での粘液腫様変性の発生または悪化というデメリットを，この薬剤のメリットが大きく上回っているためと個人的には受け止めている．

2017 年に Mizuno らは，肺水腫罹患後の MMVD のイヌにおけるピモベンダンの意義に関する回顧的研究の結果を発表した[104]．すなわち，197 頭の MMVD のイヌのカルテを調査し，肺水腫解消後のピモベンダン投与の有無，そしてピモベンダンの投与量別に症例の生存期間に加え，肺水腫の再発率を比較した．その結果，血管拡張薬やフロセミドによる通常の治療薬に加え，ピモベンダンを通常量（0.20 ～ 0.48mg/kg，1 日 2 回）または低用量（0.05 ～ 0.19mg/kg，1 日 2 回）で投与されたイヌでは，通常の心臓病治療薬のみ

[21] 著者の経験では，表 4-4 の基準を全て満たす MMVD のイヌは運動不耐性または発咳が見られることが多く，EPIC 試験の対象になった無徴候のイヌは少ない．

投与された（つまりピモベンダンは投与されなかった）イヌと比較して，初回肺水腫後の生存期間（中央値）が有意に長かった（それぞれ334，277および136日）．加えて，通常量のピモベンダンを追加投与された群の肺水腫再発率は43％で，低用量のピモベンダンを追加投与された群（59％），そして通常の治療薬でのみ治療された群（62％）よりも有意に低かった．

以上の結果から，初回肺水腫後のMMVDの管理にはピモベンダンが重要であることが理解できる．加えて，ピモベンダンの使用の有無や投薬量に関係なく，初めて肺水腫を経験したMMVDのイヌの長期予後は芳しくないことにも注目すべきであろう．

2）適応

ピモベンダンは強心薬に分類されているため，心収縮力の低下を特徴とする心臓病，すなわち拡張型心筋症および収縮力が低下したMMVDが適応となると理論的には考えられる．しかし，ピモベンダンは強心薬としてではなく，拡大した心腔を縮小させ，本来のサイズに戻す作用を持つ薬剤とイメージした方が，この薬剤の適応を正しく理解できると著者は考えている．

ACVIMステージB2の中でも，発咳が見られる症例，運動不耐性が見られる症例，あるいはこの両者が見られる症例では，ピモベンダンは明らかに適応となる．加えて，これらの臨床徴候が認められない症例のうち，表4-4の基準を満たす症例も適応となる．無論，ACVIMステージC以降の症例もピモベンダンの適応である．これには無論，肺高血圧を随伴した症例も含まれる．

3）実際的な使用法

既に述べたように，我が国では合剤を含めると4種類の動物用ピモベンダン製剤を利用できる．これらの有効性はこれまでに比較されたことはないが，有効成分が同じなので，明確な差があるとは考えられない．フレーバーの有無や種類，値段に加え，担当医のこれまでの感触や経験に基づいて選択すれば良いであろう．選択に際してもう一つ重視すべき点は，家族やイヌのコンプライアンスである．どの薬剤・食事にもいえることだが，そのイヌが家族を困らせずに毎日心地よく服用する，あるいは食べるものを選ぶべきである．以下にピモベンダンの使用に関して著者が心がけている点を述べる．

(i) 収縮性および拡張性はあまり重要視しない

臨床現場では，収縮性および拡張性は心エコー図検査によって評価できる．既に述べたように，ピモベンダンは収縮性および拡張性の改善作用を発揮するため，収縮性または拡張性のいずれか，あるいはこの両者が低下した症例が適応となると理論的には考えられる．無論，当科でもこれらの障害が確認された症例にはピモベンダンを積極的に投与している．しかし，心エコー図検査でこれらの低下が確認されなくても，臨床徴候やこれまでの治療反応に基づいてピモベンダンを追加することも多い．繰り返すが，ピモベンダンは収縮性を改善する薬剤というよりも，拡大した心腔を縮小させる薬剤と理解した方が良い．なお，ピモベンダンにはRASを抑制する作用はないので，この薬剤はACEIなどのRAS抑制薬と併用した方が良いと著者は考えている．

(ii) ピモベンダンはこれまでの処方を一切変更せずに追加する

既に何らかの心臓病治療薬を投与しているイヌにピモベンダンを追加する場合，当科では，現在投与している心臓病治療薬を減量または中止せずにピモベンダンを追加している．この際，ピモベンダンの用量を漸増させることはなく，初回から通常の用量で開始している．なお著者の知る限り，ピモベンダンとの併用が禁忌とされる薬剤はない．

(iii) ピモベンダンが無効だった場合，発咳の原因を必ず見直す

著者の経験では，MMVD による発咳および運動耐性はピモベンダンを追加して 1 週間以内に改善する．これに対して，ピモベンダンを適切に投与したにも関わらず発咳が全く改善しない症例に遭遇することがある．MMVD で見られる発咳の原因は左心拡大による気道圧迫である．そして，ピモベンダンは拡大した心腔のサイズを元に戻す効果が心臓病治療薬の中で最も強い．このため，このような症例では発咳の原因が MMVD ではなく，呼吸器疾患である可能性を強く考慮すべきである．

(iv) ピモベンダンは最大で 0.5mg/kg（1 日 3 回）で使用できる

Suzuki ら（2011）は実験的に作出した僧帽弁逆流モデル犬を用いて，ピモベンダンの投与量の違いが左心房圧に及ぼす影響を比較した[144]．その結果，ピモベンダンを 0.5mg/kg で投与した後の左心房圧は，0.25mg/kg で投与した場合よりも有意に低値だった．加えて，左心房圧は投与を開始して数日で低下した．この結果に基づき，当科では推奨用量（0.25mg/kg，1 日 2 回）のピモベンダンが無効で，発咳の原因として呼吸器疾患が否定できている症例，あるいはその可能性は低いと判断された症例では，ピモベンダンの 1 回量を 0.5mg/kg にしている．この増量により発咳が奏効する症例は多く，増量に伴う有害反応はこれまで経験していない．

ACVIM が公表した僧帽弁閉鎖不全症のガイドラインでは，ピモベンダンの投与回数は 1 日 3 回まで増加させることも推奨しているが[6]，1 日 3 回投与が左心房圧をはじめとする血行動態にどのように影響するかは検証されていない．当科でも MMVD による発咳が重度で，ピモベンダンを 0.5mg/kg（1 日 2 回）で使用しても発咳が適切にコントロールできない症例では，0.5mg/kg（1 日 3 回）を提案することがある．1 日 3 回の投薬は多くの家族にとって難しいため，当科では「1 日中家族の誰かが家に居て，1 日 3 回投薬できる日があれば是非とも投薬して頂きたい」と提案している．1 日 3 回投与することで発咳が劇的に改善する症例は少ないものの，多くの症例で発咳はある程度は軽減する．

4) 有害反応

ピモベンダンの有害反応に関する報告は非常に少ない．ある報告では，ピモベンダンの投与開始に伴って心室肥大および僧帽弁逆流が出現したが，この薬剤の中止後はこれらの変化が消失したイヌが記載されている[161]．また既に述べたように，推奨量のピモベンダンをイヌに長期投与したところ，僧帽弁の粘液腫様変性の発生または悪化を観察した報告がある[30]．しかし，著者はこれまでにピモベンダンの投与により僧帽弁の肥厚が悪化したと思われる症例に遭遇したことはない．

今日までにピモベンダンの腎機能に対する影響は動物では検討されていない．当科のこれまでの経験では，MMVD のイヌにピモベンダンを開始した後に，高窒素血症が出現または悪化した症例は経験していない．このため，腎機能に対してピモベンダンは有害な影響は及ぼさないと推測される．

最後に，健康犬または無徴候の MMVD のイヌにピモベンダン（0.25mg/kg，1 日 2 回）を 3 ヶ月間にわたって投与した後に，この薬剤の投与を中止し，中止後の身体検査，血清生化学検査，胸部 X 線検査，心電図検査および心エコー図検査の各所見を観察および検討した著者らの未発表データでは，ピモベンダンの中止により唯一認められた有意な変化は短縮率（FS）の有意な減少だった（図 4-17）[74]．この減少はピモベンダンを中止した翌日から翌々日にかけて最も顕著で，その後，このパラメータは漸増傾向を示した．当科では，ピモベンダンの投与中止に伴って心臓死した症例にこれまで遭遇したことがない．しかし，食欲不振，獣医師の説明不足，あるいは家族のコンプライアンス不良のため

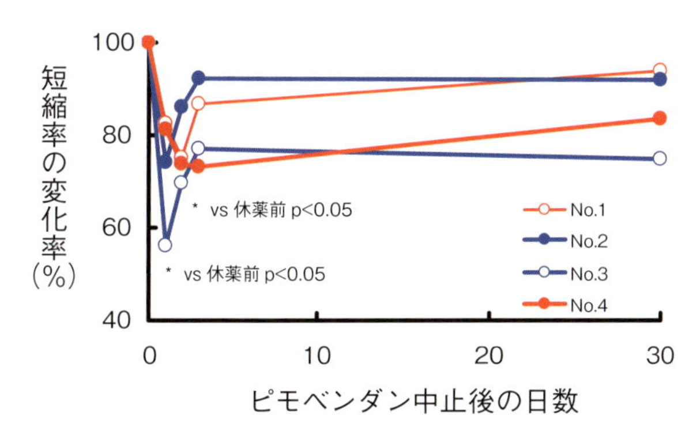

図 4-17　ピモベンダンの突然の休薬が心収縮性（短縮率）に及ぼす影響[74]

に，獣医師の指示通りに投薬されない事態は小動物臨床では十分に想定されるため，ピモベンダンを投与している症例の家族には，この薬剤を投与できなかった場合，1～2日間は強い運動を回避するようアドバイスした方が賢明であろう．

5）大量摂取後の対処法

動物用ピモベンダン製剤のうち，特にフレーバーが添加されているものは，家族の管理法に問題があると，動物が大量摂取する可能性がある．著者の知る限り，ピモベンダンを大量摂取したイヌの事例はこれまでに6症例報告されているが[124, 164]，検索サイトで家族のブログを調べると，実際には多くのイヌが大量摂取していることが判る．

Reinker（2012）らは，2.6～21.3mg/kgのピモベンダンを摂取した5例のイヌの臨床経過を報告している[124]．臨床徴候として重度な頻脈，低血圧または高血圧が見られたが，2例では何ら臨床徴候は認められなかった．全例が入院下で治療を受けた．臨床徴候を示さなかった症例には催吐剤および活性炭を投与した．臨床徴候を示した症例には，これらに加えて静脈内輸液などの対症療法が行われた．この結果，全例が24時間以内に退院した．我々が経験した1例は8.5mg/kgのピモベンダンを摂取した[164]．摂取して30分後に嘔吐が見られたためかかりつけ医を受診したところ，収縮期血圧が194mmHgに上昇しており，T波がスパイク状を呈していた．球形吸着剤を経口投与し入院下でモニタしたところ，36時間後に収縮期血圧は134mmHgに低下し，T波の形状も正常化したため，退院となった．

報告されている事例が非常に少ないため，ピモベンダンの大量摂取後の治療に関しては不明な点が多い．現状では，催吐剤および吸着剤を投与し，入院下で全身血圧および心電図をモニタし，必要に応じて対症療法を実施するのが最良と考えられる．進行したMMVDの症例では，たとえ全身血圧の上昇または低下が見られても，MMVDに伴う血行動態異常をさらに複雑にすることを避けるために，降圧剤または昇圧剤を投与しない方が良いかも知れない．

（3）ヒドララジン

MMVDの治療にACEIが多用されるようになるまでは，硝酸イソソルビドおよびヒドララジンの併用が主流だった．当時，この併用療法は比較的早期の段階から開始され，病態の悪化に応じてこの2剤を増量したり，これにジゴキシンや利尿剤を追加していた．

ヒドララジンは非選択的動脈拡張薬である．非選択的というのは，どの動脈にも作用するという意味である．アンジオテンシンⅡの刺激を受けて収縮した血管のみに作用するACEIが選択的血管拡張薬と呼ばれるのと対照的である．

ACEIがイヌのMMVDの治療の大黒柱となって以降，ヒドララジンが積極的に投与されることはなくなった．現在，ヒドララジンは重症心不全，全身性高血圧，動脈血栓塞栓症で考慮される程度であろう．

現在，当科ではACEIおよびピモベンダンの併用療法を既に実施している症例で，MMVDが悪化した際に第3の血管拡張薬としてヒドララジン，あるいは次項で述べるアムロジピンを考慮している．また肺水腫が発現した場合，当初はフロセミドで積極的に治療するが，肺水腫が解決できた後はフロセミドを徐々に減量し，可能であれば休薬するようにしている（詳細後述）．肺水腫の解決後に，この再発を予防する目的でも著者はヒドララジンを考慮することがある．

ヒドララジンは軽度～中程度のMMVDには投与しない方が良いと思われる．その理由は，ヒドララジンは非選択的動脈拡張薬であるが故に低血圧に関連して心拍数が上昇傾向を示し，同時にRASを活性化させるために，長期投与は好ましくないと考えられるからである．

ヒドララジンは経口投与してから1時間以内に作用を発現し，3～5時間後に効果が最大となることから[119]，後述する有害反応はこの時間帯に見られる可能性が最も高い．このため，初めてヒドララジンを投与する際には，家族にヒドララジン投与3～5時間後のイヌの状態を観察するよう依頼すべきであろう．

ヒドララジンの推奨投与量は1～3mg/kg（1日2回）であるが[119]，既に述べたように，当科ではACEIおよびピモベンダンという血管拡張作用を発揮する2種類の薬剤を既に服用しているイヌにヒドララジンを追加することが多い．このため，できるだけ低用量（例えば0.5mg/kg，1日2回）で開始し，有害反応や安静時心拍数などをモニタしながら用量を調整するのが理想的である．また，低血圧傾向を示す症例，具体的には収縮期血圧が100mmHg未満の症例では，ヒドララジンや次項で述べるアムロジピンといった非選択的動脈拡張薬は追加しない方が安全である．このような症例に適した第3の血管拡張薬は二硝酸イソソルビドだと思われる．

ヒドララジンのイヌでの半減期は2～8時間だが，動脈拡張作用は11～13時間持続する[119]．このため，重度なMMVDの症例に投与することを考えると，投与回数は1日2回にすべきであろう．

ヒドララジンの代表的な有害反応は低血圧に関連した虚脱，嘔吐，反射性頻脈などである．これらの有害反応は常に明瞭とは限らず，例えば「不安げな顔をして，部屋の中をフラフラと歩き回る」とか，「暗所に頭を突っ込み，ぼーっとした感じて立っている」などといった，曖昧な臨床徴候も経験される．いずれにしても，有害反応は投与後の経過時間を勘案しながら総合的に判断すべきであろう．著者は，ヒドララジンの有害反応の発生率はシー・ズーおよびラサ・アプソで高かったという未発表データを持っている．この薬剤は人種により有害反応の発生率が異なることが知られており[158]，このことはイヌにも当てはまるのかも知れない．

（4）アムロジピン

カルシウムチャネル拮抗薬の一つで，動脈拡張作用を示すことからヒトでも小動物でも全身性高血圧の治療に古くから用いられてきた．MMVDのイヌに対するアムロジピンの使い方および考え方は，前項で解説したヒドララジンと同じと考えて良い．すなわち，ACEIおよびピモベンダンを服用している症例に，発咳または心不全徴候の悪化が認められた際に，第3の血管拡張薬としてアムロジピンを考慮する．収縮期血圧が100mmHg未満の症例では，アムロジピンではなく二硝酸イソソルビドを追加した方が良い．アムロジピンの推奨薬用量は0.2～0.4mg/kg（1日2回）である[119]．

アムロジピンには注意すべき有害反応が3種類ある．

第1に低血圧である．たとえアムロジピン追加前の収縮期血圧が100mmHg以上であっても，作用機序が異なる血管拡張薬（ACEIおよびピモベンダン）とこの薬剤を併用する場合には，低血圧の発現リスクがあると考えるべきである．

アムロジピンのもう一つの有害反応として歯肉過形成がある（図4-18）．ある報告によると[159]，アムロジピンを投与されたイヌでの歯肉過形成の発生率は8.5%と決して低くなく，この過形成が確認されるまでの投与期間は最短で5ヶ月だったという．また，アム

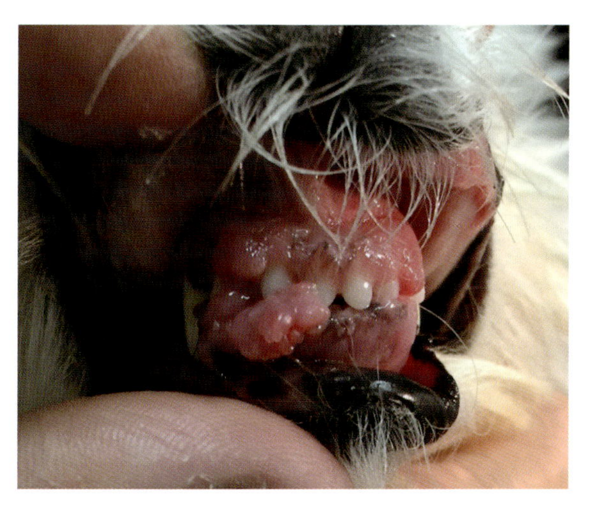

図 4-18 アムロジピン投与開始 1 年後に歯肉過形成が出現したイヌ

ロジピン投与を中止して 2 週間以内にこの過形成は改善し始め，6 ヶ月以内に完全に治癒したとのことである．歯肉過形成は臨床的には重大な問題ではないが，家族にとっては美容上の問題として無視できないため，アムロジピン投与を開始する前に家族にこのリスクについて十分に説明すべきである．歯肉過形成の可能性を家族が受け入れられない場合，ヒドララジンまたは二硝酸イソソルビドを考慮すべきである．

最後に RAS の活性化である．臨床的に健康なイヌに 0.57mg/kg（1 日 2 回）の用量でアムロジピンを 6 日間投与すると，24 時間尿中アルドステロン・クレアチニン比が有意に上昇することが報じられている．この上昇は RAS の活性化を示す．さらに，アムロジピンおよびエナラプリルをそれぞれ 0.57mg/kg（1 日 2 回）で 4 日間投与すると，この比はアムロジピンを単独投与した場合よりも有意に低下した[4]．以上の結果から，アムロジピンは RAS を活性化させるものの，これは ACEI の併用により効果的に抑制できることが判る[22]．

（5）利尿剤

1） 概要

利尿剤を常用しないと肺水腫を予防または管理できないイヌは例外として，利尿剤は肺水腫が発現した時にのみ使用し，肺水腫が消退した後は減量または休薬を考慮することを当科では基本としている[23]．この理由として以下の 3 点を挙げることができる．

- 投与が短期間であっても，利尿剤は循環血漿量を減少させることで RAS を活性化させ，心臓および腎臓の機能を障害する可能性がある
- 脱水，低カリウム血症，低ナトリウム血症といった水・電解質異常に加え，高窒素血症の原因となる，そして
- 家族の QOL をも障害する場合がある

フロセミドを健康犬に 2mg/kg（1 日 2 回）で投与した研究では，RAS は少なくとも投与開始 2 ～ 5 日以内に活性化した[66, 134]．利尿剤は，肺水腫に伴う苦痛から短時間で動物を解放する素晴らしい薬剤であるのと同時に，心臓や腎臓の機能，さらには動物や家族の QOL を障害する毒薬としての側面もある．我々は利尿剤に対して「投与する根拠（つまり肺水腫）がなければ絶対に使用しないが，根拠がある場合には“仕方なく”使用する薬剤」という認識を持たなければならない．

肺水腫は動物の QOL を高度に障害するだけでなく，致命的な経過をたどる場合も多いので，早急にして確実な対応が必要となる．このような理由から，心原性肺水腫には短時間で確実な効果が期待でき，さらに様々な経路からの投与が可能なフロセミドが第 1 選択薬となる．しかし，フロセミドの投与により高窒素血症が出現する症例では，利尿効果は劣るもののスピロノラクトンやサイアザイド系利尿剤の併用を選択せざるを得ない．

[22] 但し，一部のイヌでは本文で既に述べたアルドステロン・ブレークスルーが発生し，ACEI を投与してもレニン・アンジオテンシン系を抑制できないと考えられる．

[23] 利尿剤の減量および休薬法は肺水腫の治療の項で述べる．

2) フロセミド

獣医学領域では最も有名で，かつ古くから広く使用されている利尿剤である．投与経路を問わず，速やかにして確実な利尿効果を発揮するため，最も信頼できる利尿剤ともいえる．

一般的に推奨される用量は1～4mg/kg（1日1～3回）だが，重症肺水腫の症例には著者は20mg/kg/日を上限として静脈内投与することもある．

経口投与した後，フロセミドの利尿効果は60分以内に発現し，1～2時間以内に最大に達する[119]．フロセミドは長期投与に伴って利尿反応が減弱することがある．また，ヒトでは心不全が重症なほど，この薬剤の利尿効果が減弱するが，この傾向はイヌでも同様と著者は感じている．症例にフロセミドを投与している時刻，そして症例が排尿する時刻を問診で確認する重要性は既に述べた通りである．

静脈内投与した後，フロセミドの利尿効果は5分以内に発現し，30分以内に最大に達する[119]．この作用発現パターンを覚えておくことは，肺水腫の治療時に非常に重要である．

肺水腫の症例は治療に苦慮することが多いが，その中でも急性腎不全を合併した症例の治療は困難を極める．急性腎不全の救命率を上げるためには，他の疾患と同様に早期に発見し，治療を開始することが必須である．すなわち，高窒素血症が発現してからよりも，発現する前に治療を開始した方が救命率は高いと考えられる．

心原性肺水腫の症例が入院したとして，急性腎不全を高窒素血症の発現前に発見するのに役立つモニタ項目は尿量である．入院中は膀胱カテーテルを設置して，随時尿量をモニタすることが最も望ましい．腎機能が正常であれば，フロセミドを投与して30分前後経過すれば，少なくとも1回は排尿が見られるか，あるいは膀胱が尿で拡大しているはずである．30分経過しても尿が産生されていない場合，著者はこの段階で急性腎不全と仮診断している．

フロセミドの投与経路に限らず，有害反応の発生率は用量依存性に上昇する．尿中ナトリウムおよびカリウム排泄量が激増するので，低ナトリウム血症や低カリウム血症は非常に一般的な有害反応である．経験的には，特に低カリウム血症の発生率の方が高いように感じているが，動物の食欲が正常であればこの発生リスクは低い．さらに，脱水とそれによる腎前性高窒素血症や低血圧も見られる．日頃から十分な飲水を心がけるよう家族にアドバイスすることで，脱水に関連した有害反応をかなり抑えることができる．

3) スピロノラクトン

スピロノラクトンは遠位尿細管に局在するアルドステロン受容体を遮断することで利尿作用を発現する．この薬剤の利尿効果はフロセミドよりも弱いため，スピロノラクトンを単独で使用しても肺水腫は改善できない．この利尿剤の特徴はカリウム保持性を示すことである．著者はフロセミドを投与している症例で，低カリウム血症が持続する傾向にある場合に，この利尿剤を併用することが多い．また，フロセミドによりうっ血徴候は良好に管理できているものの，高窒素血症が発現または持続している症例では，フロセミドの減量または休薬を考慮しながら，スピロノラクトンを追加している．

スピロノラクトンのイヌでの推奨薬用量は1～2mg/kg（1日1～2回）である[119]．十分な利尿効果を期待したい場合には，投与回数は1日2回にすべきである．また，イヌでは治療反応に応じて4～5日毎に用量を倍にできるとされている（最大用量8mg/kg/日）[119]．フロセミドと異なり，利尿効果に即効性はない．投与を開始して効果がピークに達するのは3～4日後という指摘もあり，この間はうっ血徴候の悪化に注意すべきであろう．

スピロノラクトンの有害反応として，高カ

リウム血症が挙げられる．理論的には，この有害反応のリスクはACEIと併用するとさらに高まると思われる．しかし，これらを併用して臨床的に問題になる高カリウム血症が発現した症例を著者は経験したことがない．

アルドステロン・ブレークスルーの項で既に述べたように，スピロノラクトンの臓器保護作用にも注目することは大切である．スピロノラクトン（2mg/kg，1日1回）の投与により，ACVIMステージCのMMVDのイヌでは生命予後の改善が，そしてACVIMステージBでは，左心拡大の悪化予防効果がそれぞれ確認されているためである[16, 64]．

4）サイアザイド系利尿剤

主に遠位尿細管に作用して，ナトリウムの尿中排泄量を増大させることで降圧作用を発揮することから，ヒトでは降圧剤として使用されることが多い．

サイアザイド系利尿剤には様々な薬剤があるが，著者は古くからヒドロクロロサイアザイドを好んでいる．この薬剤の体内動態は動物では解析されていないが，ヒトでは経口投与後に65～75%が吸収される．利尿効果は投与2時間後に認められ，4～6時間後にピークに達し，6～12時間持続する．スピロノラクトンと同様，肺水腫の治療を目的にこの利尿剤を単独投与しても無効なので，必ず作用機序の異なる利尿剤と併用すべきである．

ヒドロクロロサイアザイドのイヌでの推奨薬用量は2～4mg/kg(1日2回)である[119]．詳細な機序の説明は省略するが[24)]，この利尿剤は推奨薬用量よりも低用量で使用すると，水およびナトリウムの保持傾向を示す[141]．この薬剤は尿崩症の対症療法でも推奨されているが[40]，それはこのような理由による．利尿効果を期待してヒドロクロロサイアザイドを投与する場合は，投与量が上述の範囲を下回らないように注意しなければならない．

5）トラセミド

トラセミドはループ利尿剤に分類されるが，スピロノラクトンと同じ作用も発揮する．イヌでの使用法に関しては，Uechiら（2003）の報告が参考になる[168]．

彼らは，対照（n=10）および外科的に作出したMMVDモデル犬（n=5）にプラセボ，トラセミド（0.2m/kg）およびフロセミド（2mg/kg）をそれぞれ7日間投与し，その後の利尿特性を解析した．その結果，フロセミドまたはトラセミドを投与した場合，投与1時間後に尿量が増加した．フロセミド投与後，尿量は2～3時間後に最大に達し，利尿効果は投与6時間後に消失した．これに対して，トラセミドの利尿効果は投与2～4時間後に最大に達し，12時間持続した．また，MMVDモデル犬では，尿中カリウム排泄量が有意に低下した．以上の結果から，トラセミドはフロセミドの1/10量で同等の利尿作用を発揮すること，そして利尿効果はフロセミドよりも長時間持続することが明らかになった．

アルドステロン・ブレークスルーの項で述べたように，ACVIMステージCのMMVDのイヌでは，通常の心臓病治療薬にフロセミド（1～5mg/kg，1日2回）を追加するよりも，トラセミド（0.1～0.8mg/kg，1日1回）を併用した方が，心不全が悪化した症例，ないしはMMVDが原因で死亡した症例が有意に少なくなることが判っている[31]．このため，肺水腫を予防するために利尿剤の常用が必要な症例では，フロセミドとスピロノラクトンを併用するか，あるいはトラセミドを追加した方が良いであろう．

(6) ニトログリセリン

ヒトでは狭心症に用いられる超短時間作用型の硝酸薬の一つである．ニトログリセリンは冠状動脈に加え，全身の動静脈に対して拡張作用を示す．この特性を利用し，イヌでは

24) この機序については別の拙著[150]で述べた．

心原性肺水腫の初期投与薬として用いられている．

ニトログリセリンとして様々な剤型が利用できる．古くから動物の医療現場でも用いられてきた薬剤で，おそらくどの剤型であっても有効だと思われる．しかし，著者は呼吸困難に見舞われた動物を目の当たりにして，動転した家族がニトログリセリンの扱い方を誤った場合を想定し[25)]，そのような場合でも最も安全と思われる舌下錠を愛用している．

素手で扱っても，あるいは最悪の場合，飲み込んでしまっても安全なニトログリセリン舌下錠は，ヒトでは舌下投与するが，イヌ，特に呼吸困難のイヌではこの投与法は不可能である．オスでは包皮粘膜，メスでは膣粘膜から投与するのが最良である．

ニトログリセリン舌下錠の適応は心原性肺水腫だが，肺水腫が疑われる症例も適応に含めて良いと著者は考えている．MMVDのイヌに呼吸数の突然の増加，呼吸困難などが見られたら，当科では直ちにニトログリセリンを投与している．MMVDのイヌが自宅で呼吸困難に陥ったり，肺水腫を思わせる徴候を示したら，直ちにニトログリセリンを投与するよう家族に依頼しなければならない．家族には病院で偽薬を使って実際に包皮や膣内に投与する練習をして頂くと良い．ほとんどの家族が1～2回の練習で投与できるようになる．

加えて，獣医師や家族がこの薬剤の効果持続時間に留意することも非常に大切である．この薬剤をイヌの包皮または膣内に投与すると，約10分後に肺動脈楔入圧（つまり左心房圧）が低下しはじめ，この効果は約20分間持続し，投与30分後には効果が消失する[34]．したがって，ニトログリセリン舌下錠を投与して30分経過しても呼吸状態が改善しない場合には，ニトログリセリン舌下錠（そして可能であればフロセミド）を追加投与して来院するよう指示すべきである．

舌下錠に限らず，ニトログリセリン製剤の有害反応として低血圧とこれに伴う頻脈を挙げることができる．この薬剤の持続時間は非常に短いので，通常はこれらの有害反応に対して特に処置は必要ない．むしろ，昇圧剤やβ遮断薬を投与して血行動態をかえって複雑にする恐れがある．加温した水や輸液剤で局所粘膜を洗浄すれば十分であろう．

もう一つの重要な点は，ニトログリセリン舌下錠の保存法である．この薬剤は吸湿および光に曝露されることで有効性を失う．このため，購入したままの状態で処方および保存するのが最も良い．

(7) 肺動脈拡張薬

MMVDに続発する肺高血圧には受動型および反応型の2段階があることは既に述べた．ヒトでは，肺動脈病変の発現および悪化を予防するため，受動型肺高血圧の段階から治療を開始することが推奨されている[71]．イヌでは，受動型肺高血圧から治療を開始した場合，そして反応型肺高血圧に至ってから治療を開始した場合とで，生命予後やQOLがどの程度異なるかは不明である．また，現実問題として肺動脈拡張薬は高額であることが多く，当科では，ピモベンダン以外の肺動脈拡張薬は反応型肺高血圧に限定して使用することがほとんどである．

1) フォスフォジエステラーゼ-5 (PDE-5) 阻害剤

サイクリックGMP（cGMP）を分解するPDE-5を阻害するため，cGMPによる血管拡張作用，そしてそれによる降圧作用を増強する薬剤である．ヒトでは既に多くの研究により肺高血圧の治療薬としての有効性が確認されている．イヌでは，PDE-5阻害剤の一つであるシルデナフィルに関する報告が多く，いずれもその有効性を報じている．

25) 具体的には，素手で軟膏やテープを塗布または扱った，スプレーの噴射口の向きを間違えて，イヌではなくヒトに噴霧してしまったなど．

当科では，1～2mg/kg（1日1～2回）でシルデナフィルを開始し，その後のイヌの反応を参考に用量を漸増したり，あるいは投与回数を1日3回にまで増やしている．他の血管拡張薬との併用により，低血圧の発生リスクが高まる可能性があるが，当科ではそのような事例は経験していない．ヒトでは，勃起が持続するが，著者はこのようなイヌを経験したことがない．

PDE-5阻害薬としてタダラフィルも肺高血圧の治療に使用されている．一般に，タダラフィルの効果持続時間はシルデナフィルよりも長い．しかし，イヌの肺動脈圧の低下作用がシルデナフィルよりもタダラフィルの方が長いか否かは，著者の知る限り確認されていない．

当科では，MMVDに続発した肺高血圧のイヌの中でも，特に反応型肺高血圧の症例にPDE-5阻害薬を処方することが多い．

シルデナフィルを空腹時および食後の健康犬に投与し，その後の薬物動態を比較した当教室の検討では，空腹時に投与した方が最大血漿濃度（Cmax）が有意に高かった[2]．このことに基づくと，シルデナフィルの効果をより発揮させるためには，空腹時に投与した方が良いであろう．

2）ピモベンダン

この薬剤については既に解説した．ピモベンダンは，肺動脈に対しても血管拡張作用を示すことに加え，左心房圧も低下させる[177]．このため，当科では受動型肺高血圧のイヌにこの薬剤を追加投与している．ピモベンダンを追加した後，腹水や失神が軽減しなければ反応型肺高血圧に移行したと判断し，シルデナフィルの追加を考慮する．当科では，ピモベンダンの追加後に腹水や失神が軽減した症例には，シルデナフィルを考慮していないが，ピモベンダンは可能な限り継続するようにしている．

3）プロスタサイクリン（プロスタグランジン I_2）

プロスタサイクリンはプロスタグランジンの一種で，血小板凝集抑制作用および血管拡張作用を発揮する．後者に関しては，末梢血管だけでなく肺動脈の血管抵抗も低下させるため，ヒトでは肺高血圧の治療薬として使用されている[71]．イヌでは肺高血圧モデルでの報告があり，肺動脈血管抵抗の減少および動脈血酸素濃度の上昇が確認されている[157]．

プロスタサイクリン製剤は点滴静注用（エポプロステノール）および経口投与用（ベラプロスト）に大別される．このうち，イヌではもっぱら後者が使用されている．ベラプロストは肺動脈拡張薬としては安価であることを踏まえると，肺高血圧のイヌでは第1選択薬なのかも知れない．

肺高血圧のヒトではベラプロストは無効，ないしは長期投与により効果が減弱することが報告されている[10]．すなわち，肺高血圧のヒトではエポプロステノールの持続点滴が広く行われている[71]．自然発症した肺高血圧のイヌでは，ベラプロストの有効性は報告されていない．加えて著者は，ベラプロストを追加して，腹水や失神が軽減した肺高血圧のイヌを経験したことがない．現在，肺高血圧のイヌに対してベラプロストを2～5μg/kg（1日2～3回）で使用している施設が多いと思われるが，イヌでは用量設定試験が未だに行われておらず，より高用量を用いることで肺動脈圧の低下を期待できるのかも知れない．

4）その他の肺動脈拡張薬

(i) エンドセリン受容体拮抗薬（ボセンタン）

エンドセリンは血管内皮細胞で合成および分泌され，血管平滑筋を強力に収縮させるペプチドである．加えて，エンドセリンは心臓および血管のリモデリング（つまり線維化や肥大）にも関与する．この受容体拮抗薬の一つであるボセンタンは，ヒトの肺高血圧治療薬として承認され，これまでに多くの論文がその有効性を報じている．

イヌでもこの薬剤の有効性を報じるデータが散見され，2～5mg/kg（1日2回）で使用されている．この薬剤の最大の問題点は非常に高額であることで，当科ではボセンタンは使用していない．

(ii) イマチニブ

イマチニブは血小板由来成長因子（PDGF）受容体チロシンキナーゼを阻害する薬剤で，ヒトでは慢性骨髄性白血病，そして小動物では主に肥満細胞腫の治療に使用されている．作用機序の解説は割愛するが，イマチニブは肺動脈拡張作用も発揮する[75]．実際に，自然発症した肺高血圧のイヌ6頭に，イマチニブ（3mg/kg，1日1回）を30日間にわたって投与し，投与開始前および投与開始30日後の各種臨床所見および心エコー図検査所見を比較した研究では[5]，運動不耐性，失神，腹水および浮腫に関するスコアは不変だったのに対し，発咳および総合スコアは有意に改善した．また，心エコー図検査（連続波ドプラ法）にて測定した推定収縮期肺動脈圧も有意に改善した（投与前：63.3 ± 24.9[SD] mmHg，投与後：36.1 ± 14.8mmHg）．

著者の知る限り，肺高血圧のイヌにおけるイマチニブの効果を検証した研究はこの論文だけである．肺高血圧のイヌにおけるイマチニブ，シルデナフィルおよびピモベンダンの有効性を比較したデータはなく，今後の研究進捗が期待される[26]．

(8) β遮断薬

慢性心不全では禁忌と考えられていたβ遮断薬の長期投与が，患者の左心室機能や生命予後を改善させることをヒトで最初に報告したのはWaagsteinら（1975）である[175]．それ以降，現在までに数多くの施設で大規模試験が実施され，慢性心不全患者におけるβ遮断薬の長期投与の有効性が追認された．

これらの論文が報じているβ遮断薬の長期治療効果は概ね下記のように要約できる[111]．

- 自覚症状が改善する（運動耐容能は不変）
- 心不全の進行を抑制する
- 心不全の悪化による入院率または死亡率が減少する
- 左心室駆出能が改善される
- 以上の効果は心不全の基礎疾患や重症度とは無関係に認められる
- β遮断薬の用量と以上の有効性は正比例する（しかし，徐脈，低血圧，ならびにこれに伴うふらつきなどの有害反応の出現率も高くなる）

このような改善効果を発揮する機序として，下記の可能性が指摘されている．

- 心拍数・心収縮力の抑制による心筋酸素消費量の低下，そしてエネルギー代謝の改善
- 左心室拡張能の改善
- レニンの放出を抑制することで，体液量を減少させ，血管を拡張させる
- カテコラミンによる心筋障害の抑制
- 心筋β受容体のup-regulation
- 抗不整脈作用

ヒトで確認されてきた以上の効果を期待して，MMVDのイヌでもβ遮断薬が推奨され，積極的に用いられた時期があった．確かに，実験的に作出した僧帽弁逆流モデルのイヌ（体重19～26kg）では，メトプロロール（100mg，1日2回）というβ遮断薬の経口投与により，血行動態パラメータの一部が有意に改善した[181]．しかし，自然発症したMMVDのイヌでは，β遮断薬の有効性はMMVDのステージに限らず確認されていない[49, 93, 170]．著者も一時期，カルベジロールというβ遮断薬をMMVDのイヌに使用していたが，効果を実感できなかった．このような事情から，当科ではβ遮断薬は抗不整脈

---

[26] その他に医学領域では，リオシグアトおよびファスジルが有望視されているが，動物での使用例は報告されていない．これらの薬剤の解説は，本書の目的ではないので割愛した．

薬としては使用しているが，心臓保護薬としては使用していない．獣医学領域で最も古くから使用され，報告が多いβ遮断薬はアテノロールである．当科でもアテノロールを最も一般的に用いているので，以下にこの薬剤について解説する．

アテノロールが適応となる不整脈は頻脈性不整脈である．イヌでの投与量は0.2～1mg/kg（1日1～2回）である[119]．心臓の収縮性が低下していなければ，著者は0.5mg/kg（1日2回）で開始し，1週間後を目処に臨床徴候，心拍数，不整脈の発生状況，そして必要があれば心エコー図検査にて短縮率を評価し，アテノロールを増量するかどうか，あるいは他の抗不整脈薬の追加などを判断している．

この薬剤の有害反応は，老齢および重症心不全のイヌで最も多く発生する．臨床的に警戒すべき有害反応は，徐脈，無関心，沈うつ，房室ブロック，心不全の悪化，低血圧，低血糖および気管支収縮である．また，失神および下痢も出現することがある．著者はこれらの有害反応をイヌでは経験したことはないが，投与前に心収縮力が低下している症例では，投与して約1時間前後で無関心および低血圧が見られる場合がある．

(9) ジゴキシン

古くから強心薬に分類されてきた薬剤である．しかし，現在では強心薬としてはピモベンダンが主流になり，ジゴキシンが強心薬として用いられることはなくなった．

この薬剤には陰性変周期作用，つまり心拍数を低下させる作用もある．このため，現在でも頻脈性不整脈の治療薬として使用されている．当科では，特に上室頻拍や心房細動の症例にジルチアゼム（1～4 mg/kg，1日2～3回）と併用することがある．推奨されているジゴキシンの投与量は体重が18kg未満であれば0.002～0.005 mg/kg，そしてこれを超えるイヌでは0.25mg/m^2（いずれも1日2回）と，以前の推奨量（0.01mg/kg，1日2回）よりも少ない[119]．このため，ジゴキシン中毒の症例は極めて少なくなった．

ジゴキシン中毒では，全てのタイプの不整脈が生じる．このような不整脈が生じるのは重度なジゴキシン中毒であり，このような段階に達する前に中毒症例を発見したいものである．経験的には，最も早期に見られるジゴキシン中毒の臨床徴候は食欲不振である．これに引き続き嘔吐および下痢を発現することが多い．一部の症例では，以上の臨床徴候に伴って腹鳴が注目される場合もある27)．著者は，ジゴキシン投与中の症例に食欲不振などの消化器徴候が見られたら，必ずジゴキシン中毒を疑うべきだと考えている．そして，消化器徴候の原因が他に見つからない限りジゴキシン中毒と仮診断し，ジゴキシンの投与を中止するようにしている．

専門家によっては，血清中ジゴキシン濃度に応じてジゴキシンの投与量を調整したり，あるいはこの濃度によりジゴキシン中毒と診断することを推奨している．しかし，血清ジゴキシン濃度に応じた用量調整マニュアルは存在しない．加えて，中毒域と有効域は重複しており，血清中ジゴキシン濃度だけでは必ずしもこの薬剤の中毒と診断できない．さらに，血清中ジゴキシン濃度の測定結果を得るためのコストおよび時間を考慮して，当科では血清中ジゴキシン濃度を測定していない．

なお，テキストやセミナーでは多くの専門家がジゴキシンのことをジギタリス（剤）と呼んでいる．正確には，ジギタリスにはジゴキシンおよびジギトキシンの2種類がある．このうち，ジギトキシンについては使用法をはじめとする情報が非常に少ないため，動物には使用すべきでない．ジゴキシンにはジゴキシン，メチルジゴキシンおよびジゴキシンエリキシルの3種類がある．このうち，後2者は腸管からの吸収率がジゴキシンよりも高いため，ジゴキシンと同じ用量で使用すると

27) グル音とも呼ばれる．この音は聴診器を用いなくても聴取できることが多い．

中毒を起こす可能性がある．一般に，これら2剤はジゴキシンの推奨薬用量よりも30%ほど減量して使用すると良い．

(10) 硝酸イソソルビド

硝酸薬は速効型および持続型に大別され，前者には既に述べたニトログリセリン（舌下錠や注射液がある）が，そして後者には二硝酸イソソルビド（ISDN）および一硝酸イソソルビド（ISMN）がある．

ISDNおよびISMNはいずれも静脈拡張作用を発揮し，心臓および肺の血管系に貯留する血液を拡張させた静脈プール内に再分布させることで容量負荷を軽減する．

ISDNもISMNも獣医学領域では広範囲に研究されていないため，これらの使用法については用量を含め不明な点が少なくない．現在，イヌではISDNは0.5～2mg/kg（1日2回）で，ISMNは0.25～2mg/kg（1日2回）での投与が推奨されている[119]．容量負荷軽減作用を示すため，理論的には肺水腫が随伴した症例，あるいはこの発現リスクが高い症例がこれらの製剤の適応と考えられる．以前，当科ではACEIのみでは発咳がコントロールできなくなった比較的軽度なMMVDのイヌにISDNを積極的に使用していた（ISMNの使用経験はない）．しかし後述するように，最近ではこのような症例にはISDNではなくピモベンダンを追加することが当科では一般的になり，ISDNを積極的には使用しなくなった．

硝酸薬は長期投与により耐性を発現するために，様々な対応策が考案されてきた．休薬と投与を一定期間で反復する方法を推奨する専門家もいるが，具体的なプロトコルは示されていない．著者はISDNを投与しているイヌの臨床徴候が悪化した時点で耐性が発現したとみなし，1回量を0.5～1mg/kg増量している．この方法でこれまでに最大で9mg/kg（日量18mg/kg/日）まで増量した経験があるが，特に有害反応は経験しなかった．

イヌでは厳密には検証されていないが，ISDNは冠循環を改善させる効果も発揮することが古くから指摘されてきた．実際に，冠循環や心筋に何らかの異常があり，これが原因で不整脈が出現していると考えられる症例にISDNを投与すると，不整脈が消失することがある．

ISDNは体内でISMNに代謝され効果を発現する．すなわち，ISMNはISDNの活性代謝産物であり，ISMNを経口投与した後の血中濃度はISDNよりも安定である．このため硝酸薬としてはISDNよりもISMNを第1選択薬にすべきかも知れないが，この2剤の効果は獣医学では比較されていない．ちなみにAdinら（2001）は，ISMNを正常犬および心不全犬に1回投与した後に，血液の再分布は認められなかったと報じている[1]．

当科では，ISDNとしてニトロールRおよびフランドルを用いている．ニトロールRはカプセル剤で，この中には作用発現時間が異なる速効型と遅効型，そして両者の中間型が含まれている．剤型がカプセルなのは，これら3者を一つにまとめるためである．このため，動物の体重に併せて分包する際に，カプセル内の粒子の数を均一に揃えることにメリットはあまりないであろう．また，カプセルから出して処方しても胃酸の影響は受けない．しかし，カプセル内の粒子を粉砕すると，遅効型や中間型のISDNの吸収が速くなり，効果の持続期間が短縮することを防ぐために，当科では処方の際に粉砕せずにそのまま分包している．

(11) ジピリダモール

この薬剤は冠状動脈に対して拡張作用を示すことから，医学領域では狭心症治療薬に分類されている．加えて，ジピリダモールは血小板凝集抑制作用，さらに腎臓に対しては尿蛋白減少作用を示すことから，小動物でも適応範囲は広いのかも知れない．

動物では，この薬剤はほとんどといって良いほど有害反応を引き起こさないが，その反面で投与量を含む使用法が全く検討されていないなど，実際面でいくつかの大きな問題がある．

著者はジピリダモールを小型犬およびネコには12.5mg錠/頭で，そして中型犬以上であれば25mg錠/頭で使用している（それぞれ1日2回）．当科では，心電図のST-TまたはT波に著明な変化が見られる症例，頻脈性不整脈の症例，ならびに蛋白漏出性腎症の症例にジピリダモールを使用することがある．有害反応の経験は全くない反面で，この薬剤の有益性を実感したこともないので，積極的には使用していないのが現状である．

(12) テオフィリン

気管支拡張薬の一種で，ヒトでは主に気管支喘息の治療薬として使用されている．イヌでも各種呼吸器疾患に加え，心原性肺水腫に伴う呼吸困難の緩和を目的に広く使用されている．肺水腫では肺間質の腫大により細気管支が圧迫され，これも呼吸困難の原因となるので，このような状態ではテオフィリンを積極的に投与すべきであろう．

テオフィリンの推奨薬用量は10mg/kg，1日3～4回である（アミノフィリンはこれよりも10～20%増量）[119]．多くの症例がこの用量に耐えるが，症例によってはこの用量で動悸，不安，頻脈，食欲不振，嘔吐などの有害反応を認めることがある．また，この薬剤は心拍数を増加させる傾向にあるため，心機能が低下して頻脈傾向にあるイヌに漫然と投与することは控えた方が良い．

キサンチン誘導体は利尿効果や強心効果を発揮するので，MMVDの症例に日常的に使用する施設があるようだが，著者はこれには反対である．その理由として，キサンチン誘導体の利尿効果は弱く，容量負荷の軽減は期待できないこと，そして肺水腫を合併していないMMVDでは利尿効果を期待する必要はないこと，そして軽度～中程度のMMVDでは収縮性は亢進しており，強心効果を示す薬剤は不要であることを挙げることができる．

3 栄養管理および生活に関するアドバイス

(1) ナトリウム摂取量

塩化ナトリウムには食物の旨味を増す効果があるいっぽうで，摂取量が過剰になると食欲を抑制する．ナトリウムは細胞外液量や体液の浸透圧の維持に必要不可欠な物質である．ナトリウムは体内で合成されないので，体液の量や浸透圧を一定に保つためには，一定量のナトリウムを経口的に摂取するのと同時に，水の摂取量に応じて内分泌系や腎臓が水およびナトリウムを適正に排泄するという条件が要求される．慢性心不全では，水やナトリウムは生体内に過剰に存在しているにも関わらず，RAS系は活性化し，腎臓での水およびナトリウムの再吸収が亢進し，うっ血徴候を助長する．

慢性心不全の管理にナトリウム制限食が推奨される理由は，生体内のナトリウム量を軽減することで細胞外液量を減少させるためである．ヒトでは食塩感受性といって，ナトリウム摂取量が増加するとこれに伴って全身血圧が上昇することが知られている．しかし，イヌおよびネコにはナトリウム感受性がないため，ナトリウムを大量摂取しても全身血圧は上昇しない[32, 52, 61, 99, 125]．換言すると，イヌがナトリウム制限食を摂取しても，全身血圧が低下することはなく，この意味では心負荷（圧負荷）を軽減する効果は期待できない．

ナトリウム制限食によるうっ血軽減効果が利尿剤によるそれと異なる点として，

・即効性がないため，肺水腫などの緊急療法には使用できない，
・うっ血徴候の軽減作用は利尿剤療法よりも劣る，
・導入にあたり動物の嗜好性が大きく関与する，

が挙げられる．すなわち，ナトリウム制限食はMMVDの治療の一部であることには間違いないが，その目的はうっ血徴候の解決で

はなく，これの予防または軽減と位置づけるべきであろう．なお，うっ血徴候の軽減作用はナトリウム制限食を単独で用いるよりも，利尿剤と併用した方が増強すると古くからいわれている．

ナトリウム制限食を開始すると体液量が減少するため，理論的には利尿剤を投与した場合と同様，RAS が活性化すると予想される．このため，ナトリウム制限食は急激にではなく，1～2 週間かけて徐々に変更することが推奨されたことがあった．当教室が実施した臨床試験では，MMVD のイヌの食事を段階的にではなく，一気にナトリウム制限食に切り替えても，MMVD の悪化徴候は見られず，また各種検査項目に明らかな変化は見られなかった[162]．このため当科では，一気に変更する方法を家族に提案している．

(2) 体重管理

ヒト医学では，心臓病患者を肥満の程度に応じて 3 群に分けて，その後の死亡率を比較したところ，肥満患者の生命予後が最も良好だったことが報告されている[86]．この obesity paradox と呼ばれる現象に，どのような機序が関与しているかは完全には明らかにされていない．

著者の知る限り，イヌの obesity paradox に関する研究論文は 1 つしか報告されていない[142]．それによると，慢性心臓病のイヌを診断後に体重の増減に応じて 3 群に分け，各群のイヌの生存期間を比較したところ，治療期間中に体重が増加した症例の生命予後が最も良好だった．ちなみに，同じ結果は慢性腎臓病のネコ[44]，そしてリンパ腫および骨肉腫のイヌでも報告されている[128]．

体重減少に伴って身体から失われるのは脂肪組織だけでなく，蛋白組織も同時に失われる．一般に，失われる脂肪と蛋白質の比率は 6：4～7：3 といわれている．すなわち，イヌが減量すると身体から蛋白質までもが失われることになる．無論，心筋は主に蛋白質で構成される臓器なので，MMVD のイヌの心

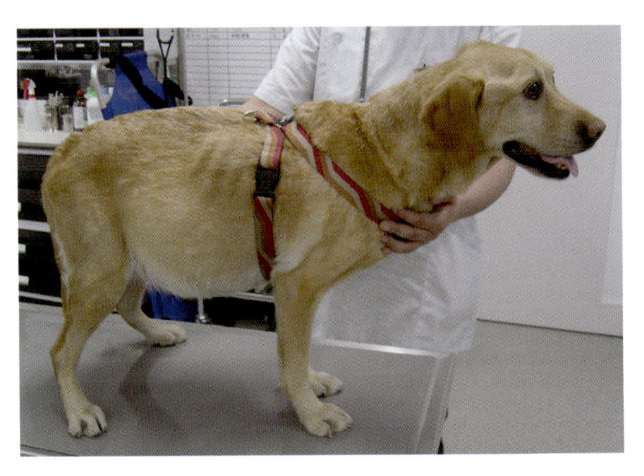

図 4-19　心臓性悪液質に陥った拡張型心筋症のイヌ

筋量が減少することは回避すべきなのは当然のことである．

ACVIM ガイドラインでは，ACVIM ステージ C 以降の症例はナトリウム摂取量の制限に加え，十分なカロリーおよび蛋白質の摂取を推奨している[6]．これは以下に述べる心臓性悪液質を予防するための処置でもある．このため，同じナトリウム含有量が制限されている腎臓病用療法食を MMVD の症例に適応すべきでない[28)]．

(3) 心臓性悪液質

MMVD が悪化すると，栄養学的にも様々な問題が生じる．第 1 に，努力性呼吸や呼吸困難に伴う問題である．これらの呼吸障害により，不感蒸泄が増大し，自由水は欠乏傾向に傾く．また，呼吸筋を酷使するために，動物は消耗する．呼吸障害に伴う食欲不振や睡眠への影響も無視できない．加えて，うっ血が腸管に及ぶと，摂取した栄養素や薬剤の吸収が障害される点も問題である．

MMVD が末期的な状態に達すると，以上の結果として心臓性悪液質という状態に陥る（図 4-19）．一般に心臓性悪液質は，慢性心不全に基因する重度で非可逆的な慢性栄養障害と定義されている．心臓性悪液質の発生に上述した要因が関与しているのは間違いない

[28)] 心臓病用療法食とは異なり，腎臓病用療法食では蛋白質含有量も制限されているからである．

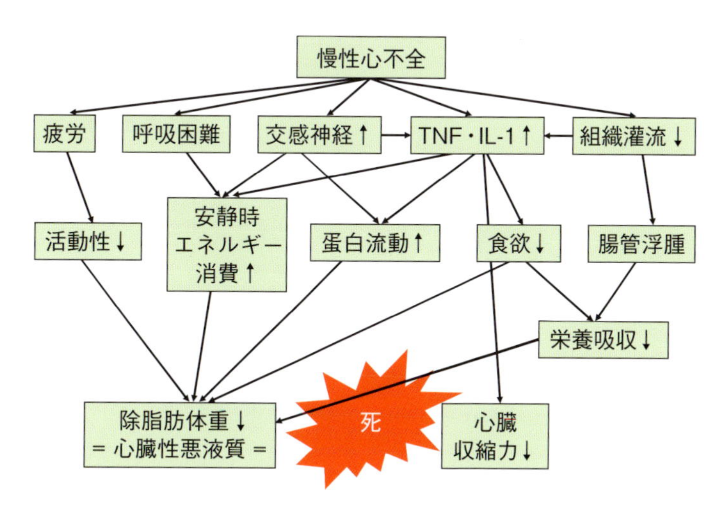

図 4-20　心臓性悪液質の発生・促進機序

が，これに加えて，交感神経の持続的な緊張，腫瘍壊死因子（TNF）やインターロイキン(IL)-1 などのサイトカインの活性化も安静時のエネルギー消費や生体蛋白の異化を加速し，心臓性悪液質の発生に密接に関与していることが判っている（図 4-20）[45]．心臓病は広い意味で炎症性疾患ともいえるのかも知れない．いずれにしても，心臓性悪液質の発生機序は非常に複雑で，この病態を薬物や食事療法により抑制または改善させることは不可能である．

（4）食事療法の開始時期,方法および注意点

ACVIM のガイドラインによると，心臓病用療法食は ACVIM ステージ B2 から推奨する専門医が多い[6]．当然，心不全徴候が発現した場合も心臓病用療法食は継続し，加えて，適切なカロリーおよび蛋白質を供給することを推奨している．

当科では，MMVD のステージに関わらず，減量させずに，肋骨が触れる程度であればむしろ体重を増やした方が良いとアドバイスしている．同時に，心臓病用療法食またはナトリウム含有量の低い食べ物を提案し，同時にトッピングには味付けしていない肉や魚（つまり蛋白質）を勧めている．

以前と比較すると，心臓病用療法食の嗜好性は格段に改善された．著者は最初にサンプルとして全てのメーカーの心臓病用療法食を家族に渡し，自宅でイヌに与え，最も嗜好性が良かったフードを選択している．ほとんど全てのイヌが複数のフードを受け入れる．

イヌが最も気に入った食べ物は，入院中やホテルに預けている間は与えない方が良い．入院やホテルでのストレスと食べ物がイヌの中で関連づけられてしまうと，帰宅後にその食べ物を忌避する可能性があるためである．

既に述べたように，心臓病用療法食への変更は一気に行っても安全である．重要なのは，変更後の体重の変化であろう．食事療法を開始して 1 週間後を目安に体重を測定するのが良い．体重が減少していた場合には，与える量を見直すべきである．心臓病用療法食に添付されている給与量はあくまでも目安に過ぎない．

（5）生活に関するアドバイス

MMVD のイヌの生活を考える上で参考になるエビデンスはほとんどないため，著者はこれまで欧米の獣医心臓病専門医の意見や実践内容を参考に，さらにはこれまでの自身の診療経験に基づいて以下のアドバイスを家族にしている．

1）散歩（運動）

当科では，家族が歩くスピードであれば，MMVD の重症度と無関係にイヌの散歩は制限せず，むしろ積極的に運動するようアドバ

イスしている．運動中は心拍数が上昇し，これがMMVDに有害な影響を及ぼす可能性は完全には否定できない．しかしそのいっぽうで，運動は全身の血行を改善し，食欲を増進させ，さらには家族との関係を良好に維持する上で重要と考えられる．著者の知る限り，MMVDのイヌの運動を制限している欧米の獣医心臓病専門医，あるいは我が国で心臓病に熱心に取り組んでいる獣医師はいない．

2）室内では音楽を聞かせる

著者の実感では，明確な効果は得られなくても，イヌにできることをできる範囲でしてあげたいと望む家族は明らかに増えている．このような家族に，著者は室内で音楽を聞かせることを提案することがある．

Bowmanら（2015）は，イヌがクラシック音楽を聞いている最中の自律神経の活性をホルター心電図検査による心拍変動解析にて評価したところ，ストレスの軽減が認められ，迷走神経の緊張が高まったという[22], 29)．同じ研究者らは別の論文で，迷走神経の緊張効果はクラシックよりもレゲエやソフト・ロックの方が強かったことも報告している[23]．

3）愛情療法を信じる

ここでいう愛情療法とは，家族がイヌに言動で愛情を表現することである．無論，愛情療法は著者の造語であって医学用語ではなく，またこれに関する研究または調査データはない．

食べ物を全量食べ終わった時，薬を完全に服用できた時，散歩が終わった時などに，少し大げさにイヌを褒めることを著者は愛情療法と呼んでいる．この愛情療法を家族に提案した後，「目に見える効果はないかも知れませんが，良い影響が必ずあると信じて続けましょう」と付け加えている．

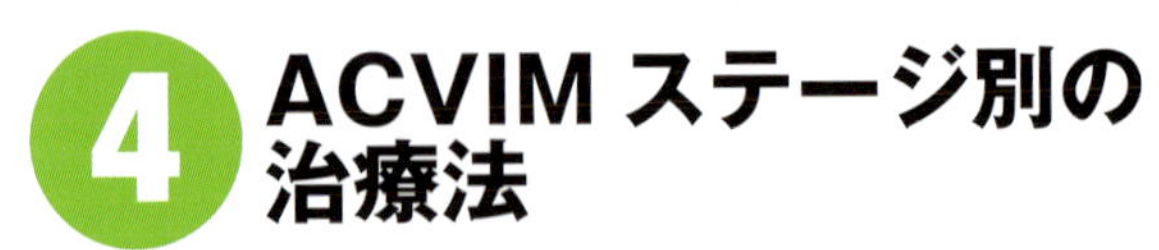

4 ACVIMステージ別の治療法

MMVDの治療法は内科療法および外科療法に大別できる．MMVDの手術を手がける診療施設は，徐々にではあるが増加傾向にある．ここでは，著者が様々な論文や経験を通じて，30年近く改良を続けている内科療法の実際および注意点を述べることとし，外科療法に関しては他の文献に譲る[105, 167, 169]．以下に，ACVIMのステージ別の治療法を述べる．このステージ分類の定義（診断基準），そして各種臨床検査の意義および注意点についてはPart 2で解説した．

(1) ステージA

1年に1回程度のペースで心雑音の有無を評価する．MMVDは予防できず，またこのステージでは血行動態は障害されていないので，治療は実施すべきでない．

(2) ステージB

1）ステージB1

ステージB1の大部分で僧帽弁逆流は軽度で，左心拡大は認められないため，MMVDの臨床徴候はほぼ全ての症例で見られない．このステージでは有効性が確認されている心臓病治療薬はないため，治療は実施すべきでない30)．すなわちステージAと同様，1年に1回程度の割合で心雑音の音量変化および心拡大の有無を確認するだけで良い．

2）ステージB2

ステージB1に対して，ステージB2には注意が必要である．Part 2で指摘したように，僧帽弁逆流が存在しているものの，現在または過去に肺水腫の経験がない症例は，全てステージBに含まれるからである．すなわち，

---

29) 今風にいえば，リラックス効果があったということである．

30) 家族が治療を強く希望する場合には，推奨量下限のACEIのみで十分であろう．無論，このステージでの治療の有効性は確認されていないことは家族に理解して頂かねばならない．

表 4-6　ACVIM ステージ B2 の分類（著者私案）

タイプ	運動不耐性	発咳
1	なし	なし
2	あり	なし
3	なし	あり
4	あり	あり

運動不耐性が見られる症例，左心拡大が原因で発咳が問題になっている症例，さらには運動不耐性も発咳も見られない症例などが，このステージＢに含まれる．このため，ステージＢでは左心拡大の有無だけでなく，発咳と運動不耐性の有無も評価しなければならない．

著者はステージ B2 の症例を表 4-6 のように分類しているので，この表 4-6 に従って解説を進める[31]．

(i) ステージ B2 タイプ 1

左心拡大は認められるが，運動不耐性も発咳も見られない症例で，このタイプ１は表 4-4 に示した左心拡大の有無によって２つに分類して対処すると良い．なお，この表の基準の全てを満たす左心拡大を専門家たちは EPIC リモデリングと読んでいることは既に述べた．

EPIC リモデリングが見られる症例では，ピモベンダンが有益である．用量は一般的に推奨されている 0.25mg/kg（1 日 2 回）で良い．ACEI に関しては明確なエビデンスはないが，MMVD のイヌでは無徴候期または軽症期に既に RAS が活性化していることが報告されており[117]，加えて RAS の活性化は心負荷を増大させるという考え方は現在も否定されていない．また，イヌの粘液腫様変性の進行に ACEI が抑制的に作用することが報告されている[110]．当科ではこのような知見に基づき，ACEI の併用を提案している[32]．ACEI の用量は推奨範囲の上限に，そして投与回数は１日２回に設定している．心臓保護薬としてスピロノラクトンを追加できるとより良いかも知れない．6 ヶ月に１回の検診を実施する．この検診では，臨床徴候の有無，院内心拍数，心雑音の音量，VHS を評価し，可能な限り心エコー図検査も実施すべきである．

これに対して，EPIC リモデリングが見られない症例の治療方針に関しては，参考になるエビデンスが少ない．著者は，心雑音の音量が Levine 3 以下の症例は治療対象にしていない．これに対して，Levine 4 以上の症例は治療対象とし，ACEI を提案している．治療に積極的な家族には ACEI とスピロノラクトンの併用を提案して良いと思われる．ACEI の用量は推奨範囲の下限で，投与回数は１日１回で良い．当科では，このタイプの症例でも検診の間隔は 6 ヶ月に設定することがほとんどである．EPIC リモデリングが見られる症例と同様の項目を評価するが，心エコー図検査以外の結果に悪化傾向が見られなければ，心エコー図検査は不要であろう．

(ii) ステージ B2 タイプ 2

運動不耐性という心不全徴候が見られる以上，タイプ２の症例は治療対象にしなければならない．運動不耐性の有無を問診で明確にできない症例では，ピモベンダンおよび ACEI の試験投与を１週間ほど実施し，投与開始前後の運動耐性を比較すると良い．この試験投与により，家族が運動耐性の改善を実感できれば，これらの投与を継続すべきであ

[31] このタイプ分けはあくまでも著者のオリジナルである．このため，この分類法や名称は他の専門家には通じないので，注意頂きたい．

[32] ACVIM ステージＣの MMVD のイヌを対象に，ドイツで実施された VALVE（Vasotop in addition to Lasix and Vetmedin for the treatment of mitral valve endocardiosis）試験の結果が間もなく正式に公表されるようである．この試験の結果によっては，MMVD のイヌに対する ACEI の考え方が大きく見直される可能性がある．

る. 反対に, 運動耐性の改善を実感できなかった場合, この2剤は中止する. 問診やこの試験投与により運動不耐性が確認できた症例では, ACEIの用量は推奨範囲の上限, そして投薬回数は1日2回とし, ピモベンダンは通常量で使用する. タイプ2では3～6ヶ月に1回の検診を実施する. 検診時の項目はタイプ1と同じで良い.

(iii) ステージ B2 タイプ 3

図 2-1 に示したように, MMVDの臨床徴候は運動不耐性, 発咳, そして肺水腫, 肺高血圧の順で出現すると考えられる. したがって, 運動不耐性は見られないものの, 発咳が見られるこのタイプ3では, 発咳の原因として呼吸器疾患を強く疑うべきである. 入念な問診により, 発咳の特徴がMMVDによるものと一致するのか, あるいは呼吸器疾患と合致するのかを慎重に検討する. 加えて, 胸部X線写真は最大吸気時および最大呼気時に撮影し, 気道閉塞などを入念に探すべきである.

発咳の原因を鑑別できない場合, 次に実施すべき最良の検査はCT検査であろう. しかし, 何らかの事情によりCT検査を実施できない場合, ステロイド剤（0.2mg/kg, 1日1回～隔日）またはピモベンダン（0.25mg/kg, 1日2回）を1週間ほど試験投与し, 投与後の発咳の変化を評価しても良い. 呼吸器疾患が発咳の原因であれば, 多くの症例はステロイドに反応し, 発咳が軽減する. これに対して, 左心拡大が発咳の原因であれば, 発咳はピモベンダンに反応して軽減するはずである. このため, この試験投与ではステロイド剤とピモベンダンを併用してはならない. なお, ピモベンダンの投与により発咳が軽減した, つまり発咳の原因がMMVDと確認できた場合, ピモベンダンはACEIと併用した方が良いと思われる.

(iv) ステージ B2 タイプ 4

タイプ2と同様, MMVDの臨床徴候が2種類も発生しているタイプ4も治療対象にしなければならない. このタイプ4でも, 発咳の原因を丁寧に鑑別する必要があるのはいうまでもない. 治療方針はタイプ2と同じで良い. 当科では, 検診の間隔は3ヶ月毎を目処にしている.

表 4-7　通常の治療にも関わらず, 臨床徴候が悪化したACVIMステージB2の治療方針

1. 呼吸器疾患を疑診
2. ACEIの変更
3. ACEIの増量
4. ピモベンダンの増量
5. 血管拡張薬の追加

3) ステージ B2 だが, 運動耐性や発咳が悪化した際の対処法

ステージB2の症例の治療を開始した後, 暫くの間は運動不耐性や発咳は問題なくコントロールできるはずである. しかし, 時間が経つと徐々にMMVDが悪化して, 適切に投薬しているにも関わらず, 運動不耐性が再発または悪化したり, 発咳がより重篤になることがある. このような症例に対する当科の対処法を以下に述べる（表 4-7）.

(i) 呼吸器疾患を改めて疑診する

運動不耐性や発咳は, 呼吸器疾患の臨床徴候でもある. MMVDの診察では常に呼吸器疾患を念頭におかなければならない.

既に述べてきたことを要約すると, 問診で発咳する際の状況や特徴を明らかにすべきである. また, 過去に撮影した胸部X線写真を再評価することも重要である. 著者の経験では, 気道閉塞（虚脱）が発咳の原因であることが多く, 吸気時および呼気時の2種類の胸部X線写真は, 発咳の原因鑑別に必須といって良い. なお, 胸部X線写真に肺野や気道の異常が見られない症例でも, ラッセル音が聴取される場合には, 気管支疾患が強く示唆される. 問診, 身体検査および胸部X線写真を駆使しても, 発咳や運動不耐性の原因を鑑別できない場合, CT検査が適応にな

る．しかし，何らかの事情によりこの検査を実施できない場合には，ステロイド剤の試験投与が正当化されることも既に述べた．

(ii) ACEIを変更する

発咳や運動不耐性が悪化したのか否かが明確でないものの，家族が「なんとなく咳が多くなったように思う」，あるいは「散歩の時の様子がなんとなくおかしいように感じる」と述べるものの，心雑音の音量や院内心拍数に著変がなく，さらに心拡大が悪化していない症例では，当科では投与しているACEIの銘柄を変更することがある．この変更には特に注意すべき点はない．この変更により発咳や運動不耐性が改善する機序は不明であるが，著者が想定しているメカニズムはこのPartで既に述べた．なお，経験的にはACEIの効果は投与を開始して，あるいは銘柄を変更して効果がピークに達するまでおよそ1週間かかるので，銘柄変更後の再評価は1週間以上過ぎてからが良いであろう．

(iii) ACEIを増量する

問診で発咳や運動不耐性の悪化が明確なものの，左心拡大が顕著に悪化していない症例では，当科では服用しているACEIを増量することが多い．

1回量は各ACEIで推奨されている用量の上限に設定し，投与回数は1日2回とする．ACEIの銘柄を変更した場合と同様，再評価は1週間以上過ぎてから行う．増量しても有害反応の発生率が高くなることはない．

(iv) ピモベンダンを増量する

ピモベンダンの推奨されている用量は0.25mg/kg（1日2回）だが，これを0.5mg/kg（1日2回）に増量するとさらに左心房圧が低下することが僧帽弁逆流モデルのイヌで確認されていることは既に述べた[144]．MMVDによる発咳は左心拡大によって生じているため，ピモベンダンの増量により左心拡大の軽減，そしてそれによる発咳の軽減が期待できる．著者の印象として，この効果はACEIよりも強いと感じられる．当科では，既にACEIを増量して投与しているにも関わらず，発咳や運動不耐性が悪化した症例に対してピモベンダンを増量することが特に多い．投与回数は1日2回だが，3回にするとさらに臨床徴候が改善する症例が少なくない．ピモベンダンを増量しても，有害反応の懸念は不要である．

(v) 血管拡張薬を追加する

ACEIおよびピモベンダンの両者を増量しても，発咳や運動不耐性が改善しない症例では，ACEIやピモベンダンと作用機序が異なる直接作用型動脈拡張薬，具体的にはアムロジピンまたはヒドララジンを当科では考慮している．

ACEIやピモベンダンと比較すると，この2剤の動脈拡張作用は強いため，使用にあたり有害反応として低血圧を考慮すべきである．当科では，この2剤のいずれかを考慮する際には，必ず全身血圧を測定し，収縮期血圧が100mmHg以上であることを確認している．この値を下回る低血圧傾向のイヌにこれら2剤のいずれかを投与すると，かなり高い確率で低血圧に関連した徴候が出現するためである．低血圧傾向が見られる症例では，直接作用型動脈拡張薬の追加は見送り，二硝酸イソソルビドを追加すべきであろう．最後に，アムロジピンでは低血圧の他に歯肉過形成が生じるが[159]，ヒドララジンではこの有害反応の発生は知られていないことは既に述べた．

以上の対応でACVIMステージBの症例は対応できるはずである．左心拡大が顕著な症例では，内科療法を適切に実施しても発咳を完全にはコントロールできないことを念頭におき，さらにこのことを家族にご理解頂くことである．

(3) ステージCおよびD

1) 肺水腫の既往歴があるものの，現在は肺水腫でない症例の管理

ACVIMのガイドラインでは，ステージCには現在肺水腫になっている症例と肺水腫の既往歴がある症例を含めるとしている[6]. しかし，著者はこの2種類の治療方針は異なると考えている．肺水腫の既往歴があるものの，現在は肺水腫でない症例に関しては，ステージB2の症例として管理できることが多い．すなわち，高用量のACEIおよびピモベンダンは最低でも必要で，可能な限りスピロノラクトン（2mg/kg，1日1回）を追加する．また，多くの症例でアムロジピンまたはヒドララジンの併用が有効である．

ナトリウム摂取量の制限はステージB以上に重要で，心臓病用療法食またはナトリウム含有量の少ないシニア・フードを考慮すべきである．いうまでもなく，ご褒美，おやつ，トッピングにはナトリウム含有量が少なく，蛋白質を多く含むものを選ぶべきである．

2) 現在肺水腫の症例の管理

肺水腫が疑われるイヌが来院したら，当科では，まず最初にニトログリセリン舌下錠を，次にフロセミドを投与している．フロセミドの用量は2mg/kgとすることが多いが，泡沫物を喀出する症例，呼吸困難が重度な症例では20mg/頭とすることもある．投与経路は可能な限り静脈内としている．その後，胸部X線検査に耐えられると判断される症例では，この検査を実施する．適切な姿勢にこだわると，それがストレスとなって検査台の上で急変することがあるので，適切なポジショニングにこだわらないようにしている．呼吸困難が重度な症例，毛細血管再充満時間（CRT）が延長している症例，あるいは低血圧傾向の見られる症例では，無理に胸部X線検査を実施しない方が良い．

ヒトの肺水腫患者であれば，集中治療室で治療を受けるはずである．理想的には，肺水腫のイヌも同様であろう．しかし，動物医療ではコストの問題や家族の強い希望のために入院を選択できない場合があり，さらには入院自体がイヌにとってストレスとなり，治療がうまく行かない場合もある．このため，肺水腫のイヌの入院療法の必要性を検討しなければならない．この必要性の判断法はACVIMのガイドラインにも専門書にも記載されていない．そこで，著者はこれまでの経験に基づき，表4-8に示した項目をチェックし，これらのいずれか1つでも該当した場合には，改めて入院を家族に強く提案している[33)].

表4-8 入院が必要な肺水腫の特徴

過去に肺水腫の既往がある
急変時に家族が連絡・対応できない
食欲は不振～低下
呼吸困難が明瞭
無尿・乏尿が疑われる
舌色の異常
毛細血管再充満時間（CRT）＞1秒
X線写真で
・心陰影の辺縁が不鮮明
・不透過性の領域が広い

表4-8にある心陰影の辺縁が不鮮明，あるいは不透過性の領域が広いという記載には補足説明が必要であろう．

不透過性が正常であれば確認できる心臓陰影の辺縁，あるいは心臓を出入りする血管（特に後大静脈）が確認できるか否かを側面像および背腹像で評価する．入院が不要と判断される症例では，不透過性の領域は側面像では肺門部周辺に，そして背腹像では後葉の一部に限局している．これよりも不透過性の領域が広ければ，入院下での治療を考慮する．図4-21では，不透過性の領域が肺野全域に及んでおり，側面像でも背腹像でも心陰影の辺縁ラインが確認できない部位がある．また，

[33)] 入院の必要性を検討することは，ACVIMステージCとDを鑑別することでもあるが，本文でも指摘したように，この両者の鑑別に関して，ACVIMガイドラインは具体的なことを何ら記載していない．

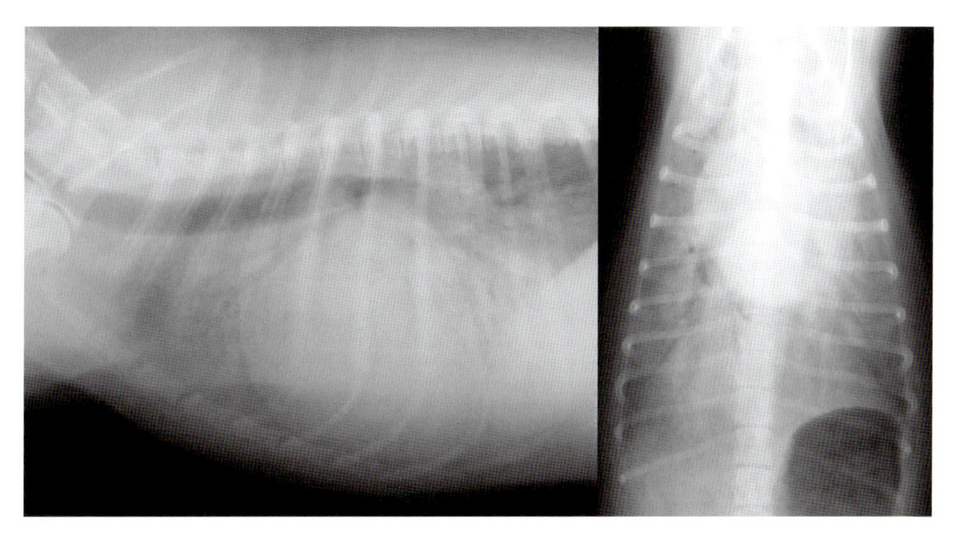

図 4-21　肺野全域に及ぶ肺水腫の胸部 X 線写真

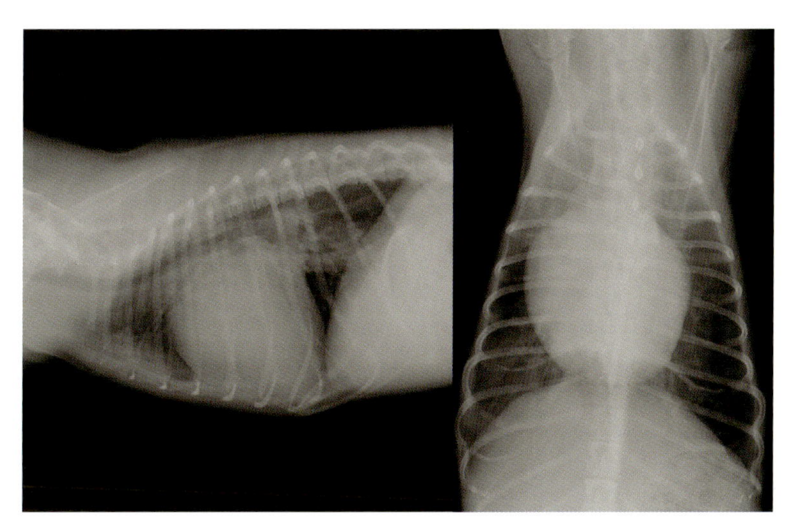

図 4-22　不透過性の亢進が限局的に認められるイヌの胸部 X 線写真
左：背腹像，右：側面像．詳細本文参照．

後大静脈も確認できないので，この症例は入院下での治療が必要と判断する．これに対して図 4-22 では，不透過性の領域は限局的で，心陰影の辺縁ラインは全て確認できることから，通院での治療が可能と判断できる．

通院にて治療する症例には，ナトリウム摂取量の制限を家族にアドバイスしなければならない．イヌの MMVD の非代償期には，RAS は亢進していないことが示されており[57]，このため肺水腫が消失するまでは ACEI の投与は省いても構わない．しかし，利尿剤およびピモベンダンの投与は不可欠である．利尿剤の選択に関しては様々な考え方があるが，著者はフロセミド（通常は 2mg/kg）を用いることが多い．投与回数は呼吸困難の程度に応じて1日2～3回としている．ステージ C の症例では，スピロノラクトンの心臓保護効果が確認されているが，スピロノラクトンを開始するのは肺水腫が解決してからでも良いであろう．いずれにしても，家族にはイヌがいつでも水を飲めるよう配慮して頂くべきである．また，自宅での安静時呼吸数を数え，これが増加傾向を示したらニトログリセリン舌下錠を投与し，病院に連絡するよう依頼する．

腎機能が低下傾向にあるイヌは，フロセミドの投与により高窒素血症が出現または悪化することが多い．高窒素血症に関わらず食欲が安定している症例では，当科ではフロセミドの投与を継続している[34]．これに対して，腎機能低下に伴って食欲が低下する症例ではフロセミドを中止し，スピロノラクトンとサイアザイド系利尿剤を併用している．

多くの場合，3日程度の治療で肺水腫は解決できる．肺水腫の消失が胸部X線検査で確認できたら，ACEIを高用量で再開し，ピモベンダンは継続する．利尿剤は減量し，可能であれば休薬するが，そのプロトコルは後述する．

ニトログリセリン舌下錠およびフロセミドの投与後に，入院下で治療することが決まった症例には，入院および呼吸困難に伴うストレスを軽減するために，可能な限り鎮静剤を投与すべきである．どの鎮静剤が良いかは比較検討されておらず，担当医が最も使い慣れている鎮静剤を投与すれば良いであろう．アセプロマジン（0.01 ～ 0.2mg/kg）またはブトルファノール（0.1 ～ 0.5mg/kg）が一般に推奨されているが，著者はできるだけ低用量で皮下投与することが多い．肺水腫のイヌは過換気のために血中酸素分圧は正常であるのに対し，血中二酸化炭素分圧は低下していることが多い．このため，酸素テントへの収容は不必要な症例が多いと考えられるが，急変する可能性を考慮して可能な限り収容すべきであろう．

フロセミドを投与した後，排尿の有無を確認することは非常に重要である．状態が重度でなければ，可能な限り膀胱カテーテルを留置して尿量をモニタすべきである．この留置が不可能な場合，最低でも排尿時刻を記録すべきである．加えて，呼吸数のモニタも非常に重要である．

以降の処置は，フロセミドに対する利尿反応の有無，そして呼吸数の増減傾向に応じて大きく異なる．

十分な利尿反応の出現に伴って呼吸数が低下傾向にある場合，予後は良好であることが多い．必要に応じてフロセミドの投与を反復すれば良い．当科では，フロセミドは静脈内投与（ボーラス投与）しているが，静脈内持続注入を好む施設もある．フロセミドの持続注入は用量が同じでも，ボーラス投与した場合と比較してより強い利尿効果を発現する．このため，肺水腫の治療効果だけを考えれば，持続注入の方が良いであろう．しかし，大量の利尿に伴い脱水および高窒素血症の発現リスクが高まること，さらに低カリウム血症および低ナトリウム血症という，輸液療法を必要とする状態に陥るリスクも高まることを考慮して，当科ではフロセミドをボーラス投与しても，十分な利尿反応が見られない症例でこの持続注入を考慮している．フロセミドを5%グルコース液で希釈し，0.5 ～ 1mg/kg/時間の速度で，最大4時間投与するというプロトコルが一般的である．

十分な利尿反応にも関わらず，呼吸数が不変または増加している症例では，利尿剤を主体とする治療だけでは不十分だと考えられる．すなわち，肺水腫の持続に関与する原因が隠れていて，その原因がフロセミドでは十分に管理できていないと考えるべきである．

この隠れている原因で最も多いのが，著者の経験では全身性高血圧である．経験論としては，収縮期血圧が180 ～ 200mmHgを上回る肺水腫の症例では，利尿剤療法のみでは治療は成功しないことが多い．この場合，降圧剤の投与が不可欠である．多くの専門家は，静脈内投与が可能であればニトロプルシド（1 ～ 2 μg/kg/分，持続点滴）を推奨している（専用の点滴ラインが必要）．また，経口投与が可能であればアムロジピン（0.1 ～ 0.5mg/kg，1日2回）も良い．肺水腫の解決後に全身性高血圧の原因を検索し，必要があ

---

[34] 肺水腫の治療またはこれを予防を目的としてフロセミドを連用すると，高窒素血症が出現または持続する症例が多い．このような症例を管理するコツとして，脱水が認められない限りBUNやCreの値を皮下補液などで正常化させようとしないこと，食欲が安定していれば高窒素血症を許容することを著者は心がけている．

れば降圧療法も行わないと，肺水腫が頻繁に再発することになる．

もう一つの隠れている原因として，収縮性の低下を経験することも多い[35]．これに対しては，著者はドブタミン（2～20 μg/kg/分，持続点滴）で対応することが多い．治療開始時のニトログリセリン舌下錠およびフロセミドの投与時に，イヌの状態が許せばピモベンダンも投与しておくことで，収縮性が低下している可能性を除外すれば治療効率が良いと思われる．

フロセミドに対する利尿反応が不十分またはない症例では，急性腎不全を随伴したと判断すべきである．既に述べたように，フロセミドは静脈内持続注入に切り替えるべきである．しかし著者の経験では，多くの症例はこの変更に反応しない．最も理想的な治療法は血液透析または腹膜透析であろうが，急性腎不全から離脱できたとして，重篤な左心不全は残存するため，その後の治療管理は極めて困難である．すなわち，泡沫物を喀出する症例，そして急性腎不全を合併した症例は安楽死の適応になると考えられる．著者の安楽死に関する考え方および実践内容は，Part3で既に述べた通りである．

次に，肺水腫の治療に良好に反応し，退院した後の肺水腫予防療法について述べる．

肺水腫予防療法の要は，ナトリウム摂取量の制限と薬物療法である．薬物療法に関しては，既に述べたように高用量のACEIおよびピモベンダンを継続し，必要であればアムロジピンまたはヒドララジンを追加することが重要である．加えて，ACVIMステージCの症例ではスピロノラクトン（2mg/kg，1日1回）の併用により有益な効果が確認されているため[16, 31]，この薬剤も可能な限り投与すべきである．フロセミドとスピロノラクトンを併用する代替として，トラセミドを開始しても良い．

表 4-9　当科におけるフロセミドの減量・中止プロトコル

1. 肺水腫の消失を確認
2. フロセミドの減量および中止
   1) 1回量を半量（投与回数は不変）3日間
   2) 1回量をさらに半量（投与回数は不変）3日間
   3) 投与回数を半減（1回量は不変）3日間
   4) 問題なければ休薬

減量中の自宅でのモニタ項目：安静時呼吸数

当科では肺水腫から離脱できた症例では，フロセミドを10日ほどかけて減量し，可能であれば休薬することにしている．そのプロトコルを表 4-9に示した．大切なのは，自宅で安静時呼吸数を家族に数えて頂くことである．

健康な成犬の自宅での安静時呼吸数は体重や年齢の影響を受けず，40回/分未満である[127]．これに対して，心原性肺水腫のイヌのそれは40回/以上であることが判っている[136]．すなわち，MMVDのイヌにおいて自宅での安静時呼吸数が上昇傾向を示したり，あるいは40回/分を超えた場合には，フロセミドの減量および休薬は中止すべきである．呼吸回数が安定していた時の用量でフロセミドを再開する必要がある．

順調にフロセミドを減量できた症例では，フロセミドを休薬するが，他の心臓病治療薬は用量を変更せずに継続する．自宅で肺水腫が再発した場合を想定して，自宅での正常な安静時呼吸数を家族に伝え，40回/分を超えたらニトログリセリン舌下錠およびフロセミドの投与を依頼する．その後の検診期間は当科では3ヶ月に1回とすることが多いが，家族の希望に応じて短縮しても良い．

3) 肺高血圧を合併した症例の管理

既に述べたように，MMVDに続発する肺高血圧は2段階，つまり当初は受動型肺高血圧として発生し，やがて肺動脈壁の肥厚などにより反応型肺高血圧に移行する．いずれの

[35] その他の原因として，収縮性心膜炎，大量の心膜液貯留，左心系の負荷が増大する先天性心臓病，心房細動などの頻脈性不整脈，高度な大動脈弁逆流の合併がある．

タイプであっても，収縮期最大流速が3m/秒以上の激しい三尖弁逆流が見られることが多いという共通点がある．

以下に，当科での肺高血圧の管理法について薬物療法を中心に解説するが，肺高血圧を合併すると心臓性悪液質に陥る症例が増えることに注意しなければならない．すなわち，肺高血圧を続発した症例では，薬物療法と同じかそれ以上に食事療法も重要である．これについてはこのPartで既に述べたが，十分なカロリーおよび蛋白質が摂取できるよう，獣医師と家族が一体となって工夫・努力しなければならない．また特に反応型肺高血圧を続発すると大部分の症例で運動耐性は低下する．この点に関して，著者の経験・印象では，肺高血圧を続発しても散歩を制限しない方が，イヌと家族のQOLが良好に保てることが多いと実感している[36]．

(i) 受動型肺高血圧の管理

MMVDの症例で肺高血圧の合併が確認され，さらに肺高血圧の原因がMMVDと考えられた場合，当科では最初に受動型肺高血圧と臨床診断し，治療を開始している．具体的には，高用量のACEIおよびピモベンダンは最低でも必要で，加えてアムロジピンまたはヒドララジンなどの直接作用型動脈拡張薬も多くの症例で必要になる．

経験的には，重度な三尖弁逆流により腹水が発生することも少なくなく，この場合には当科ではフロセミド（1～2mg/kg, 1日2回）を用いることが多い．フロセミドを投与する目的は，腹水の消退ではなく，腹水を吸引する間隔を延ばすためと考えた方が良い．肺高血圧が原因で貯留した腹水に対する最も効果的な対処法は，腹腔穿刺による腹水の吸引だと著者は考えている．フロセミドで腹水を消退させようとすると，腹水を管理できないばかりか，高窒素血症や低カリウム血症が発現し，管理がより複雑になることが実に多い．このためフロセミドの用量は，高窒素血症および低カリウム血症が発生しない程度に調整した方が，むしろ症例を良好に管理できると著者は考えている．ちなみに，経験的には受動型肺高血圧の症例で失神が見られることは少ない．

受動型肺高血圧の治療に，肺動脈拡張薬が必要か否かは動物では全く検討されていない．理想的には，受動型肺高血圧の段階から肺動脈拡張薬を開始した方が良いのかも知れない．しかしその反面で，この段階から肺動脈拡張薬の併用を開始した場合，どのようなメリットが期待できるか，具体的には，反応型肺高血圧への移行を何割くらいの症例で阻止できるのか，あるいは反応型肺高血圧への移行期間をどのくらい延長させるのか，さらには肺動脈拡張薬を追加しなかった場合と比較して，生命予後やQOLがどのくらい異なるのかなどについて，参考になるデータは動物では全くない．さらに他の心臓病治療薬と異なり，肺動脈拡張薬は高額である．当科ではこれらの事情をよく理解した上で，より積極的な治療を強く希望する家族のみに肺動脈拡張薬を処方している．

受動型肺高血圧の検診間隔は，当科では腹水などのうっ血徴候があれば1～2ヶ月毎，そしてうっ血徴候がなければ2～3ヶ月毎とすることが多い．フロセミドを投与している症例では，腎臓パネルのモニタは重要である．収縮期肺動脈圧は連続波ドプラ法により推定できるが，この推定収縮期肺動脈圧は治療開始後の参考材料の一つにはなるが，決して肺

[36] 但し，イヌが「散歩に行きたい‼」と家族にアピールすれば散歩に出かけて良いが，このようなアピールをしない場合には無理に連れ出さないように家族にアドバイスしている．肺高血圧を続発したイヌの運動耐性，換言するとイヌが歩ける距離または時間は，その日によって異なることが多い．このため，散歩中にイヌが疲れたそぶりを見せたり，息切れが明瞭になった段階で散歩を中止するよう著者は提案している．経験的には，受動的肺高血圧のイヌの運動耐性は極度に低下しないことが多い．これに対して，反応性肺高血圧に移行したイヌでは，散歩というよりも排泄のための外出といった程度に運動耐性は制限されることが多い．

動脈拡張薬の必要性を予測・判定する指標になり得ないと著者は考えている．むしろ，腹水や失神の有無と程度，右心拡大の程度などを当科では重視している．

(ii) 反応型肺高血圧の管理

MMVDに続発した肺高血圧が確認され，上述した受動型肺高血圧の治療を開始しても，腹水や失神がコントロールできない症例は反応型肺高血圧に移行していると当科では臨床的に判断している．

基本的に反応型肺高血圧のイヌには，MMVDの治療に加えて肺動脈拡張薬も必要である．しかし，既に述べたように肺動脈拡張薬は高額なため，家族の経済的負担の原因になることが珍しくない．このため，家族の事情を把握し，肺動脈拡張薬を開始する・しないを個別に判断すべきである．

著者の経験では，腹水が主な問題となっている場合，肺動脈拡張薬の追加により腹水の吸引間隔がさらに延長することが多い．しかし，肺動脈拡張薬を追加できない場合には，先に述べた分別のある使い方でフロセミドを投与するだけでも家族の満足が得られることが多い．当初は腹水は無色透明だが，肺高血圧の悪化に伴って腹水はピンク色に混濁することが多いと著者は感じている．

腹水とは異なり，失神にはフロセミドは無効である．また，高用量のピモベンダンにより失神の頻度が多少は軽減する症例があるが，良質な管理にはやはり肺動脈拡張薬の併用が有効である．他の診療施設と同様，当科ではこの際の肺動脈拡張薬としてシルデナフィルを第1選択薬にしている．失神の頻度にもよるが，治療費に問題がなければシルデナフィルを1～2mg/kg（1日2～3回）で開始することが多い．その後，シルデナフィルに対する失神の反応を見ながら，この薬剤の用量を増減する．経験的には，シルデナフィルの有害反応は極めてまれであるが，末梢動脈を拡張する作用も発揮するため，全身動脈圧の測定は重要であろう．何らかの理由により家族がシルデナフィルの追加を躊躇している場合，上述した量のシルデナフィルを1週間前後，試験的に投与し，投与後の改善効果とシルデナフィルの価格のバランスを家族に判断して頂く，という方法を当科では実施することがある．

治療費が限界に達し，シルデナフィルなどの高額な肺動脈拡張薬を追加できない場合，当科では2種類のオプションを家族に提示している．

一つは，ベラプロストの追加である．既に述べたように，肺高血圧のイヌでは，この薬剤の使用法はほとんど検討されていない．また，著者の経験では効果を実感できないが，理論的には有効性が期待できる上に，安価であることは魅力的である．このような事情を家族が納得するのであれば，ベラプロストの追加は場合によっては考慮に値するであろう．

2つ目のオプションは肺動脈拡張薬を何ら追加せず，受動的肺高血圧の治療を継続することである．このオプションを選択した場合，獣医師として最も大切なことは，家族の心のケアだと著者は思っている．高額な薬剤を選択できなかったからといって，自分を責める必要は全くないことを獣医師は家族に明言すべきである．最後まで愛情をもってイヌと接することが明らかに大切で，イヌが最も喜ぶのは家族が薬剤を与えてくれることでなく，愛情をもって接してくれることだと著者は確信している[37]．

[37] 肺高血圧，特に反応型肺高血圧のイヌの管理は困難を極める．何をもってこの種の症例の治療管理が良好なのかを獣医師が判断することは不可能なのかも知れない，と著者は思うことがある．我々が提供した医療やアドバイスに家族が満足して頂ければ，その症例の管理は良好だったと判断するしか術はないのかも知れない．

5 Part 4のまとめ

(1) MMVDの治療は内科療法および外科療法に大別される．このうち，前者では容量負荷や圧負荷の軽減，収縮性の改善，そして心拍数の制御が重要である．

(2) MMVDの内科療法では，特にレニン・アンジオテンシン系（RAS）抑制薬，ピモベンダン，ヒドララジン，アムロジピン，フロセミド，スピロノラクトン，トラセミド，ニトログリセリン，肺動脈拡張薬などが用いられることが多い．

(3) RAS抑制薬を投与しているにも関わらず，血漿中または尿中アルドステロン濃度が上昇する現象をアルドステロン・ブレークスルーと呼び，この現象はイヌでも頻繁に発生する．アルドステロンはMMVDのイヌに対し有害な作用を発揮することが判っている．このため，スピロノラクトンは臓器保護薬としての効果も期待される．

(4) ACVIMステージBには様々な症例が含まれるため，運動不耐性，発咳およびEPICリモデリングの有無によりさらに分類して対応する必要がある．

(5) ピモベンダンはACVIMステージB2のイヌのうち，EPICリモデリングと呼ばれる左心拡大が見られる症例も適応になる．また，運動不耐性や発咳が見られる症例もピモベンダンの適応である．RAS抑制薬については明確なエビデンスはないが，著者は現状では必要と考えている．この点に関しては，間もなく正式発表されるであろうVALVE試験の結果を踏まえて見直す必要が生じるかも知れない．

(6) ステージCおよびDの鑑別については，ACVIMのガイドラインや各種解説書は記載を避けているため，著者の私案を提示した．入院下で治療する場合，フロセミド投与後の利尿反応の有無，呼吸数などをモニタし，同時に全身性高血圧の有無に加え，収縮性の低下を考慮しなければならない．

(7) 肺高血圧，特に反応型肺高血圧を合併した症例では，理想的には肺動脈拡張薬が必要である．しかし，肺動脈拡張薬は高額であることが多く，家族によっては価格が治療の制限になることがある．エビデンスはないが，著者はこのような症例でも愛情療法は有益だと信じている．

参考図書一覧

1. Adin DB, Kittleson MD, Hornof WJ, et al. Efficacy of a single oral dose of isorsorbide 5-mononitrate in normal dogs and in dogs with congestive heart failure. J Vet Intern Med 2001 ; 15 : 105-111.
2. Akabane R, Sato T, Sakatani A, et al. Pharmacokinetics of single-dose sildenafil administered orally in clinically healthy dogs: Effect of feeding and dose proportionality. J Vet Pharmacol Ther 2018 ; 41 : 457-462.
3. Ames MK, Atkins CE, Eriksson A, et al. Aldosterone breakthrough in dogs with naturally occurring myxomatous mitral valve disease. J Vet Cardiol 2017 ; 19 : 218-227.
4. Ames MK, Atkins CE, Lantis AC, et al. Evaluation of subacute change in RAAS activity (as indicated by urinary aldosterone: creatinine, after pharmacologic provocation) and the response to ACE inhibition. J Renin Angiotensin Aldosterone Syst 2016 ; 17 : 1-12.
5. Arita S, Arita N, Hikasa Y. Therapeutic effect of low-dose imatinib on pulmonary arterial hypertension in dogs. Can Vet J 2013 ; 54 : 255-261.
6. Atkins C, Bonagura J, Ettinger S, et al. Guidelines for the diagnosis and treatment of canine chronic valvular heart disease. J Vet Intern Med 2009 ; 23 : 1142-1150.
7. Atkins CE, Brown WA, Coats JR, et al. Effects of long-term administration of enalapril on clinical indicators of renal function in dogs with compensated mitral regurgitation. J Am Vet Med Assoc 2002 ; 221 : 654-658.
8. Atkins CE, Keene BW, Brown WA, et al. Results of the veterinary enalapril trial to prove reduction in onset of heart failure in dogs chronically treated with enalapril alone for compensated, naturally occurring mitral valve insufficiency. J Am Vet Med Assoc 2007 ; 231 : 1061-1069.
9. Bach JF, Rozanski EA, MacGregor J, et al. Retrospective evaluation of sildenafil citrate as a therapy for pulmonary hypertension in dogs. J Vet Intern Med 2006 ; 20 : 1132-1135.
10. Barst RJ, McGoon M, McLaughlin V, et al. Beraprost therapy for pulmonary arterial hypertension. J Am Coll Cardiol 2003 ; 41 : 2119-2125.
11. Bavegems V, Van Caelenberg A, Duchateau L, et al. Vertebral heart size ranges specific for whippets. Vet Radiol Ultrasound 2005 ; 46 : 400-403.
12. Beatrice L, Nizi F, Callegari D, et al. Comparison of urine protein-to-creatinine ratio in urine samples collected by cystocentesis versus free catch in dogs. J Am Vet Med Assoc 2010 ; 236 : 1221-1224.
13. Beaufays F, Onclin K, Verstegen J. Retrograde ejaculation occurs in the dog, but can be prevented by pre-treatment with phenylpropanolamine: A urodynamic study. Theriogenology 2008 ; 70 : 1057-1064.
14. BENCH study group. The effect of benazepril on survival times and clinical signs of dogs with congestive heart failure: Results of a multicenter, prospective, randomized, double-blinded, placebo-controlled, long-term clinical trial. J Vet Cardiol 1999 ; 1 : 7-18.
15. Benitz AM, Hamlin RL. Ericsson GF. Titration of enalapril dose for dogs with induced heart failure. J Vet Intern Med 1991 ; 5 : 124 (ACVIM abstracts).
16. Bernay F, Bland JM, Häggström J, et al. Efficacy of spironolactone on survival in dogs with naturally occurring mitral regurgitation caused by myxomatous mitral valve disease. J Vet Intern Med 2010 ; 24 : 331-341.
17. Bomback AS, Klemmer PJ. The incidence and implications of aldosterone breakthrough. Nat Clin Pract Nephrol 2007 ; 3 : 486-492.
18. Borgarelli M, Abbott J, Braz-Ruivo L, et al. Prevalence and prognostic importance of pulmonary hypertension in dogs with myxomatous mitral valve disease. J Vet Intern Med 2015 ; 29 : 569-574.
19. Borgarelli M, Savarino P, Crosara S, et al. Survival characteristics and prognostic variables of dogs with mitral regurgitation attributable to myxomatous valve disease. J Vet Intern Med 2008 ; 22 : 120-128.
20. Boswood A, Gordon SG, Häggström J, et al. Longitudinal analysis of quality of life, clinical, radiographic, echocardiographic, and loratory variables in dogs with preclinical myxomatous mitral valve disease receiving pimobendan or placebo: The EPIC study. J Vet Intern Med 2018 ; 32 : 72-85.
21. Boswood A, Häggström J, Gordon SG, et al. Effect of pimobendan in dogs with preclinical myxomatous mitral valve disease and cardiomegaly: The EPIC Study-A randomized clinical trial. J Vet Intern Med 2016 ; 30 : 1765-1779.
22. Bowman A, Scottish S, Dowell FJ, et al. 'Four Seasons' in an animal rescue centre; Classical music reduces environmental stress in kennelled dogs. Physiol Behav 2015 ; 143 : 70-82.
23. Bowman A, Scottish S, Dowell FJ, et al. The effect of different genres of music on the stress levels of kennelled dogs'. Physiol Behav 2017 ; 171 : 207-215.
24. Brown S, Atkins C, Bagley R, et al. Guidelines for the identification, evaluation, and management of systemic hypertension in dogs and cats. J Vet Intern Med 2007 ; 21 : 542-558.
25. Buchanan JW. Chronic valvular disease (endocardiosis) in dogs. Adv Vet Sci Comp Med 1977 ; 21 : 75-106.
26. Buchanan JW, Bucheler J. Vertebral scale system to measure canine heart size in radiographs. J Am Vet Med Assoc 1995 ; 206 : 194-199.
27. Caivano D, Dickson D, Pariaut R, et al. Tricuspid annular plane systolic excursion-to-aortic ratio provides a bodyweight-independent measure of right ventricular systolic function in dogs. J Vet Cardiol 2018 ; 20 : 79-91.
28. Carlsson C, Häggström J, Eriksson A, et al. Size and shape of right heart chambers in mitral valve regurgitation in small-breed dogs. J Vet Intern Med 2009 ; 23 : 1007-1013.
29. Chen Y, Liu C, Lu W, et al. Clinical characteristics and risk factors of pulmonary hypertension associated with chronic respiratory diseases: A retrospective study. J Thorac Dis 2016 ; 8 : 350-358.
30. Chetboul V, Lefebvre HP, Sampedrano CC, et al. Comparative adverse cardiac effects of pimobendan and benazepril monotherapy in dogs with mild degenerative mitral valve disease: a prospective, controlled, blinded, and randomized study. J Vet Intern Med 2007 ; 21 : 742-753.
31. Chetboul V, Pouchelon JL, Menard J, et al. Short-term efficacy and safety of torasemide and furosemide in 366 dogs with degenerative mitral valve disease: The TEST Study. J Vet Intern Med 2017 ; 31 : 1629-1642.

32. Chetboul V, Reynolds BS, Trehiou-Sechi E, et al. Cardiovascular effects of dietary salt intake in aged healthy cats: A 2-year prospective randomized, blinded, and controlled study. PLoS One 2014 ; 9 : e97862.
33. Chetboul V, Tidholm A, Nicolle A, et al. Effects of animal position and number of repeated measurements on selected two-dimensional and M-mode echocardiographic variables in healthy dogs. J Am Vet Med Assoc 2005 ; 227 : 743-747.
34. 千村収一．肺水腫におけるニトログリセリン舌下錠の臨床応用．動物の循環器 1998 ; 31 : 34-42.
35. Choi BS, Moon HS, Seo SH, et al. Evaluation of serum cystatin-C and symmetric dimethylarginine concentrations in dogs with heart failure from chronic mitral valvular insufficiency. J Vet Med Sci 2017 ; 79 : 41-46.
36. Chompoosan C, Buranakarl C, Chaiyabutr N, et al. Decreased sympathetic tone after short-term treatment with enalapril in dogs with mild chronic mitral valve disease. Res Vet Sci 2014 ; 96 : 347-354.
37. Chung KF, Widdicombe JG, Boushey HA. eds. Cough: Causes, Mechanisms and Therapy. Oxford: Blackwall ; 2003.
38. Ettinger SJ, Benitz AM, Ericsson GF, et al. Effects of enalapril maleate on survival of dogs with naturally acquired heart failure. The long-term investigation of veterinary enalapril (LIVE) Study Group. J Am Vet Med Assoc 1998 ; 213 : 1573-1577.
39. Falk T, Ljungvall I, Zois NE, et al. Cardiac troponin-I concentration, myocardial arteriosclerosis, and fibrosis in dogs with congestive heart failure because of myxomatous mitral valve disease. J Vet Intern Med 2013 ; 27 : 500-506.
40. Feldman EC, Nelson RW, Reusch C, et al. Canine and Feline Endocrinology, 4th ed. Amsterdam: Elsevier ; 2015.
41. Finch NC, Syme HM, Elliott J. Risk factors for development of chronic kidney disease in cats. J Vet Intern Med 2016 ; 30 : 602-610.
42. Fine DM, Durham HE, Jr., Rossi NF, et al. Echocardiographic assessment of hemodynamic changes produced by two methods of inducing fluid deficit in dogs. J Vet Intern Med 2010 ; 24 : 348-353.
43. Fox PR, Sisson D, Moïse NS. Textbook of Canine and Feline Cardiology : Principles and Clinical Practice 2nd ed. W.B. Philadelphia : Saunders Company ; 1999.
44. Freeman LM, Lachaud MP, Matthews S, et al. Evaluation of Weight Loss Over Time in Cats with Chronic Kidney Disease. J Vet Intern Med 2016 ; 30 : 1661-1666.
45. Freeman LM, Rush JE, Kehayias JJ, et al. Nutritional alterations and the effect of fish oil supplementation in dogs with heart failure. J Vet Intern Med 1998 ; 12 : 440-448.
46. 藤掛浩平，戸田典子，冨永芳昇他．心電図波形による心拡大の診断精度の評価．第 96 回日本循環器学会抄録 243.
47. 藤森いづみ．胆汁・腎排泄型 ACE 阻害薬テモカプリルの基礎と臨床，体内動態と活性化．Progress in Medicine 1999 ; 19 : 1-6.
48. Glickman LT, Glickman NW, Moore GE, et al. Association between chronic azotemic kidney disease and the severity of periodontal disease in dogs. Prev Vet Med 2011 ; 99 : 193-200.
49. Gordon SG, Saunders AB, Hariu CD, et al. Retrospective review of carvedilol administration in 38 dogs with preclinical chronic valvular heart disease. J Vet Cardiol 2012 ; 14 : 243-252.
50. 後藤伸之，白波瀬正樹，八田寿夫他．アンジオテンシン変換酵素阻害薬服用患者の咳発生頻度に及ぼす調査方法の影響．臨床薬理 1996 ; 27 : 725-730.
51. Grauer GF, Greco DS, Getzy DM, et al. Effects of enalapril versus placebo as a treatment for canine idiopathic glomerulonephritis. J Vet Intern Med 2000 ; 14 : 526-533.
52. Greco DS, Lees GE, Dzendzel G, et al. Effects of dietary sodium intake on blood pressure measurements in partially nephrectomized dogs. Am J Vet Res 1994 ; 55 :160-165.
53. Guglielmini C, Diana A, Pietra M, et al. Use of the vertebral heart score in coughing dogs with chronic degenerative mitral valve disease. J Vet Med Sci 2009 ; 71 : 9-13.
54. Guyton AC, Lindsey AW. Effect of elevated left atrial pressure and decreased plasma protein concentration on the development of pulmonary edema. Circ Res 1959 ; 7 : 649-657.
55. 羽田勝征．心エコーの読み方・考え方．東京：中外医学社；2000.
56. Häggström J, Boswood A, O'Grady M, et al. Longitudinal analysis of quality of life, clinical, radiographic, echocardiographic, and laboratory variables in dogs with myxomatous mitral valve disease receiving pimobendan or benazepril: The QUEST study. J Vet Intern Med 2013 ; 27 : 1441-1451.
57. Häggström J, Hansson K, Kvart C, et al. Effects of naturally acquired decompensated mitral valve regurgitation on the renin-angiotensin-aldosterone system and atrial natriuretic peptide concentration in dogs. Am J Vet Res 1997 ; 58 : 77-82.
58. Häggström J, Kvart C, Hansson K. Heart sounds and murmurs: Changes related to severity of chronic valvular disease in the Cavalier King Charles Spaniel. J Vet Intern Med 1995 ; 9 : 75-85.
59. Hamlin RL, Nakayama T. Comparison of some pharmacokinetic parameters of 5 angiotensin-converting enzyme inhibitors in normal beagles. J Vet Intern Med 1998 ; 12 : 93-95.
60. Han D, Choi R, Hyun C. Canine pancreatic-specific lipase concentrations in dogs with heart failure and chronic mitral valvular insufficiency. J Vet Intern Med 2015 ; 29 :180-183.
61. Hansen B, DiBartola SP, Chew DJ, et al. Clinical and metabolic findings in dogs with chronic renal failure fed two diets. Am J Vet Res 1992 ; 53 : 326-334.
62. Hansson K, Häggström J, Kvart C, et al. Left atrial to aortic root indices using two-dimensional and M-mode echocardiography in Cavalier King Charles Spaniels with and without left atrial enlargement. Vet Radiol Ultrasound 2002 ; 43 : 568-575.
63. Hansson K, Häggström J, Kvart C, et al. Interobserver variability of vertebral heart size measurements in dogs with normal and enlarged hearts. Vet Radiol Ultrasound 2005 ; 46 : 122-130.
64. Hezzell MJ, Boswood A, Lopez-Alvarez J, et al. Treatment of dogs with compensated myxomatous mitral valve disease with spironolactone-A pilot study. J Vet Cardiol 2017 ; 19 : 325-338.
65. 平島康博，堀泰智，近澤征史朗他．心筋トロポニン I を用いた心疾患犬の臨床的評価．動物の循環器 2015 ; 48 : 49-56.
66. Hori Y, Takusagawa F, Ikadai H, et al. Effects of oral administration of furosemide and torsemide in healthy dogs. Am J Vet Res 2007 ; 68 : 1058-1063.
67. Ingle L, Rigby AS, Carroll S, et al. Prognostic value of the 6 min walk test and self-perceived symptom severity in older patients with chronic heart failure. Eur Heart J 2007 ; 28 : 560-568.
68. IRIS Canine GN Study Group Diagnosis Subgroup, Littman MP, Daminet S, et al. Consensus recommendations for the diagnostic investigation of

dogs with suspected glomerular disease. J Vet Intern Med 2013 ; 27 Suppl 1 : S19-26.
69. Ishikawa T, Tanaka R, Suzuki S, et al. The effect of angiotensin-converting enzyme inhibitors of left atrial pressure in dogs with mitral valve regurgitation. J Vet Intern Med 2010 ; 24 : 342-347.
70. 伊藤浩. 実はすごい！ACE 阻害薬. 東京：南江堂；2015.
71. 伊藤浩, 松原広己. 新肺高血圧症診療マニュアル. 東京：南江堂；2017.
72. Jepsen-Grant K, Pollard RE, Johnson LR. Vertebral heart scores in eight dog breeds. Vet Radiol Ultrasound 2013 ; 54 : 3-8.
73. Johnson L, Boon J, Orton EC. Clinical characteristics of 53 dogs with Doppler-derived evidence of pulmonary hypertension: 1992-1996. J Vet Intern Med 1999 ; 13 : 440-447.
74. 門淳志. イヌにおけるピモベンダン短期投与後の突然の休薬に対する心機能および腎機能への影響に関する検討. 日本獣医生命科学大学卒業論文 2008.
75. 亀田秀人. 特集：免疫疾患の新たな分子標的治療 イマチニブ. 日臨免誌 2009；32：77-84.
76. Kellihan HB, Stepien RL. Pulmonary hypertension in dogs: Diagnosis and therapy. Vet Clin North Am Small Anim Pract 2010 ; 40 : 623-641.
77. Kellum HB, Stepien RL. Sildenafil citrate therapy in 22 dogs with pulmonary hypertension. J Vet Intern Med 2007 ; 21 : 1258-1264.
78. 木下現, 三阪和徳, 鷲巣誠他. 軽度心不全犬に対するマレイン酸エナラプリル1日1回単独投与による効果. 日本小動物獣医師会 1998 年度大会公演要旨集 1998；319-322.
79. Kitagawa H, Eguchi T, Kitoh K, et al. Plasma concentrations of an angiotensin-converting enzyme inhibitor, benazepril, and its active metabolite, benazeprilat, after repeated administrations of benazepril in dogs with experimental kidney impairment. J Vet Med Sci 2000 ; 62 : 179-185.
80. 国立国語研究所「病院の言葉」委員会. 病院の言葉を分かりやすくする提案. 東京：独立行政法人国立国語研究所；2009.
81. Konta M, Nagakawa M, Sakatani A, et al. Evaluation of the inhibitory effects of telmisartan on drug-induced renin-angiotensin-aldosterone system activation in normal dogs. J Vet Cardiol ; accepted.
82. Kraetschmer S, Ludwig K, Meneses F, et al. Vertebral heart scale in the beagle dog. J Small Anim Pract 2008 ; 49 : 240-243.
83. Kvart C, Häggström J, Pedersen HD, et al. Efficacy of enalapril for prevention of congestive heart failure in dogs with myxomatous valve disease and asymptomatic mitral regurgitation. J Vet Intern Med 2002 ; 16 : 80-88.
84. Lamb CR, Wikeley H, Boswood A, et al. Use of breed-specific ranges for the vertebral heart scale as an aid to the radiographic diagnosis of cardiac disease in dogs. Vet Rec 2001 ; 148 : 707-711.
85. Langhorn R, Willesen JL. Cardiac troponins in dogs and cats. J Vet Intern Med 2016 ; 30 : 36-50.
86. Lavie CJ, Mehra MR, Milani RV. Obesity and heart failure prognosis: Paradox or reverse epidemiology? Eur Heart J 2005 ; 26 : 5-7.
87. Lefebvre HP, Jeunesse E, Laroute V, et al. Pharmacokinetic and pharmacodynamic parameters of ramipril and ramiprilat in healthy dogs and dogs with reduced glomerular filtration rate. J Vet Intern Med 2006 ; 20 : 499-507.
88. Lefebvre HP, Laroute V, Concordet D, et al. Effects of renal impairment on the disposition of orally administered enalapril, benazepril, and their active metabolites. J Vet Intern Med 1999 ; 13 : 21-27.
89. Lombard CW, Jons O, Bussadori CM. Clinical efficacy of pimobendan versus benazepril for the treatment of acquired atrioventricular valvular disease in dogs. J Am Anim Hosp Assoc 2006 ; 42 : 249-261.
90. Lopez-Alvarez J, Elliott J, Pfeiffer D, et al. Clinical severity score system in dogs with degenerative mitral valve disease. J Vet Intern Med 2015 ; 29 : 575-581.
91. Lord P, Hansson K, Kvart C, et al. Rate of change of heart size before congestive heart failure in dogs with mitral regurgitation. J Small Anim Pract 2010 ; 51 : 210-218.
92. 町田登. 犬の僧帽弁における弁膜症（心内膜症）の病理学. 動物臨床医学 1996；5：1-9.
93. Marcondes-Santos M, Tarasoutchi F, Mansur AP, et al. Effects of carvedilol treatment in dogs with chronic mitral valvular disease. J Vet Intern Med 2007 ; 21 : 996-1001.
94. Marin LM, Brown J, McBrien C, et al. Vertebral heart size in retired racing Greyhounds. Vet Radiol Ultrasound 2007 ; 48 : 332-334.
95. Martinelli E, Locatelli C, Bassis S, et al. Preliminary investigation of cardiovascular-renal disorders in dogs with chronic mitral valve disease. J Vet Intern Med 2016 ; 30 : 1612-1618.
96. Masters AK, Berger DJ, Ware WA, et al. Effects of short-term anti-inflammatory glucocorticoid treatment on clinicopathologic, echocardiographic, and hemodynamic variables in systemically healthy dogs. Am J Vet Res 2018 ; 79 : 411-423.
97. Menaut P, Belanger MC, Beauchamp G, et al. Atrial fibrillation in dogs with and without structural or functional cardiac disease: A retrospective study of 109 cases. J Vet Cardiol 2005 ; 7 : 75-83.
98. Meurs KM, Chdid L, Reina-Doreste Y, et al. Polymorphisms in the canine and feline renin-angiotensin-aldosterone system genes. Anim Genet 2015 ; 46 : 226.
99. Michell AR. Salt, hypertension and renal disease: Comparative medicine, models and real diseases. Postgrad Med J 1994 ; 70 : 686-694.
100. Mikawa S, Miyagawa Y, Toda N, et al. Predictive model for the detection of pulmonary hypertension in dogs with myxomatous mitral valve disease. J Vet Med Sci 2015 ; 77 : 7-13.
101. 宮川優一, 竹村直行. イヌとネコの腎臓病・泌尿器病 -丁寧な診断・治療を目指して-. 東京：ファームプレス；2015.
102. Miyagawa Y, Tominaga Y, Toda N, et al. Relationship between glomerular filtration rate and plasma N-terminal pro B-type natriuretic peptide concentrations in dogs with chronic kidney disease. Vet J 2013 ; 197 : 445-450.
103. Miyazaki M, Takai S, Jin D, et al. Pathological roles of angiotensin II produced by mast cell chymase and the effects of chymase inhibition in animal models. Pharmacol Ther 2006 ; 112 : 668-676.
104. Mizuno M, Yamano S, Chimura S, et al. Efficacy of pimobendan on survival and reoccurrence of pulmonary edema in canine congestive heart failure. J Vet Med Sci 2017 ; 79 : 29-34.
105. Mizuno T, Mizukoshi T, Uechi M. Long-term outcome in dogs undergoing mitral valve repair with suture annuloplasty and chordae tendinae replacement. J Small Anim Pract 2013 ; 54 : 104-107.
106. Nabity MB, Boggess MM, Kashtan CE, et al. Day-to-day variation of the urine protein: creatinine ratio in female dogs with stable glomerular proteinuria caused by X-linked hereditary nephropathy. J Vet Intern Med 2007 ; 21 : 425-430.
107. 永田正, 竹村直行, 鷲巣誠他. 犬の慢性心不全に対するマレイン酸エナラプリルの治療実験. 動物の循環器

1996 ; 29 : 14-26.
108. Nakagawa K, Miyagawa Y, Takemura N, et al. Influence of preemptive analgesia with meloxicam before resection of the unilateral mammary gland on postoperative cardiovascular parameters in dogs. J Vet Med Sci 2007 ; 69 : 939-944.
109. Nicolle AP, Chetboul V, Allerheiligen T, et al. Azotemia and glomerular filtration rate in dogs with chronic valvular disease. J Vet Intern Med 2007 ; 21 : 943-949.
110. Obayashi K, Miyagawa-Tomita S, Matsumoto H, et al. Effects of transforming growth factor-beta3 and matrix metalloproteinase-3 on the pathogenesis of chronic mitral valvular disease in dogs. Am J Vet Res 2011 ; 72 : 194-202.
111. 萩原俊男，松崎益徳，島田和幸他．β遮断薬のすべて．東京：先端医学社；2009.
112. Ohad DG, Lenchner I, Bdolah-Abram T, et al. A loud right-apical systolic murmur is associated with the diagnosis of secondary pulmonary arterial hypertension: Retrospective analysis of data from 201 consecutive client-owned dogs (2006-2007). Vet J 2013 ; 198 : 690-695.
113. 重栖幹夫．アンジオテンシン変換阻害薬のイヌ腎臓に対する作用の解析．日腎誌 1992；8：883-894.
114. 大河原晋，田部井薫．甘草による低カリウム血症．臨床と薬物治療．1996；15：732-735.
115. Oyama MA. Using cardiac biomarkers in veterinary practice. Clin Lab Med 2015 ; 35 : 555-566.
116. Pariaut R, Saelinger C, Strickland KN, et al. Tricuspid annular plane systolic excursion (TAPSE) in dogs: Reference values and impact of pulmonary hypertension. J Vet Intern Med 2012 ; 26 : 1148-1154.
117. Pedersen HD, Koch J, Poulsen K, et al. Activation of the renin-angiotensin system in dogs with asymptomatic and mildly symptomatic mitral valvular insufficiency. J Vet Intern Med 1995 ; 9 : 328-331.
118. Pierce KV, Rush JE, Freeman LM, et al. Association between survival time and changes in NT-proBNP in cats treated for congestive heart failure. J Vet Intern Med 2017 ; 31 : 678-684.
119. Plumb DC. Plumb's Veterinary Drug Handbook, 9th ed. Stockholm : Pharma Vet Inc ; 2018.
120. Poser H, Berlanda M, Monacolli M, et al. Tricuspid annular plane systolic excursion in dogs with myxomatous mitral valve disease with and without pulmonary hypertension. J Vet Cardiol 2017 ; 19 : 228-239.
121. Pouchelon JL, Atkins CE, Bussadori C, et al. Cardiovascular-renal axis disorders in the domestic dog and cat: A veterinary consensus statement. J Small Anim Pract 2015 ; 56 : 537-552.
122. Pouchelon JL, Jamet N, Gouni V, et al. Effect of benazepril on survival and cardiac events in dogs with asymptomatic mitral valve disease: A retrospective study of 141 cases. J Vet Intern Med 2008 ; 22 : 905-914.
123. Pyle RL, Abbott J, MacLean H. Pulmonary hypertension and cardiovascular sequelae in 54 dogs. Intern J Appl Res Vet Med 2004 ; 2 : 99-109.
124. Reinker LN, Lee JA, Hovda LR, et al. Clinical signs of cardiovascular effects secondary to suspected pimobendan toxicosis in five dogs. J Am Anim Hosp Assoc 2012 ; 48 : 250-255.
125. Reynolds BS, Chetboul V, Nguyen P, et al. Effects of dietary salt intake on renal function : A 2-year study in healthy aged cats. J Vet Intern Med 2013 ; 27 : 507-515.
126. Rishniw M, Erb HN. Evaluation of four 2-dimensional echocardiographic methods of assessing left atrial size in dogs. J Vet Intern Med 2000 ; 14 : 429-435.
127. Rishniw M, Ljungvall I, Porciello F, et al. Sleeping respiratory rates in apparently healthy adult dogs. Res Vet Sci 2012 ; 93 : 965-969.
128. Romano FR, Heinze CR, Barber LG, et al. Association between body condition score and cancer prognosis in dogs with lymphoma and osteosarcoma. J Vet Intern Med 2016 ; 30 : 1179-1186.
129. Ronco C, Di Lullo L. Cardiorenal syndrome. Heart Fail Clin 2014 ; 10 : 251-280.
130. Ryan JJ, Huston J, Kutty S, et al. Right ventricular adaptation and failure in pulmonary arterial hypertension. Can J Cardiol 2015 ; 31 : 391-406.
131. Sakatani A, Miyagawa Y, Takemura N. Evaluation of the effect of an angiotensin-converting enzyme inhibitor, alacepril, on drug-induced renin-angiotensin-aldosterone system activation in normal dogs. J Vet Cardiol 2016 ; 18 : 248-254.
132. Santos RAS, Sampaio WO, Alzamora AC, et al. The ACE2/angiotensin-(1-7)/MAS axis of the renin-angiotensin system: Focus on angiotensin-(1-7). Physiol Rev 2018 ; 98 : 505-553.
133. Savarino P, Borgarelli M, Tarducci A, et al. Diagnostic performance of P wave duration in the identification of left atrial enlargement in dogs. J Small Anim Pract 2012 ; 53 : 267-272.
134. Sayer MB, Atkins CE, Fujii Y, et al. Acute effect of pimobendan and furosemide on the circulating renin-angiotensin-aldosterone system in healthy dogs. J Vet Intern Med 2009 ; 23 : 1003-1006.
135. Schjoedt KJ, Andersen S, Rossing P, et al. Aldosterone escape during blockade of the renin-angiotensin-aldosterone system in diabetic nephropathy is associated with enhanced decline in glomerular filtration rate. Diabetologia 2004 ; 47 : 1936-1939.
136. Schober KE, Hart TM, Stern JA, et al. Effects of treatment on respiratory rate, serum natriuretic peptide concentration, and Doppler echocardiographic indices of left ventricular filling pressure in dogs with congestive heart failure secondary to degenerative mitral valve disease and dilated cardiomyopathy. J Am Vet Med Assoc 2011 ; 239 : 468-479.
137. Schuller S, Van Israel N, Vanbelle S, et al. Lack of efficacy of low-dose spironolactone as adjunct treatment to conventional congestive heart failure treatment in dogs. J Vet Pharmacol Ther 2011 ; 34 : 322-331.
138. Serres F, Chetboul V, Gouni V, et al. Diagnostic value of echo-Doppler and tissue Doppler imaging in dogs with pulmonary arterial hypertension. J Vet Intern Med 2007 ; 21 : 1280-1289.
139. Serres F, Chetboul V, Tissier R, et al. Chordae tendineae Rupture in dogs with degenerative mitral valve disease: Prevalence, survival, and prognostic factors (114 cases, 2001-2006). J Vet Intern Med 2007 ; 21 : 258-264.
140. Serres FJ, Chetboul V, Tissier R, et al. Doppler echocardiography-derived evidence of pulmonary arterial hypertension in dogs with degenerative mitral valve disease: 86 cases (2001-2005). J Am Vet Med Assoc 2006 ; 229 : 1772-1778.
141. Singer I, Oster JR, Fishman LM. The management of diabetes insipidus in adults. Arch Intern Med 1997 ; 157 : 1293-1301.
142. Slupe JL, Freeman LM, Rush JE. Association of body weight and body condition with survival in dogs with heart failure. J Vet Intern Med 2008 ; 22 : 561-565.
143. Struthers AD, MacDonald TM. Review of aldosterone- and angiotensin II-induced target organ damage and prevention. Cardiovasc Res 2004 ; 61 : 663-670.
144. Suzuki S, Fukushima R, Ishikawa T, et al. The effect of pimobendan on left atrial pressure in dogs with

mitral valve regurgitation. J Vet Intern Med 2011 ; 25 : 1328-1333.
145. Suzuki S, Fukushima R, Ishikawa T, et al. Comparative effects of amlodipine and benazepril on left atrial pressure in dogs with experimentally-induced mitral valve regurgitation. BMC Vet Res 2012 ; 8 : 166.
146. Syme HM. Proteinuria in cats. Prognostic marker or mediator? J Feline Med Surg 2009;11:211-218.
147. 竹村直行 . XXIV 肺水腫 . In 加藤元 , 監訳 . 小動物臨床の実際 X （上）. 東京 : 医歯薬出版 ; 1993.
148. 竹村直行 . 小動物の心肺の聴診 - 聴診器から見えること -. 東京 : ファームプレス ; 2003.
149. 竹村直行 . 伴侶動物の心電図, 診かたと考えかた . 東京: ファームプレス ; 2017.
150. 竹村直行 . ネコの肥大型心筋症 , 診断・管理の理論と実際 . 東京 : ファームプレス ; 2014.
151. 竹村直行 . 蛋白漏出性腎症の診断および治療 . In 石田卓夫 , 編集 . 伴侶動物治療指針 vol.6. 東京 : 緑書房 ; 2015.
152. 竹村直行 . くすりのりすく（第 115 回）, 腎保護の観点から膀胱圧迫排泄尿に断固反対する . MVM 2016 ; 25 : 65-69.
153. 竹村直行 . くすりのりすく（第 123 回）, 左房内径大動脈根内径比（LA/Ao）を診療に活用することを断固反対する（前編）. MVM 2017 ; 169 : 37-42.
154. 竹村直行 . くすりのりすく（第 124 回）, 左房内径大動脈根内径比（LA/Ao）を診療に活用することを断固反対する（後編）. MVM 2017 ; 170 : 37-42.
155. Takemura N, Nakagawa K, Hirose H. Lone atrial fibrillation in a dog. J Vet Med Sci 2002 ; 64 : 1057-1059.
156. Takemura N, Toda N, Miyagawa Y, et al. Evaluation of plasma N-terminal pro-brain natriuretic peptide (NT-proBNP) concentrations in dogs with mitral valve insufficiency. J Vet Med Sci 2009 ; 71 : 925-929.
157. Tamura M, Kurumatani H, Matsushita T. Comparative effects of beraprost, a stable analogue of prostacyclin, with PGE (1), nitroglycerin and nifedipine on canine model of vasoconstrictive pulmonary hypertension. Prostaglandins Leukot Essent Fatty Acids 2001 ; 64 : 197-202.
158. Taylor AL, Ziesche S, Yancy C, et al. Combination of isosorbide dinitrate and hydralazine in blacks with heart failure. N Engl J Med 2004 ; 351 : 2049-2057.
159. Thomason JD, Fallaw TL, Carmichael KP, et al. Gingival hyperplasia associated with the administration of amlodipine to dogs with degenerative valvular disease (2004-2008). J Vet Intern Med 2009 ; 23 : 39-42.
160. Thomason JD, Rapoport G, Fallaw T, et al. The influence of enalapril and spironolactone on electrolyte concentrations in Doberman pinschers with dilated cardiomyopathy. Vet J 2014 ; 202 : 573-577.
161. Tissier R, Chetboul V, Moraillon R, et al. Increased mitral valve regurgitation and myocardial hypertrophy in two dogs with long-term pimobendan therapy. Cardiovasc Toxicol 2005 ; 5 : 43-51.
162. 戸田典子 , 宮川優一 , 遠藤博明他 . 慢性心臓弁膜症罹患犬における神経体液ホルモンおよび心臓形態に対する心臓病療法食の影響 . ペット栄養学会誌 2010 ; 13 : 63-68.
163. 戸田典子 , 竹村直行 . イヌとネコの尿検査 - 方法と解釈の実際 -. 東京 : ファームプレス ; 2014.
164. Tokuriki T, Miyagawa Y. Takemura N. Overdose ingestion of pimobendan in a dog. Adv Anim Cardiol 2015 ; 48 : 21-28.
165. 冨永芳昇 . 心疾患に罹患したイヌおよびネコの血漿中 N 末端 proB 型ナトリウム利尿ペプチド濃度の診断的意義に関する研究 . 日本獣医生命科学大学博士論文 2015.
166. 内野富弥, 大草潔, 井上緑他. ラミプリル製剤（バソトップ錠）によるイヌの慢性心不全に対する臨床効果 . 小動物臨床 2003 ; 22 : 93-103.
167. Uechi M. Mitral valve repair in dogs. J Vet Cardiol 2012 ; 14 : 185-192.
168. Uechi M, Matsuoka M, Kuwajima E, et al. The effects of the loop diuretics furosemide and torasemide on diuresis in dogs and cats. J Vet Med Sci 2003 ; 65 : 1057-1061.
169. Uechi M, Mizukoshi T, Mizuno T, et al. Mitral valve repair under cardiopulmonary bypass in small-breed dogs: 48 cases (2006-2009). J Am Vet Med Assoc 2012 ; 240 : 1194-1201.
170. Uechi M, Sasaki T, Ueno K, et al. Cardiovascular and renal effects of carvedilol in dogs with heart failure. J Vet Med Sci 2002 ; 64 : 469-475.
171. Underwood C, Norton JL, Nolen-Walston RD, et al. Echocardiographic changes in heart size in hypohydrated horses. J Vet Intern Med 2011 ; 25 : 563-569.
172. Vaden SL, Pressler BM, Lappin MR, et al. Effects of urinary tract inflammation and sample blood contamination on urine albumin and total protein concentrations in canine urine samples. Vet Clin Pathol 2004 ; 33 : 14-19.
173. van Meel JC, Diederen W. Hemodynamic profile of the cardiotonic agent pimobendan. J Cardiovasc Pharmacol 1989 ; 14 Suppl 2 : S1-6.
174. Visser LC, Im MK, Johnson LR, et al. Diagnostic value of right pulmonary artery distensibility index in dogs with pulmonary hypertension: Comparison with Doppler echocardiographic estimates of pulmonary arterial pressure. J Vet Intern Med 2016 ; 30 : 543-552.
175. Waagstein F, Hjalmarson A, Varnauskas E, et al. Effect of chronic beta-adrenergic receptor blockade in congestive cardiomyopathy. Br Heart J 1975 ; 37 : 1022-1036.
176. Waldmeier F, Schmid K. Disposition of [14C]-benazepril hydrochloride in rat, dog and baboon. Absorption, distribution, kinetics, biotransformation and excretion. Arzneimittelforschung 1989 ; 39 : 62-67.
177. Walter M, Liebens I, Goethals H, et al. Pimobendane (UD-CG 115 BS) in the treatment of severe congestive heart failure. An acute haemodynamic cross-over and double-blind study with two different doses. Br J Clin Pharmacol 1988 ; 25 : 323-329.
178. Wooley R, Smith P, Munro E, et al. Effects of treatment type on vertebral heart size in dogs with myxomatous mitral valve disease. Intern J Appl Res Vet Med 2007 ; 5 : 43-48.
179. 山崎康一 . 腎機能マーカーおよび糸球体濾過量（GFR）に対する様々な組成の食事および代表的な心不全治療薬の影響に関する検討 . 日本獣医生命科学大学卒業論文 2010.
180. 矢野淳 , 黒髪恵 , 日高崇博他 . 不治の病の治療に対する飼い主の期待についての質的研究 . 日獣会誌 2013 ; 66 : 403-410.
181. Yokoyama S, Kanemoto I, Mihara K, et al. Treatment of severe mitral regurgitation caused by lesions in both leaflets using multiple mitral valve plasty techniques in a small dog. Open Vet J 2017 ; 7 : 328-331.
182. Zachary J, McGavin M. Pathologic Basis of Veterinary Disease, 5th eds. Maryland Heights : Mosby ; 2012.
183. Zatelli A, Paltrinieri S, Nizi F, et al. Evaluation of a urine dipstick test for confirmation or exclusion of proteinuria in dogs. Am J Vet Res 2010 ; 71 : 235-240.

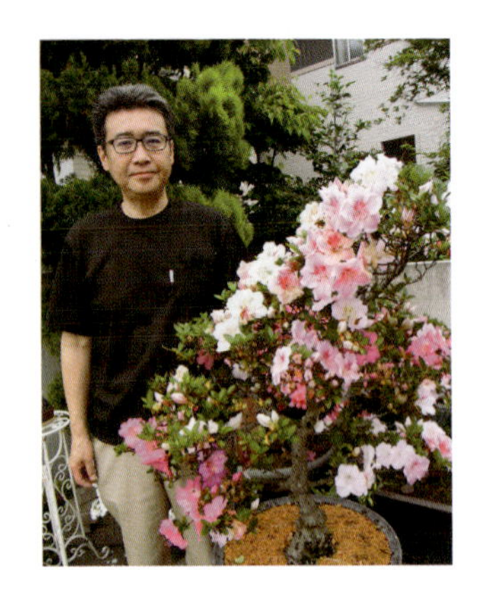

著者略歴

竹村直行（たけむら・なおゆき）

1987年：日本獣医畜産大学大学院獣医学研究科修士課程修了，
　　　　獣医師免許取得
1990年：日本獣医畜産大学大学院獣医学研究科博士課程修了
　　　　日本獣医畜産大学獣医内科学教室助手
2001年：日本獣医畜産大学獣医内科学教室講師
2006年：日本獣医生命科学大学獣医内科学教室助教授
2007年：日本獣医生命科学大学獣医内科学教室准教授
2009年：日本獣医生命科学大学獣医高度医療学教室准教授（配置転換）
2010年：日本獣医生命科学大学獣医高度医療学教室教授
2012年：日本獣医生命科学大学獣医内科学教室第二教授（教室名称変更），現在に至る．

動物医療センターでは現在，副センター長および循環器科を担当．

所属学会等：日本獣医師会，日本獣医循環器学会（理事），日本獣医学会（評議員），日本獣医腎泌尿器学会（理事），日本ペット栄養学会（理事），日本獣医皮膚科学会，日本獣医臨床病理学会，日本循環器学会，日本腎臓学会，日本心不全学会，日本不整脈心電学会，日本心エコー図学会および日本肺高血圧・肺循環学会．

連絡先：180-8602　東京都武蔵野市境南町1-7-1
　　　　日本獣医生命科学大学　獣医内科学教室第二
　　　　電話：0422-31-4151（内線3526），Fax：0422-33-6735
　　　　e-mail:nstakemura@nvlu.ac.jp

イヌの僧帽弁閉鎖不全症
診断・管理の理論と実際
第3版

2012年 9 月28日　第 2 版第 1 刷発行
2018年 9 月25日　第 3 版第 1 刷発行
定　価：本体10,000円＋税
著　者：竹村直行　© Naoyuki Takemura
発行者：金山宗一
発　行：株式会社ファームプレス
〒169-0075 東京都新宿区高田馬場2-4-11
　　　　　KSEビル2F
電話：03-5292-2723　FAX：03-5292-2726

落丁・乱丁本は，送料弊社負担にてお取り替えいたします．
ISBN978-4-86382-093-7 C3047